U0197356

人类胎盘健康与疾病

The Human Placenta in Health and Disease

人类胎盘健康与疾病

The Human Placenta in Health and Disease

原　著　William F. Rayburn

　　　　D. Michael Nelson

　　　　Leslie Myatt

主　译　沈丹华　张晓红

译者名单（按姓氏汉语拼音排序）

陈定宝　陈　雷　韩甜甜　刘丽丽

卢珊珊　马英腾　沈丹华　王　陈

解珺淑　殷复粉　尹秀菊　张琪松

张　彤　张晓波　张晓红　张银丽

赵成龙　朱　晔

北京大学医学出版社

图书在版编目（CIP）数据

人类胎盘健康与疾病 /（美）威廉·F. 雷伯恩（William F. Rayburn），（美）D. 米歇尔·尼尔森（D. Michael Nelson），（美）莱斯利·迈亚特（Leslie Myatt）原著；沈丹华，张晓红主译. —北京：北京大学医学出版社，2024.1
书名原文：The Human Placenta in Health and Disease
ISBN 978-7-5659-2916-8

Ⅰ. ①人… Ⅱ. ①威… ②D… ③莱… ④沈… ⑤张… Ⅲ. ①胎盘 - 病理 - 研究 Ⅳ. ① R714.56

中国国家版本馆 CIP 数据核字（2023）第 100306 号

北京市版权局著作权合同登记号：图字：01-2023-2959

ELSEVIER Elsevier（Singapore）Pte Ltd.
3 Killiney Road，#08-01 Winsland House I，Singapore 239519
Tel：(65) 6349-0200；Fax：(65) 6733-1817

注 意

人类胎盘健康与疾病

主　　译：沈丹华　张晓红
出版发行：北京大学医学出版社
地　　址：(100191) 北京市海淀区学院路38号　北京大学医学部院内
电　　话：发行部 010-82802230；图书邮购 010-82802495
网　　址：http://www.pumpress.com.cn
E-mail：booksale@bjmu.edu.cn
印　　刷：北京信彩瑞禾印刷厂
经　　销：新华书店
责任编辑：刘　燕　责任校对：靳新强　责任印制：李　啸
开　　本：880 mm×1230 mm　1/32　印张：9.75　字数：230千字
版　　次：2024 年 1 月第 1 版　2024 年 1 月第 1 次印刷
书　　号：ISBN 978-7-5659-2916-8
定　　价：98.00元
版权所有，违者必究
（凡属质量问题请与本社发行部联系退换）

原著者名单

CONSULTING EDITOR

WILLIAM F. RAYBURN, MD, MBA
Associate Dean, Continuing Medical Education and Professional Development,
Distinguished Professor and Emeritus Chair, Obstetrics and Gynecology, University of
New Mexico School of Medicine, Albuquerque, New Mexico, USA

EDITORS

D. MICHAEL NELSON, MD, PhD
Virginia S. Lang Professor of Obstetrics and Gynecology, Department of Obstetrics and
Gynecology, Washington University School of Medicine, St Louis, Missouri, USA

LESLIE MYATT, PhD, FRCOG
Bob and Charlee Moore Endowed Professor, Moore Institute of Nutrition and Wellness,
Professor, Department of Obstetrics and Gynecology, Oregon Health & Science
University, Portland, Oregon, USA

AUTHORS

VIKKI M. ABRAHAMS, PhD
Professor and Director, Division of Reproductive Sciences, Department of Obstetrics,
Gynecology and Reproductive Sciences, Yale School of Medicine, New Haven,
Connecticut, USA

ARTHUR ANTOLINI-TAVARES, MD
Department of Pathological Anatomy, School of Medicine, University of Campinas, São
Paulo, Brazil

MICHAEL W. BEBBINGTON, MD, MHSc
Professor, Department of Obstetrics and Gynecology, Division of Maternal-Fetal
Medicine, Washington University School of Medicine, St Louis, Missouri, USA

JANNE BOONE-HEINONEN, MPH, PhD
Associate Professor, School of Public Health, Oregon Health & Science University,
Portland, Oregon, USA

GRAHAM J. BURTON, MD, DSc
Professor, Department of Physiology, Development and Neuroscience, The Centre for
Trophoblast Research, University of Cambridge, Cambridge, United Kingdom

JANET M. CATOV, PhD, MS
Department of Obstetrics, Gynecology, and Reproductive Sciences, University of
Pittsburgh School of Medicine, Department of Epidemiology, Graduate School of Public
Health, University of Pittsburgh, Magee-Womens Research Institute, Pittsburgh,
Pennsylvania, USA

i

MILA CERVAR-ZIVKOVIC, MD, PhD
Professor, Department of Obstetrics and Gynaecology, Medical University of Graz, Graz, Austria

KIRK P. CONRAD, MD
J. Robert and Mary Cade Professor of Physiology (Emeritus), Departments of Physiology and Functional Genomics, and Obstetrics and Gynecology, D.H. Barron Reproductive and Perinatal Biology Research Program, University of Florida College of Medicine, Gainesville, Florida, USA

MARIA LAURA COSTA, MD, PhD
Department of Obstetrics and Gynecology, School of Medicine, University of Campinas, São Paulo, Brazil

GUILHERME DE MORAES NOBREGA
Department of Obstetrics and Gynecology, School of Medicine, University of Campinas, São Paulo, Brazil

GERNOT DESOYE, PhD
Professor, Department of Obstetrics and Gynaecology, Medical University of Graz, Graz, Austria

NICOLE GRAHAM, MRCOG
Faculty of Biological, Medical and Human Sciences, Maternal and Fetal Health Research Centre, School of Medical Sciences, University of Manchester, Manchester Academic Health Science Centre, St. Mary's Hospital, Central Manchester University Hospitals NHS Foundation Trust, Manchester, United Kingdom

ALEXANDER E.P. HEAZELL, PhD, MRCOG
Faculty of Biological, Medical and Human Sciences, Professor of Obstetrics, Maternal and Fetal Health Research Centre, School of Medical Sciences, University of Manchester, Manchester Academic Health Science Centre, St. Mary's Hospital, Central Manchester University Hospitals NHS Foundation Trust, Manchester, United Kingdom

SEBASTIAN R. HOBSON, MD, PhD, MPH
Assistant Professor, Placenta Program, Maternal-Fetal Medicine Division, Department of Obstetrics and Gynaecology, Mount Sinai Hospital, University of Toronto, Toronto, Ontario, Canada

ERIC JAUNIAUX, MD, PhD, FRCOG
Professor, Academic Department of Obstetrics and Gynaecology, The EGA Institute for Women's Health, University College London (UCL), London, United Kingdom

JOHN C. KINGDOM, MD
Professor, Placenta Program, Maternal-Fetal Medicine Division, Department of Obstetrics and Gynaecology, Mount Sinai Hospital, University of Toronto, Toronto, Ontario, Canada

RAMKUMAR MENON, PhD, MS
Associate Professor, Department of Obstetrics and Gynecology, Perinatal Research Division, The University of Texas Medical Branch, Galveston, Texas, USA

ASHLEY MOFFETT, MD, MRCP, MRCPATH, FRCOG
Professor, Department of Pathology, Centre for Trophoblast Research, University of Cambridge, Cambridge, United Kingdom

JOHN J. MOORE, MD
Professor of Pediatrics and Reproductive Biology, Case Western Reserve University
School of Medicine, Cleveland, Ohio, USA

W. TONY PARKS, MD
Professor, Department of Laboratory Medicine and Pathobiology, University of Toronto,
Toronto, Ontario, Canada

SANJITA RAVISHANKAR, MD
Department of Pathology, Case Western Reserve University School of Medicine,
University Hospitals Cleveland Medical Center, Cleveland, Ohio, USA

RAYMOND W. REDLINE, MD
Department of Pathology, Case Western Reserve University School of Medicine,
University Hospitals Cleveland Medical Center, Cleveland, Ohio, USA

ANNE SØRENSEN, MD, PhD
Department of Obstetrics and Gynecology, Aalborg University Hospital, Department of
Clinical Medicine, Aalborg University, Aalborg, Denmark

MATTHEW A. SHANAHAN, MD
Department of Obstetrics and Gynecology, Division of Maternal-Fetal Medicine,
Washington University School of Medicine, St Louis, Missouri, USA

MARIANNE SINDING, MD, PhD
Department of Obstetrics and Gynecology, Aalborg University Hospital, Department of
Clinical Medicine, Aalborg University, Aalborg, Denmark

KENT L. THORNBURG, MS, PhD
Professor, Department of Medicine, Center for Developmental Health, Knight
Cardiovascular Institute, Professor, Department of Obstetrics and Gynecology, Bob and
Charlee Moore Institute for Nutrition & Wellness, School of Medicine, Oregon Health &
Science University, Portland, Oregon, USA

MANCY TONG, PhD
Post-doctoral Associate, Department of Obstetrics, Gynecology and Reproductive
Sciences, Yale School of Medicine, New Haven, Connecticut, USA

AMY M. VALENT, DO
Assistant Professor, Department of Obstetrics and Gynecology, Oregon Health & Science
University, Portland, Oregon, USA

REBECCA L. ZUR, MD
Resident, Department of Obstetrics and Gynaecology, University of Toronto, Toronto,
Ontario, Canada

原著序言

胎盘：从子宫到死亡的重要性

赵成龙 译，陈定宝 审校

胎盘是一个神奇的器官，在母体与胎儿之间提供重要的连接。在一些情况下，从妊娠早期到胎儿分娩，对胎盘植入、解剖学及功能应用的研究发现，在有些情况下，可预测人类最终的发病率及死亡率（从子宫到死亡）。本书由专家 D. Michael Nelson，MD，PhD 和 Leslie Myatt，PhD 主编，提醒我们注意必须学习诸

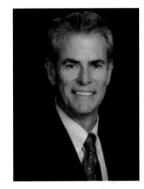

William F. Rayburn，MD，MBA
顾问编者

多有关正常胎盘功能及许多妊娠并发症伴发的异常功能。本书是由多位胎盘学领军人物共同编写的。贯穿本书内容的是由国立儿童健康与人类发展研究院（National Institute of Child Health and Human Development）赞助的人类胎盘项目。理解胎盘在健康与疾病中的作用时，参考这一丰富的资源是合适的。

胎盘植入障碍被认为是妊娠早期可能危及母体和胎儿健康的事件。胎儿胎盘是自然界的移植。免疫功能障碍或不匹配是一系列妊娠结局的基础，包括植入失败、早期和晚期妊娠流产、子痫前期和早产。人工生殖技术促成的妊娠易于罹患胎盘发育异常，引起不良后果。

现在胎盘解剖及血流的高分辨率超声成像是常规检查。大

多数妊娠可很好地注明日期，以更完整和及时地评估胎儿的生长和解剖。胎盘前置、胎盘早剥和胎盘粘连的形成可能是滋养层细胞和蜕膜相互作用紊乱的结果。了解多胎妊娠的双绒毛膜或单绒毛膜胎盘的特殊解剖学有助于产科医生优化妊娠结局。其他技术（如 MRI）虽然很少应用，但为血液流动和一些营养物质的运输提供了新的视角。

胎盘功能不良直接影响胎儿的生长。例如，妊娠糖尿病是糖尿病源性胎盘激素对孕妇体内胰岛素储备刺激的直接结果。由于越来越多的育龄女性出现肥胖，我们发现肥胖症引起妊娠糖尿病的发病率升高。肥胖症本身与胎盘功能障碍有关，并可以影响胎儿的生长。宫内生长受限源于几种胎盘疾病：染色体嵌合体、胎盘发育障碍、子宫胎盘灌注不足或胎盘营养运输不足。

虽然专家共识建议产科医生进行胎盘检查，但常规病理检查不是强制性的，至少在产房应进行胎盘和脐带检查。通常在复杂的分娩后，要求病理医师检查胎盘。组织病理学诊断为咨询的夫妇及其家人提供了关于近期或未来的妊娠一些不理想结局的解释。绒毛膜羊膜在调节羊水容量和伴有或不伴有胎膜早破的足月和早产相关的信号事件中起重要作用。胎盘感染是不良妊娠结局的主要根源。了解胎儿 - 胎盘单元遭受感染的途径，可帮助产科医生推荐需要进行的检查和了解最可能涉及的感染。

本书介绍胎儿易受"宫内发育程序化"影响的概念，容易导致儿童及成人后续明显的临床疾病。无论胎儿的遗传素质如何，胎盘在子宫机制中的作用都不能忽视，其作用涉及晚年易患代谢综合征、高血压、心血管疾病、脑血管意外及其他疾病。

胎盘解剖学、生理学和分子结构仍然是产科的一些最有趣和待着手研究的课题。这一主题的大量基础科学和临床贡献者帮助揭示这个独特器官的秘密。我感谢合编者 Dr Nelson 和 Dr Myatt 的努力，并期望引导我们的读者关注胎盘功能问题。希望本书提供的实用信息有助于胎盘调查的设计、形成和实施，以优化所有孕妇的护理。

William F. Rayburn，MD，MBA

新墨西哥大学医学院妇产科

MSC 10 5580，1 新墨西哥大学

美国阿尔伯克基，NM 87131-0001

电子邮箱：

wrayburn@salud.unm.edu

原著前言

健康与疾病中的人类胎盘

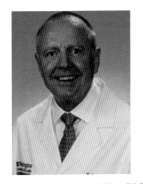
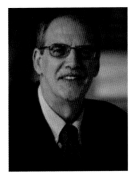

D. Michael Nelson，MD，PhD　　　**Leslie Myatt，PhD，FRCOG**

主编

　　胎盘无疑是智人延续生存的最重要的器官。人类胎盘是妊娠的管理者，发挥许多不同的功能，控制母体代谢和胎儿生长发育，调节后代的生存。尽管胎盘有很重要的生物学意义，但我们对正常胎盘功能的了解只是刚刚开始且是肤浅的，对伴随许多妊娠疾病的胎盘功能障碍了解得更少。这种知识的缺乏正是人类胎盘项目的合理的基础。该项目由国立儿童健康与人类发展研究院发起，作为一项合作性研究，旨在了解胎盘在健康及疾病中的作用。这一努力的目的是开发新的工具以实时研究胎盘，从胚胎植入的最早期阶段开始剖析胎盘发育，并阐明维持整个妊娠理想功能的机制。大批科学家和临床医生做出贡献，共同探索这个独特器官的秘密。

　　本书专注于与胎盘病理和病理生理失调相关的疾病。我们将对以下主题进行阐述，并将强调所涉及的主题加粗。我们用文献中的一个热门话题来介绍这一系列——健康与疾病的发生起源，通常被称为 DOHaD。

自从 Barker 假说描述了出生时生长受限婴儿的简约表型以来，我们对 DOHaD 的认知在过去 20 年里蓬勃发展。这种身材弱小的胎儿反映了胎盘功能障碍，首先与成年男性后续的高血压，其次与后来的一系列与性别无关的成人疾病有关，包括高血压、心血管疾病及卒中。对晚年易患这些疾病的子宫内机制的深入研究，得出了一些胎儿宫内程序化的概念，发现与他们的遗传素质无关。由于胎盘功能障碍致使子代受到宫内应激的潜在表观遗传学编程机制在多种器官已被认识，尤其在肾、心脏及胰腺等[1]。这种功能障碍通常是由植入障碍造成的，使胎盘表现为缺乏营养输送、缺氧或氧化应激增强，还有妊娠期间可能遇到的其他情况的影响，包括肥胖症、糖尿病和环境污染。总之，DOHaD 研究表明，胎儿在妊娠期容易受到发育编程的影响，导致在儿童期或成年期易患明显的临床疾病。

如果婴儿受到胎盘的影响，那么母亲会怎么样呢？在过去的 20 年里，对患有与胎盘发育不良、功能障碍相关或与两者均相关的妊娠并发症的女性随访研究表明，大量常见的疾病是随着产妇年龄的增长而发生的。这些疾病部分与妊娠疾病病史有关。这些观察结果已经发展成为关注母体胎盘综合征后的心血管健康（通常被称为 CHAMPS）的研究领域。与无妊娠并发症结局的女性相比，存在子痫前期、宫内生长受限（IUGR）、早产以及其他胎盘相关问题的女性，将来发生糖尿病、慢性高血压、心血管疾病、脑血管疾病或代谢综合征的风险增加 2 ～ 10 倍[2]。这种相关风险的增加表明，继发于胎盘功能障碍的妊娠并发症提供了一个了解受累患者的未来健康的窗口。

DOHaD 和 CHAMPS 强调了认识到胎盘功能对一些人从出生到死亡的未来健康的重要性。现在很明显，胎儿的性别及其相关胎盘会影响胎儿编程产生不良结局，也会影响母亲以后的生命事件，因此需要在所有的基础科学和临床工作中加以考虑。总之，这些知识为探讨与妊娠期胎盘发育及演化相关的 2 个重要主题奠定了基础。胎盘病理学常常是一种高风险分娩后的思考，但组织病理诊断为一些不良结局提供了回顾性解释，同时也为咨询的夫妇提供了关于他们未来妊娠的风险数据。免疫学是决定每例妊娠成败的关键，因为胎儿胎盘是一种自然界的移植。免疫功能失调或不匹配可能是整个系列性不良妊娠结局的基础，包括植入失败、早期及晚期妊娠流产、子痫前期和早产。具有这两个领域基础知识的临床医生将更好地为患者提供孕前咨询和妊娠管理服务。

多种疾病表型源于人类胎盘的正常功能或不良表现。妊娠糖尿病是孕妇糖尿病源性胎盘激素刺激胰岛素储备的直接结果。日益流行的肥胖症引起妊娠糖尿病发病率不断上升，且肥胖症本身也与胎盘功能障碍及不良妊娠结局有关，包括胎儿大于或小于孕龄。IUGR 有几个来源，包括胎盘染色体嵌合现象、子宫胎盘灌注性胎盘发育不足及胎盘营养输送不足。

当患者及家属被告知，超声扫描显示子宫内不是 1 个而是 2 个胎儿时，他（她）们通常会欣喜若狂。买一送一！这就是说，双胞胎肯定是"双重麻烦"，无论是两个独立胎盘还是一个胎盘供应两个胎儿。事实上，高分辨率超声和胎儿手术的出现已经改变了双绒毛膜胎盘和单绒毛膜胎盘的管理。掌握从妊娠早期到晚期的多胎妊娠胎盘出现的特殊解剖结构，有助于临床医生优化这种特殊高危人群的结局。

胎盘植入性疾病得到从业人员越来越广泛的认识，特别是那些尚没有现成的三级护理设施的机构，因潜在的生命威胁事件而进行产前转诊对优化母体和胎儿护理变得越来越重要。妊娠晚期前置胎盘的诊断及继发于既往剖宫产瘢痕的侵入性胎盘的发生率明显上升是由于高发病率的植入性疾病，特别是出血引起的。通常由胎盘位置异常或入侵子宫引起的早产，需要紧急反应团队、大量输血方案及复杂的腹腔与盆腔手术和剖宫产子宫切除术。

绒毛膜羊膜在调节羊水容量及与足月和早产相关的信号级联中起重要作用，但未得到充分重视。早产的胎膜早破是一种不良情况。绒毛膜绒毛或绒毛膜羊膜内感染可能潜伏数天或数周，然后通过临床症状或诊断性检查才能确定患者问题的本质，如胎儿生长不理想、弥漫性非特异性临床症状或胎儿畸形。胎盘感染是不良妊娠结局的主要根源，了解感染病原体进入胎儿胎盘的途径有助于临床医生预测进行什么检查及感染的是何种病原体。

高分辨率超声，包括三维成像和多普勒血流研究，已经彻底改革了人类胎盘的成像技术。所有妊娠的管理均已从这种革新中受益，计算妊娠时间已不再是问题，可以对高危妊娠进行生长监测，确保胎儿健康成长。目前新技术正被应用于评估超声检查无法获得的功能和结构参数。重要的是，MRI越来越多地被应用于胎盘的研究，因为这为血流和一些营养物质的运输提供了新的认识。本书中关于影像学的文章为未来临床医生加强对妊娠进展的评估手段提供了新视角。

人工生殖技术（artificial reproductive technologies，ART）现在是整个西方世界的标准治疗方法。ART对一些患有生育障碍的女性是一种福音，然而，应用一些操作引起的妊娠容易增加胎盘发育异常和不良妊娠结局的风险，包括子痫前期。ART

妊娠胎盘厚度显著增加且血肿发生率较高，而这两者均与围产期风险升高相关[3]。近期的一项 Meta 分析发现，与非 ART 妊娠患者相比，ART 妊娠患者前置胎盘、胎盘早剥及胎盘病态附着的发生率更高。ART 增加胎盘发育风险的机制尚不清楚，但在 ART 妊娠后早期滋养层 - 蜕膜相互作用的异常可能会导致后来的妊娠并发症。

没有什么事件比死产更让人伤心欲绝了。这会导致许多问题。这种情况为什么会发生？我做了什么会引起这种情况？我的患者错过了什么？这是对我之前操作的惩罚吗？妊娠以死产告终的患者和家属主要表现为内疚和自责。本书中关于死产的文章论述了与死产相关的问题，并为临床医生概述了在管理所有妊娠中需要考虑的关键因素，无论是否为高风险。胎盘功能障碍，尤其是与肥胖症和妊娠糖尿病相关的胎盘功能障碍具有高风险。重要的是，这种个体的未来妊娠具有很大的胎盘功能障碍的风险性，或者是死产，或者是与早产、IUGR 或子痫前期相关的胎盘功能障碍。

我们希望您喜欢阅读这本书中的文章。从子宫到死亡，胎盘显然很重要。敬请关注人类胎盘项目的最新进展以及全面的胎盘研究，阐明关于这一重要器官的新发现。

D. Michael Nelson，MD，PhD

华盛顿大学医学院妇产科

南欧几里德大街 660 号

邮编：8064-37-1005

美国密苏里州圣路易斯 63110

Leslie Myatt，PhD，FRCOG

俄勒冈健康与科学大学妇产科

萨姆杰克逊公园路 3181 号

美国俄勒冈州波特兰市 97239-3098

电子邮箱：

NelsonDM@wustl.edu（D.M. Nelson）

MyattL@ohsu.edu（L.Myatt）

参考文献

1. McMillen IC, Robinson JS. Developmental origins of the metabolic syndrome: pre-diction, plasticity, and programming. Physiol Rev 2005;85(2):571–633.
2. Staff AC, Redman CW, Williams D, et al. Pregnancy and long-term maternal cardio-vascular health: progress through harmonization of research cohorts and bio-banks. Hypertension 2016;67(2):251–60.
3. Joy J, Gannon C, McClure N, et al. Is assisted reproduction associated with abnormal placentation? Pediatr Dev Pathol 2012;15(4):306–14.

目 录

　　众所周知，出生体重是一个成人发生慢性疾病的预测因素。胎盘在调节胎儿生长和决定出生时的大小起重要作用。影响胎盘功能和产前胎儿生长的母体应激包括母体营养过剩和营养不良、有害社会应激及接触毒性化学物质。这些应激可导致任何人群疾病的易感性增加。这种易感性源于胎儿时期胎盘和胎儿受到应激。目前对各种健康社会决定因素与损害胎盘功能及胎儿发育相关联的生物驱动因素研究有限。

　　心血管疾病仍然是女性的头号杀手，具有性别特异性的表现、发病机制和发病率。子痫前期、胎儿生长受限和一部分早产儿表现为供应胎盘的母体血管异常及符合缺氧/缺血或氧化损伤的胎盘实质损害。这一系列影响因素的发现［母体血管灌注不良（maternal vascular malperfusion，MVM）病变］可能是了解和识别经历不良妊娠结局女性的早期心血管疾病风险升高的关键。这种有吸引力的可能性才刚刚开始被探讨，但积累的证据是令人信服的，并在此进行回顾。

　　胎盘可作为妊娠期母体和胎儿状况的一个有价值的信

息来源。但是，产科医生进行初步大体检查和解读胎盘病理报告的能力是不同的。本章讨论了胎盘送检病理检查的适应证；大体检查的要点，包括在产房应该进行检查的内容；以及病理报告中最常见且与临床相关的组织学表现。

在这本章中，作者全面地概述了出现在母体 - 胎儿界面的主要免疫细胞，描述了胎盘促进母体免疫调节、耐受及适应的关键机制，并讨论了这些途径的调节失调如何引起产科并发症，如流产和先兆子痫。最后，总结性地描述了人类胎盘的固有免疫特性，不仅可以保护妊娠期免受感染，还可以引起妊娠并发症，如早产。

胎盘暴露于母体和胎儿循环中的代谢紊乱。早期胎盘"暴露"的影响决定了后来的发展轨迹。妊娠早期对胎儿胰腺的过度刺激导致胎儿高胰岛素血症，增加葡萄糖转换，对胎儿有不利影响。妊娠末期胎盘的多种变化可认为是保护胎儿免受母体糖尿病和肥胖症影响的适应性反应。胎盘的因果作用（如果有的话）在调节对后代发育的长期影响是目前和未来研究的一个重要领域。

胎盘功能不全是胎儿生长受限的主要影响因素。胎盘介导的胎儿生长受限的发生是由各种机制的胎盘灌注不良引起胎儿慢性缺氧造成的。母体血管灌注不良是引起胎儿生长受限最常见的胎盘疾病；然而，罕见胎盘疾病的作用不容忽视。虽然母体血管灌注不良的特征可通过胎盘病理学确定，但正在开展产前诊断方法。胎盘影像和子宫动脉多普勒与血管源性生长因子（特别是胎盘生长因子和可溶性 fms 样酪氨酸激酶 -1）联合使用，发挥着越来越重要的作用。

随着双胎妊娠发生率的增加，了解与这些妊娠相关的内在风险在现代产科中是重要的。双胎胎盘形成的独特差异引起风险性的增加。由于其独特的胎盘结构，单绒毛膜双胎易于发生并发症，包括双胎之间的输血综合征、双胎贫血 - 红细胞增多序列征、选择性宫内生长受限和双胎反向动脉灌注序列征。了解这些妊娠的胎盘解剖学的临床相关性，有助于围产期病理医师进行更有根据的胎盘评估，从而更好地照顾母亲及其孩子。

原发性胎盘植入性疾病对妊娠结局有直接影响。这些疾病在 1 个世纪前已经为临床科学所知，但相对罕见。近期的产科流行病学资料表明，在过去的 20 年里，疾病发病率上升的起因是医源性的。特别是体外受精（in vitro fertilization，IVF）导致的妊娠数量增加和剖宫产分娩的增加与前置胎盘、胎盘粘连、胎盘形状异常、脐带帆状插入的发生率较高有关。这些疾病经常同时发生。

先天性宫内感染是世界范围内新生儿和胎儿发病和死

亡的一个重要原因，特别是在低收入群体。本篇综述讨论包括寨卡病毒在内的 TORCH 病原体感染的主要途径及与母体和胎儿相关的不良结局；TORCH 中的字母分别代表刚地弓形虫感染、其他感染（李斯特菌、苍白密螺旋体、细小病毒 B19 及寨卡病毒）、风疹病毒、巨细胞病毒及单纯疱疹病毒 1 型和 2 型。

胎膜（fetal membrane，FM）在维持妊娠及促进足月分娩中发挥作用。胎膜不仅仅是胎盘结构或功能的一部分。它虽然附着于胎盘，但羊膜有单独的胚胎起源，并且绒毛膜在妊娠的第一个月就与胎盘脱离。除了免疫保护，这些胎膜的功能并不是胎盘的功能。胎膜功能障碍与妊娠结局不良有关，并可导致妊娠结局不良。正在进行的研究可能识别待定的未足月胎膜早破的生物标志物以及治疗药物，以防止胎膜早破及由此引发的早产。

在一些女性中，子痫前期可能由蜕膜功能受损引起。分泌中期活检并进行体外培养的子宫内膜间质细胞的蜕膜化和患有重症子痫前期女性的妊娠早期绒毛膜的转录组学与经典的子宫内膜疾病具有明显的相同特征，提出了"子宫内膜谱系障碍"的概念。即反复植入失败及流产、子宫内膜异位症、血压正常的宫内生长受限、子痫前期和早产均可能与持续性蜕膜失调有关，其中表型的表达是由特异性分子通路干扰及干扰的严重程度决定的。经体外受精受孕的女性显示心血管功能广泛失调和包括子痫前期的不良妊娠结局的发生率增加。人工周期阻止黄体的形成，而黄体是子宫内膜功能的主要调节因素。在人工周期中，无法替代的循环黄体产物（如松弛素）缺乏可直接对母体心血管系统产生不利影响和（或）损害蜕膜化，从而增加子痫前期的风险性。

由于胎盘的结构和功能在妊娠期间起重要作用，因此胎盘的结构和功能异常与死胎密切相关：婴儿在出生前死亡。但是，对胎盘的作用和特异性病变的了解还不完全，部分是病变的定义和死产的原因分类的不同。然而，胎盘异常在死产比活产中更常见，以胎盘早剥、绒毛膜羊膜炎及母体血管灌注不良最常见。关键是，有些胎盘病变影响后续妊娠的处理。建议对死产后的胎盘进行组织病理学检查。

本章描述胎盘磁共振（MRI）弛豫时间在活体内评估胎盘功能中的应用，主要集中在 $T2^*$ 加权像胎盘 MRI，这是作者在过去 10 年的主要研究领域。$T2^*$ 加权像胎盘 MRI 的基本原理是文献报道的主要发现，并且讨论了该方法的未来研究和临床应用的方向。本章的结论是：胎盘 $T2^*$ 弛豫时间是一种容易获得且有利的评估方法，可区分正常与功能不全的胎盘。在活体内胎盘功能评估中，$T2^*$ 加权像胎盘 MRI 检查是一种有前景的手段。

第一章 胎盘健康与婴儿未来疾病风险的社会决定因素

Kent L. Thornburg MS PhD、Janne Boone-Heinonen MPH PhD、Amy M. Valent DO 著

张银丽 译，沈丹华 审校

关键词
- 胎盘健康 ● 母体应激 ● 健康的社会决定因素
- 母体肥胖 ● 妊娠结局

要 点
- 与胎儿生长相关的母体应激，包括母体的饮食、有害的社会应激和接触有害化学物质，每种因素都会影响胎儿的器官结构和表观遗传状态。
- 健康的社会决定因素即人们生活的社会环境。不良的社会条件与不良妊娠结局相关。
- 社会因素在影响胎盘健康方面的作用尚未完全调查清楚。
- 母体的社会因素可能会刺激一些应激分子（如皮质醇）释放到母体，从而影响胎盘功能和胎儿器官的生长。

　　如果人们还记得胎盘的话，那对它的印象一定是不适当的和微不足道的，因为它仅仅是胎儿分娩之后的胞衣。即便是在医学家那里，胎盘也仍然是被遗忘的器官，这就解释了为什么相对于其他器官，纵观现代医学时代，胎盘一直没有得到充分研究的原因。现在，有可能围绕每个新生儿建立一个每个时期的健康风险预测值（从婴儿期、儿童期、青少年期到成年期都会跟随他）。这个预测值包括婴儿在出生前如何生长的生物学

指标、母亲的身体素质以及影响父母健康的社会环境。此外，越来越清楚的是，胎盘的健康也是后代健康风险的一个重要决定因素。作者提出，胎盘在全人类的健康中发挥着至关重要的作用，这与它迄今为止不被重视的地位形成了鲜明对比。

父亲和母亲对胎盘的生长和功能以及随后的胎儿结局都有重要的影响。印度的一项研究发现[1]，母亲（而非父亲）的体重指数、父亲（而非母亲）的身高与胎盘体积呈正相关。这些跨代效应被怀疑为，部分是属于表观遗传的。本章主要关注母亲，因为她们的需求与胎盘相关联；父亲在这里被忽视，是由于缺乏关于特定的父亲应激源导致胎盘结局的信息。本章旨在为人类母亲社会环境与胎盘生长和功能之间的关系建立一个理论框架。本章着重强调了人类数据，但这一限制不应排除一些重要的动物研究。这些研究探索了一些生物学因素，通过母亲影响推动着胎盘在疾病的发展起源中发挥作用。最近我们对这些数据[2,3]进行了复习。本章的前提是，母亲在怀孕前和怀孕期间的社会因素通过胎盘对胎儿造成强烈的影响，因此具有跨代重要性。

自从 Barker 等首次指出出生体重是心血管疾病的预测因子后，这一发现得到了极大的扩展[4]。在某些情况下，如对于"荷兰饥饿冬天"期间饥饿的影响，当饥饿发生在妊娠早期，那么遭受饥饿的胎儿的出生体重并没有受到影响[5]。对于一些慢性疾病，胎盘的大小和形状以及母亲的表型甚至比出生体重更能预测未来的疾病[3,6]。例如，在赫尔辛基出生队列中，胎盘母体面的表面积小与冠心病有关，但这一相关性仅见于身高高于中位身高（160 cm）的母亲[7]。相反，在母亲身高低于中位数的人群中，如果胎盘面积小于 200 cm²，则高血压的患病率为38%；如果胎盘面积大于 320 cm²，则高血压患病率降低到 21%

（$P=0.0007$）[8]。因此，患冠心病和高血压的风险都与胎盘的大小有关。男性高血压与胎盘宽度有关[9]。在女性中，后代患高血压与母亲的身高有关，而身高则是母亲的饮食和蛋白质代谢的一个指标[9]。这些例子均表明，在母体表型特定的条件下，胎盘的生长模式是后代疾病风险的强大决定因素。然而，关于母体生理因素与胎盘形成之间的生物学联系的研究少之又少。

美国人群健康状况正在恶化

在过去的 3 代人中，肥胖症和 2 型糖尿病在美国的发病率一直在上升[10]。与之形成明显对比，从 20 世纪 60 年代末开始，心脏病的死亡率下降了一半以上。越来越多被诊断出患有心脏病的患者存活了足够长的时间，最终死于其他原因。心脏病死亡率的降低应该给那些被诊断出心脏病的人带来乐观情绪[11]。然而，死亡率数据掩盖了一个事实，即近年来心脏病患者的人数一直在增加，年轻人，包括 35～54 岁的女性，都跻身于目前受心脏病影响的人群[12]。

在 20 世纪 90 年代中期，糖尿病的发病率开始加速增长。2015 年，美国估计有 3000 万人患有糖尿病[13]，其中超过 70%的人会患上心血管疾病[14]。这是世界上最流行和最昂贵的疾病。目前，美国的医疗保健花费约为 3.3 万亿美元[15]。美国心脏协会在 2017 年预测，到 2035 年心脏病的总花费将从目前的每年 5000 亿美元增加到大约 1.1 万亿美元[16]。仅心血管疾病的花费就需要大幅增加。随着人口老龄化和越来越昂贵的药物的出现，这将使目前每年 3.3 万亿美元的医疗成本不断增加[17]。流行病学研究和发病率的长期趋势支持这样一种观点，即在过去的 3 代人中，美国人口越来越容易患上昂贵的疾病[17]。社会因素有可能是这一趋势的重要驱动因素。

健康和疾病的社会决定因素

　　健康概念的社会决定因素是由社会和环境背景所确定的，在这一背景中人们"出生、成长、生活、工作和老化"[18]并制定生活方式。在过去的 20 年里，这个话题变得越来越流行，并成为了一个研究领域。健康的社会决定因素是一个复杂的概念，因为社会学包括多种相互影响的因素（图 1-1），从经济稳定和安全住房到获得医疗服务，每个因素都受到经济和社会政策以及文化条件的影响[19,20]。世界卫生组织[20]、美国疾病控制与预防中心以及美国国家医学研究所[21-23]均强调了社会决定因素作为健康影响因素的重要性。"2020 全民健康"指出影响健康的 5 类

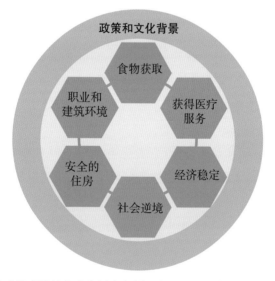

　　图 1-1　构成健康的社会决定因素包括一个人生活环境中的所有社会因素，如六边形方框中所列。社会逆境会导致心理和行为上的改变，引起生物反应，从而影响孕妇及其胎盘，最终影响胎儿器官发育的完整性。必须将这些社会决定因素置于公共卫生政策所塑造的文化背景中，以了解每一个因素如何导致不同种族群体的生物结果

决定因素——经济稳定性、教育、社会和社区环境、健康和保健、街区和建筑环境[24]，每一种都有可能影响妊娠结局。

　　预期寿命的地理差异，就像在美国各个区看到的那样，是疾病的社会决定因素的证据[25]。2014 年报道，在美国南达科塔州的奥格拉拉·拉科塔区和科罗拉多州的伊格尔区出生时的预期寿命相差 20 年，而两地仅距离 805 千米（500 英里）[26]。这两个区代表了美国人的最短预期寿命（66 年）和最长预期寿命（86 年）。前者位于印第安人保留地内，当地居民生活条件恶劣，人均收入在美国最低。相比之下，伊格尔区的教育程度、收入水平和获得医疗服务的机会都很高。居住在这个区的大多数人精力旺盛、身材匀称、生活富裕。在一个城市中不同社区居民预期寿命相差 16 年之多也可能是其特征，芝加哥就是一个例子[27]。居住条件良好的人与那些生活在 1.6 千米（1 英里）以外的逆境中的人健康状况差异是很大的，这充分说明了社会环境对于疾病基础和寿命折损的强大影响。

受社会逆境影响的妊娠结局

　　不良的饮食习惯、接触化学物质和心理社会压力都与不良的生殖以及儿童结局相关[28]。低收入女性很少能获得医疗服务，也很少能有安全的住房以及获得健康的食物[29-32]。她们更有可能从事有接触化学物质风险的工作[33,34]，居住在高污染和高犯罪率的社区[35-37]，遭受虐待或暴力[38,39]。少数民族或种族的女性还面临着持续的歧视问题和不良的社会关系[40-42]。尽管在妊娠期间遭遇监禁、无家可归和工作中的有毒应激等社会环境问题很常见，但很少有人去研究[43-45]。食物、医疗、住房安全和支付账单等基本需求得不到充分满足，也会对孕妇产生直接的生物学影响，从而诱发慢性应激反应，皮质醇水平升高，并引发其他应激反应[46-48]。

低社会经济地位（socioeconomic status，SES）与青少年怀孕、小于胎龄婴儿（small for gestational-age，SGA）、妊娠糖尿病、早产[49-51]和先兆子痫有关。低社会经济地位还进一步与低教育水平、药物滥用增加[52]、粮食不安全及精神健康状况不佳相关[53]，所有这些又与儿童肥胖率、社会心理发育不良和围产期死亡率的增加相关。面对这些难题的女性更有可能没有充分的产前护理[54]，加之她们更为年轻，并且是少数民族，难以获得健康生活所需的资源（如交通、高质量的食物、适于锻炼的安全社区及医疗费用）会进一步延续女性及其家庭的不利健康状况。

社会因素影响后代的健康

如前所述，赫尔辛基出生队列研究在确定生物学特性和疾病结果之间的联系中很有价值。其中的几个例子显示了社会状况与慢性疾病风险之间的关系。Eriksonan 等[7,9]和 Barker 等[55]均发现，心源性猝死与死者父亲的低社会经济地位有关。此外，后代受教育程度低也与心脏病猝死密切相关。与高知人群相比（ P 值分别为 0.0001 和 0.01），男性的风险比（HR）为 3.4 [95% 置信区间（CI），2.0 ~ 5.8]，女性风险比为 4.7（1.1 ~ 20.0）。其他医疗情况同样与社会状况相关。此外，那些出生时为小于胎龄儿的男童，虽然童年期代偿性迅速生长，但其寿命大约会缩短 8 年[56]。寿命的缩短与母亲的低社会经济地位和宫内生长缓慢有关。其他学者也已经关注到环境因素对胎儿生长的影响[57]。

社会逆境导致母亲肥胖症

美国各地怀孕女性的肥胖症患病率都在上升。孕期女性肥胖症与几种不良妊娠结局相关，包括小于胎龄儿、巨大儿、妊娠糖尿病、先兆子痫、剖宫产以及儿童肥胖[58]。肥胖症会影响胎盘的生长和功能[58]。有证据表明，高收入女性发生肥胖症的可能性比低收入女性要低。芬兰的赫尔辛基健康研究中心对40 ~ 60岁的女性进行了研究。经教育水平调整后，基线肥胖症与贫困 [优势比（OR），1.23；95% CI，1.05 ~ 1.44]、频繁的经济困难（OR，1.74；95% CI，1.52 ~ 1.99）、低家庭净收入（OR，1.23；95% CI，1.07 ~ 1.41）、低家庭财富（OR，1.90；95% CI，1.59 ~ 2.26）以及低个人收入（OR，1.22；95% CI，1.03 ~ 1.44）相关[59]。这一发现显示了众所周知的社会地位与健康之间的联系。这些社会问题也会影响怀孕的女性。

种族主义与妊娠结局

众所周知，种族主义是导致健康差异的一个原因[60]，并对妊娠结局有着重大影响[61,62]，包括增加早产儿和婴儿死亡率。在过去的一代人中，美国非裔女性的健康状况一直在恶化。非裔美国女性一直承受着比非西班牙裔白人女性更坏的妊娠结局。非西班牙裔黑人女性的早产率比非西班牙裔白人女性高出50%以上[63]。尽管尚未有种族主义对胎盘生长及其功能影响的直接研究，但种族主义女性合并有舒张压增加时，会导致胎儿出生体重下降，其中的原因就是胎盘的作用，并且使早产风险增加[64]。

健康和疾病的发展起源

对疾病发展起源的理解为社会状况和疾病流行提供了一个额外的、且常常被忽视的视角。母体接触不良饮食、化学物质暴露及心理社会压力都会影响胎儿的发育。这些婴儿在生物学上更容易受到进一步的社会逆境（所谓的二次打击）影响，从而在整个生命过程中导致疾病的发生[28]。

那么社会因素是通过什么机制影响胎盘发育呢？在众多的可能性中，最令人信服的是已知与早期生活逆境和成人慢性病相关的强大压力源。这些压力源包括有害的社会应激、母胎营养不良和接触化学毒素（图 1-2）。除社会应激外，包括糖尿病[65] 和先兆子痫[66,67] 在内的几种疾病也影响胎盘功能，导致母体生理异常，如高血糖和高脂血症。这些因素以及母体肠道微生物群紊乱可能是影响胎盘功能和妊娠结局的原因。

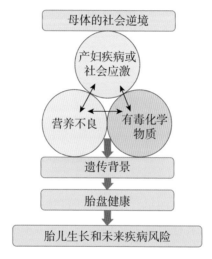

图 1-2　母体的社会逆境通过压力源（包括社会应激、疾病、营养不良和有毒化学物质）发挥作用。这些压力源根据表观遗传驱动因素和遗传易感性对胎盘健康产生不利影响。健壮的胎儿生长和不受约束的器官发育依赖于构造良好、健康的胎盘，这样的胎盘才能够执行最佳运输、内分泌和气体交换功能

越来越多的证据表明，与不良环境相关并导致疾病风险的基因表达的表观遗传修饰受到个人遗传背景的影响[3]。温伯格实验室的研究表明，在具有精神分裂症遗传倾向的人群中，那些

患有该疾病的人，其母亲在妊娠期间往往有不良状况，如先兆子痫或宫内生长受限。与没有表现出这种疾病的人相比，这些情况导致她们的胎盘中有更高的风险基因表达[68]。这些数据表明，母体的压力源会影响胎盘中的基因活动，并影响后代对疾病状态的易感性。

母体肠道微生物群和胎盘

根据以往的研究，母体肠道微生物在怀孕中至少在两条途径上发挥重要作用：

1. 肠道中的微生物群落可能提供重要的营养物质，如特殊的短链脂肪酸。它们能穿过胎盘并滋养胎儿[69]。
2. 来自母体肠道的细菌可通过胎盘找到通往胎儿的通道，并影响胎儿健康[70,71]。

越来越多的证据表明，在正常胎盘中可以发现活的微生物。然而，尚需要进行研究，以确定这些发现在多大程度上是实验室特有的。由于已知的动物[70]和人类[73]研究表明，社会应激源会影响肠道微生物群，因此有理由怀疑母体应激可能会影响前面提到的第一条途径或同时影响这两条途径，并可能会影响胎盘的功能。

妊娠期营养应激与胎盘功能

妊娠女性与冬眠的怀孕熊不同。怀孕的熊能够在冬天前储存脂肪并且可以睡上几个月，其间它们并不进食。在冬眠期间，即使体温下降 $7 \sim 8 ℃$，呼吸和心率大幅下降，它们的后代也能正常生长[74]。令人惊讶的是，它们在休息期间还能保持健康。它们不会失去很多肌肉，因为它们从脂肪中回收尿素来制造蛋白质[75,76]。

相比之下，人类胎儿需要持续的营养供应才能正常生长，特别是在妊娠中晚期。胎儿从母体的肌肉和脂肪代谢中获取营养，分别提供氨基酸和脂质。此外，他们还从母亲的饮食中获取大量营养。"荷兰饥饿冬天"期间，在妊娠中晚期挨过饿的母亲分娩的婴儿比未遭受饥饿的母亲分娩的婴儿体重轻，但差别不大[5]。因此，很明显，人类婴儿可以从母体物质循环中获益，尽管不如熊类。有证据表明，如果女性在妊娠前食用有营养的食物，那么其妊娠结局会更好。在一项针对 1962 名印度高危女性的研究中，妊娠前 3 个月或更长时间开始服用营养补品的女性，其胎儿平均出生体重增加了 48 g，低出生体重的发生率降低了 24%[77]。仅在妊娠期间服用营养补品的女性没有表现出同样的益处。孕前营养似乎与妊娠期营养摄入同等重要，甚至较妊娠期间更为重要。

平均而言，近几十年来，美国人从快餐和高度加工的工业食品中消耗的热量一直在增加[78]。这些食物具有很高的导致炎症的潜能[79]。这种饮食模式已成为美国饮食文化一部分。女性的饮食并不比男性差，因此，不应将美国人口疾病模型的变化归咎于女性。根据他们所处的文化，男人和女人的饮食习惯都很差。

母体社会应激与胎盘功能

社会应激的各种形式如前所述（见图 1-1）。尽管有毒化学物质和不良饮食是生理应激的表现形式，但社会应激可能通过一个潜在的过程与这些应激源产生协同作用，该过程会在数周到数月内改变正常的生理过程。大多数生殖医学专家和临床医生都知道社会应激与不良妊娠结局有关。然而，胎盘在调节这些结果中的作用还没有得到足够的重视。母亲的逆境与早产、宫内发育迟缓和晚年疾病风险有关，虽然这些情况早已众所周知，但对神经系统影响的结果现在才开始显现[80]。它们涉及儿童的发育迟缓、焦虑、多动症、注意力缺陷和认知功能受损等[81]。

评估应激对妊娠结局影响的一种方法是研究在重大灾难期间怀孕的女性。研究包括自然灾害，如冰暴[82,83]或洪水[84]，以及人为灾害，如"9·11"纽约市恐怖袭击[85]和"荷兰饥饿冬天"[5]。这些研究的发现包括出生体重减轻、后代儿童期体重增加和认知缺陷。妊娠期间遭受暴力的女性生育的婴儿也更小，早产率也更高[86]。

这些研究与妊娠动物应激后的结果非常吻合。众所周知，母体-胎盘-胎儿神经内分泌轴在胎儿正常发育中非常重要，它可能是胎盘对影响胎儿的母体应激反应的驱动因素[87]。整个神经轴是复杂的，因为它涉及母体垂体、肾上腺、胎盘、胎儿垂体和胎儿肾上腺组织。其他激素相关作用也参与其中，包括肾素-血管紧张素系统、心钠素系统以及儿茶酚胺神经递质。来自胎盘的促肾上腺皮质激素释放激素（corticotropin-releasing hormone，CRH）特别有趣：与皮质醇一样，它似乎是一种与早产相关的应激反应激素[87,88]。

强有力的证据表明，母体的应激会导致母亲 CRH 和糖皮质激素的血浆水平升高。皮质醇以前馈方式刺激胎盘增加 CRH 的产生。因此，当母体皮质醇水平较高时，CRH 水平也会升高。皮质醇会抑制胎儿生长（心脏和肾除外），因此，在高压力母亲中，即使是足月出生的婴儿，其体重也会较小，患病风险也会增加。胎盘可以产生 11β-羟基类固醇脱氢酶 -2。该酶通过化学方式将皮质醇转化为一种不具有活性的形式，即可的松。然而，这种保护机制在高压力条件下会受到损害，因此过量的皮质醇会穿过胎盘并影响胎儿。

母亲的社会地位、毒物暴露与胎盘

生活在社会弱势群体中的人更容易接触到有毒化学物质，并受到较高血浆浓度的影响[89]。有毒物质包括杀虫剂、多环芳烃、颗粒物和有毒金属，以及香烟烟雾中的塑化剂和多种毒素。生活在贫困地区的孕妇也比生活在较好社会环境中的孕妇接触到更多的有毒物质。早产在低社会经济地位的母亲中更为常见，部分原因是妊娠期暴露于环境污染物[90]。母体毒物被胎盘吸收，有些被排回到母体循环，另一些则不同程度地传递给胎儿[91]。在胎盘中，氧化还原非活性金属，包括镉、铅和汞，会消耗细胞抗氧化剂，尤其是含巯基的抗氧化剂和酶[92]。这一过程会导致胎盘和胎儿体内高水平的氧化应激。增塑剂是已知的内分泌干扰物，常常在孕妇的血液中发现。当浓度足够高时，毒物会对后代造成持久的生理和表观遗传影响[93]。

P- 糖蛋白（P-glycoproteins，P-gps）是 ATP 结合盒超家族中一组转运蛋白中的一员。一些 P-gps 成员通过从许多不同类型的细胞中主动排出有毒物质而产生多药耐药性。它们是由 *ABCB1* 基因编码的分子量为 170 000 的细胞膜蛋白[94]。这些抵抗有毒物质的蛋白质在胎盘滋养层中起作用，但在妊娠过程中其表达逐渐减少[95]。我们有理由相信，应激性胎盘中的这些蛋白质会受到一般炎症过程[96]或特定细胞因子[97]的损害。它们也可能因组蛋白脱细胞酶的增加而下调[98]。有证据表明，多药耐药蛋白在一定程度上保护胎盘免受慢性母体应激条件下高水平循环皮质醇的影响[99,100]。可以合理地假设，患有代谢性疾病和处于慢性社会压力下的母亲所怀的胎儿更有可能接触到毒素，因为他们暴露于更高水平的毒物，降低了 P-gps 产生的保护作用。

保健从业者能预测婴儿的终身健康吗？

这本文认为社会决定因素应包括在对婴儿未来患病风险的预测评估中。几十年来，科学界已经知道，低出生体重预示疾病，即使出生体重没有受到影响，妊娠期缺乏食物也是影响发育过程的一个原因[5]。直到最近，科学家才发现胎盘和母体表型也是成人慢性健康状况的预测因子。产科医生可以实时观察婴儿和胎盘的生长情况，两者都是后期疾病的重要指标。然而，如果知道父母接触有毒化学物质、营养史和社会逆境的情况，生物学观察的预测能力将更加强大。

母体的社会环境、胎盘功能和慢性病的流行之间有联系吗？在约 30 000 天的人均寿命中，胎盘存在的时间不到 300 天，约为寿命的 1%。它怎么会有如此大的生物学意义呢？由于上述美国人口健康状况的迅速恶化，以及在医疗保健面临金融危机的前景下，这个问题在此时尤为重要。问题的答案在于胎盘的预期功能。在仅仅 9 个月的时间中，胎盘提供了胎儿身体的所有营养成分，这是后续健康或疾病生活的基础。如果由于恶劣的社会环境造成胎盘功能受损，那么在这种情况下出生的婴儿将终身携带更多的患病的风险。

社会环境通过什么生物学机制塑造胎盘的生长和功能，并决定婴儿的健康？

虽然已经有一些对母亲压力和胎儿结局方面的调查，但是还不多。图 1-3 显示了影响胎盘生长和功能的应激类型与途径。由于胎盘对人类健康的潜在影响，揭示胎盘生物学的复杂性与任何其他医学领域的研究一样重要。科学家、临床医生和资助机构应制定策略，加快研究导致胎盘和婴儿受损害的社会驱动因素之间的联系。这不仅是为了减轻人类的痛苦，也是为了避免伴随美国慢性病发病率的增加，以及医疗保健财政支持的急剧减少。现在正是生殖医学专家和资助机构对健康和疾病的社会决定因素进行研究，并发现胎盘在两者之间联系中的作用的恰当时机。

致 谢

作者们感谢金·罗杰斯、丽莎·鲁曼和伯纳黛特·巴蒂莱加对这篇文章的帮助。

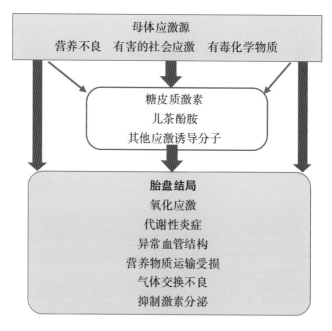

图 1-3 母体应激源影响胎盘生长和功能的途径尚不清楚。营养不良和有毒化学物质直接影响胎盘。然而，两者与有害的社会应激结合在一起，导致母体释放包括糖皮质激素和儿茶酚胺在内的应激诱导因子。这些母体应激源加在一起会导致炎症和氧化应激，由此损害胎盘功能

公开说明

作者感谢美国国立卫生研究院：PO1 HD34430（KLT）、R21 HD090529（KLT）、R01 AG032339 NIH/NIA、K01 DK102857（JBH）、K12 WRHR OHSU（AMV）。

参考文献

1. Wills AK, Chinchwadkar MC, Joglekar CV, et al. Maternal and paternal height and BMI and patterns of fetal growth: the Pune Maternal Nutrition Study. Early Hum Dev 2010;86(9):535–40.

2. Sferruzzi-Perri AN, Camm EJ. The programming power of the placenta. Front Physiol 2016;7:33.

3. Burton GJ, Fowden AL, Thornburg KL. Placental origins of chronic disease. Physiol Rev 2016;96(4):1509–65.

4. Barker DJ, Winter PD, Osmond C, et al. Weight in infancy and death from ischaemic heart disease. Lancet 1989;2(8663):577–80.

5. Roseboom T, van der Meulen J, Ravelli A, et al. Effects of prenatal exposure to the Dutch famine on adult disease in later life: an overview. Mol Cell Endocrinol 2001;185:93–8.

6. Barker DJ, Thornburg KL. Placental programming of chronic diseases, cancer and lifespan: a review. Placenta 2013;34(10):841–5.

7. Eriksson JG, Kajantie E, Thornburg KL, et al. Mother's body size and placental size predict coronary heart disease in men. Eur Heart J 2011;32(18):2297–303.

8. Barker DJ, Thornburg KL, Osmond C, et al. The surface area of the placenta and hypertension in the offspring in later life. Int J Dev Biol 2010;54(2–3):525–30.

9. Eriksson JG, Kajantie E, Osmond C, et al. Boys live dangerously in the womb. Am J Hum Biol 2010;22(3):330–5.

10. Boyle JP, Honeycutt AA, Narayan KM, et al. Projection of diabetes burden through 2050: impact of changing demography and disease prevalence in the U.S. Diabetes care 2001;24(11):1936–40.

11. Benjamin EJ, Virani SS, Callaway CW, et al. Heart disease and stroke statistics-2018 update: a report from the American Heart Association. Circulation 2018;137(12):c67–492.

12. Arora S, Stouffer GA, Kucharska-Newton AM, et al. Twenty year trends and sex differences in young adults hospitalized with acute myocardial infarction. Circulation 2019;139(8):1047–56.

13. More than 100 million Americans have diabetes or prediabetes. Centers for Disease Control and Prevention Press Release; 2017. Available at: https://www.cdc.gov/media/releases/2017/p0718-diabetes-report.html.

14. Cardiovascular Disease and Diabetes American Heart Association Center for Health Metrics and Evaluation, 2015. This is a website report by the American Heart Association. https://www.heart.org/en/health-topics/diabetes/why-diabetes-matters/cardiovascular-disease–diabetes.

15. Health and Economic Costs of Chronic Disease. National Center for Chronic Disease Prevention and Health Promotion. 2019. Available at: https://www.cdc.gov/chronicdisease/about/costs/index.htm.

16. Cardiovascular disease: a costly burden for America, projections through 2035. American Heart Association Center for Health Metrics and Evaluation; 2017. Available at: https: // healthmetrics. heart. org / cardiovascular-disease-a-costly-burden/.

17. National health expenditure fact sheet. Centers for Medicare & Medicaid Services; 2019. Available at: https://www.cms.gov/research-statistics-data-and-systems/statistics-trends-and-reports/nationalhealthexpenddata/nhe-fact-sheet.html.

18. Doyle SK, Chang AM, Levy P, et al. Achieving health equity in hypertension management through addressing the social determinants of health. Curr Hypertens Rep 2019;21(8):58.

19. Braveman P, Gottlieb L. The social determinants of health: it's time to consider the causes of the causes. Public Health Rep 2014;129(Suppl 2):19–31.

20. Braveman P, Egerter S, Williams DR. The social determinants of health: coming of age. Annu Rev Public Health 2011;32:381–98.

21. Adler NE, Stead WW. Patients in context–EHR capture of social and behavioral determinants of health. N Engl J Med 2015;372(8):698–701.

22. Institute of Medicine. Capturing social and behavioral domains in electronic health records: phase 1. Washington, DC: The National Academic Press; 2014.

23. National Academies of Sciences, Engineering, and Medicine. A framework for educating health professionals to address the social determinants of health. Washington (DC): National Academies Press (US); 2016.

24. Social Determinants of Health. Office of disease prevention and health promotion, Healthy Peoplegov. 2019;2020 Topics & Objectives. Available at: https://www.healthypeople.gov/2020/topics-objectives/topic/social-determinants-of-health.

25. Dwyer-Lindgren L, Bertozzi-Villa A, Stubbs RW, et al. Inequalities in life expectancy among US counties, 1980 to 2014: temporal trends and key drivers. JAMA Intern Med 2017;177(7):1003–11.

26. Achenbach J. U.S. life expectancy varies by more than 20 years from county to county. Washington Post May 9, 2017.

27. Mapping life expectancy: 16 years in Chicago, Illinois. Center on Society and Health, Virginia Commonwealth University; 2019. Available at: https://societyhealth.vcu.edu/work/the-projects/mapschicago.html.

28. Messer LC, Boone-Heinonen J, Mponwane L, et al. Developmental programming: priming disease susceptibility for subsequent generations. Curr Epidemiol Rep 2015;2(1):37–51.

29. Wheeler SM, Bryant AS. Racial and ethnic disparities in health and health care. Obstet Gynecol Clin North Am 2017;44(1):1–11.

30. Dodson RE, Udesky JO, Colton MD, et al. Chemical exposures in recently renovated low-income housing: influence of building materials and occupant activities. Environ Int 2017;109:114–27.

31. Gross RS, Mendelsohn AL, Arana MM, et al. Food insecurity during pregnancy and breastfeeding by low-income hispanic mothers. Pediatrics 2019;143(6) [pii: e20184113].

32. Leung CW, Epel ES, Ritchie LD, et al. Food insecurity is inversely associated with diet quality of lower-income adults. J Acad Nutr Diet 2014;114(12): 1943–53.e2.

33. Holmes LM, Ling PM. Workplace secondhand smoke exposure: a lingering hazard for young adults in California. Tob Control 2017;26(e1):e79–84.

34. Moyce SC, Schenker M. Occupational exposures and health outcomes among immigrants in the USA. Curr Environ Health Rep 2017;4(3):349–54.
35. Harris KM. Mapping inequality: childhood asthma and environmental injustice, a case study of St. Louis, Missouri. Soc Sci Med 2019;230:91–110.
36. Payne-Sturges D, Gee GC. National environmental health measures for minority and low-income populations: tracking social disparities in environmental health. Environ Res 2006;102(2):154–71.
37. Yu H, Stuart AL. Exposure and inequality for select urban air pollutants in the Tampa Bay area. Sci Total Environ 2016;551-552:474–83.
38. Holliday CN, McCauley HL, Silverman JG, et al. Racial/ethnic differences in women's experiences of reproductive coercion, intimate partner violence, and unintended pregnancy. J Womens Health (Larchmt) 2017;26(8):828–35.
39. Sumner SA, Mercy JA, Dahlberg LL, et al. Violence in the United States: status, challenges, and opportunities. JAMA 2015;314(5):478–88.
40. Panza GA, Puhl RM, Taylor BA, et al. Links between discrimination and cardio-vascular health among socially stigmatized groups: a systematic review. PLoS One 2019;14(6):e0217623.
41. Cuevas AG, Ho T, Rodgers J, et al. Developmental timing of initial racial discrim-ination exposure is associated with cardiovascular health conditions in adult-hood. Ethn Health 2019. [Epub ahead of print].
42. Dominguez TP. Race, racism, and racial disparities in adverse birth outcomes. Clin Obstet Gynecol 2008;51(2):360–70.
43. Clarke JG, Adashi EY. Perinatal care for incarcerated patients: a 25-year-old woman pregnant in jail. JAMA 2011;305(9):923–9.
44. Sufrin C, Kolbi-Molinas A, Roth R. Reproductive justice, health disparities and incarcerated women in the United States. Perspect Sex Reprod Health 2015;47(4):213–9.
45. Chisholm CA, Bullock L, Ferguson JEJ 2nd. Intimate partner violence and preg-nancy: epidemiology and impact. Am J Obstet Gynecol 2017;217(2):141–4.
46. Hertzman C, Boyce T. How experience gets under the skin to create gradients in developmental health. Annu Rev Public Health 2010;31:329–47, 323p following 347.
47. McEwen BS. Brain on stress: how the social environment gets under the skin. Proc Natl Acad Sci U S A 2012;109(Suppl 2):17180–5.
48. Laraia BA, Leak TM, Tester JM, et al. Biobehavioral factors that shape nutrition in low-income populations: a narrative review. Am J Prev Med 2017;52(2s2):S118–26.
49. Kim MK, Lee SM, Bae SH, et al. Socioeconomic status can affect pregnancy outcomes and complications, even with a universal healthcare system. Int J Eq-uity Health 2018;17(1):2.
50. Leppalahti S, Gissler M, Mentula M, et al. Is teenage pregnancy an obstetric risk in a welfare society? A population-based study in Finland, from 2006 to 2011. BMJ open 2013;3(8):e003225.
51. Bo S, Menato G, Bardelli C, et al. Low socioeconomic status as a risk factor for gestational diabetes. Diabetes Metab 2002;28(2):139–40.
52. Mulia N, Schmidt L, Bond J, et al. Stress, social support and problem drinking among women in poverty. Addiction 2008;103(8):1283–93.
53. Atif N, Lovell K, Rahman A. Maternal mental health: the missing "m" in the global maternal and child health agenda. Semin Perinatol 2015;39(5):345–52.
54. Osterman MJK, Martin JA. Timing and adequacy of prenatal care in the United

States, 2016. Natl Vital Stat Rep 2018;67(3):1–14.

55. Barker DJ, Larsen G, Osmond C, et al. The placental origins of sudden cardiac death. Int J Epidemiol 2012;41(5):1394–9.

56. Barker DJ, Osmond C, Thornburg KL, et al. The lifespan of men and the shape of their placental surface at birth. Placenta 2011;32(10):783–7.

57. Dimasuay KG, Boeuf P, Powell TL, et al. Placental responses to changes in the maternal environment determine fetal growth. Front Physiol 2016;7:12.

58. Howell KR, Powell TL. Effects of maternal obesity on placental function and fetal development. Reproduction 2017;153(3):R97–108.

59. Hiilamo A, Lallukka T, Manty M, et al. Obesity and socioeconomic disadvantage in midlife female public sector employees: a cohort study. BMC Public Health 2017;17(1):842.

60. Williams DR, Collins C. Racial residential segregation: a fundamental cause of racial disparities in health. Public Health Rep 2001;116(5):404–16.

61. Chae DH, Clouston S, Martz CD, et al. Area racism and birth outcomes among Blacks in the United States. Soc Sci Med 2018;199:49–55.

62. Bower KM, Geller RJ, Perrin NA, et al. Experiences of racism and preterm birth: findings from a pregnancy risk assessment monitoring system, 2004 through 2012. Womens Health Issues 2018;28(6):495–501.

63. McKinnon B, Yang S, Kramer MS, et al. Comparison of black-white disparities in preterm birth between Canada and the United States. CMAJ 2016;188(1): E19–26.

64. Hilmert CJ, Dominguez TP, Schetter CD, et al. Lifetime racism and blood pressure changes during pregnancy: implications for fetal growth. Health Psychol 2014;33(1):43–51.

65. Pantham P, Aye IL, Powell TL. Inflammation in maternal obesity and gestational diabetes mellitus. Placenta 2015;36(7):709–15.

66. Myatt L. Role of placenta in preeclampsia. Endocrine 2002;19(1):103–11.

67. Roberts JM, Escudero C. The placenta in preeclampsia. Pregnancy Hypertens 2012;2(2):72–83.

68. Ursini G, Punzi G, Chen Q, et al. Convergence of placenta biology and genetic risk for schizophrenia. Nat Med 2018;24(6):792–801.

69. Tan J, McKenzie C, Potamitis M, et al. The role of short-chain fatty acids in health and disease. Adv Immunol 2014;121:91–119.

70. Walker RW, Clemente JC, Peter I, et al. The prenatal gut microbiome: are we colonized with bacteria in utero? Pediatr Obes 2017;12(Suppl 1):3–17.

71. Yu K, Rodriguez MD, Paul Z, et al. Proof of principle: physiological transfer of small numbers of bacteria from mother to fetus in late-gestation pregnant sheep. PLoS One 2019;14(6):e0217211.

72. Cui B, Gai Z, She X, et al. Effects of chronic noise on glucose metabolism and gut microbiota-host inflammatory homeostasis in rats. Sci Rep 2016;6:36693.

73. Hemmings SMJ, Malan-Muller S, van den Heuvel LL, et al. The microbiome in posttraumatic stress disorder and trauma-exposed controls: an exploratory study. Psychosom Med 2017;79(8):936–46.

74. Stenvinkel P, Jani AH, Johnson RJ. Hibernating bears (Ursidae): metabolic magicians of definite interest for the nephrologist. Kidney Int 2013;83(2):207–12.

75. Nelson RA, Jones JD, Wahner HW, et al. Nitrogen metabolism in bears: urea metabolism in summer starvation and in winter sleep and role of urinary bladder in water and nitrogen conservation. Mayo Clin Proc 1975;50(3):141–6.

76. Nelson RA. Protein and fat metabolism in hibernating bears. Fed Proc 1980; 39(12):2955–8.

77. Potdar RD, Sahariah SA, Gandhi M, et al. Improving women's diet quality pre-conceptionally and during gestation: effects on birth weight and prevalence of low birth weight–a randomized controlled efficacy trial in India (Mumbai Maternal Nutrition Project). Am J Clin Nutr 2014;100(5):1257–68.
78. Briefel RR, Johnson CL. Secular trends in dietary intake in the United States. Annu Rev Nutr 2004;24:401–31.
79. Ryu S, Shivappa N, Veronese N, et al. Secular trends in Dietary Inflammatory Index among adults in the United States, 1999-2014. Eur J Clin Nutr 2019;73(10):1343–51.
80. Rondo PH, Ferreira RF, Nogueira F, et al. Maternal psychological stress and distress as predictors of low birth weight, prematurity and intrauterine growth retardation. Eur J Clin Nutr 2003;57(2):266–72.
81. Wadhwa PD, Sandman CA, Garite TJ. The neurobiology of stress in human pregnancy: implications for prematurity and development of the fetal central nervous system. Prog Brain Res 2001;133:131–42.
82. King S, Dancause K, Turcotte-Tremblay AM, et al. Using natural disasters to study the effects of prenatal maternal stress on child health and development. Birth Defects Res C Embryo Today 2012;96(4):273–88.
83. King S, Laplante DP. The effects of prenatal maternal stress on children's cognitive development: project Ice Storm. Stress 2005;8(1):35–45.
84. Dancause KN, Laplante DP, Hart KJ, et al. Prenatal stress due to a natural disaster predicts adiposity in childhood: the Iowa Flood Study. J Obes 2015;2015:570541.
85. Eskenazi B, Marks AR, Catalano R, et al. Low birthweight in New York City and upstate New York following the events of September 11th. Hum Reprod 2007;22(11):3013–20.
86. Nesari M, Olson JK, Vandermeer B, et al. Does a maternal history of abuse before pregnancy affect pregnancy outcomes? A systematic review with meta-analysis. BMC Pregnancy Childbirth 2018;18(1):404.
87. Petraglia F, Imperatore A, Challis JR. Neuroendocrine mechanisms in pregnancy and parturition. Endocr Rev 2010;31(6):783–816.
88. Weinstock M. The potential influence of maternal stress hormones on development and mental health of the offspring. Brain Behav Immun 2005;19(4):296–308.
89. Tyrrell J, Melzer D, Henley W, et al. Associations between socioeconomic status and environmental toxicant concentrations in adults in the USA: NHANES 2001-2010. Environ Int 2013;59:328–35.
90. Anand M, Agarwal P, Singh L, et al. Persistent organochlorine pesticides and oxidant/antioxidant status in the placental tissue of the women with full-term and pre-term deliveries. Toxicol Res 2015;4(2):326–32.
91. Chen Z, Myers R, Wei T, et al. Placental transfer and concentrations of cadmium, mercury, lead, and selenium in mothers, newborns, and young children. J Expo Sci Environ Epidemiol 2014;24(5):537–44.
92. Ahamed M, Mehrotra PK, Kumar P, et al. Placental lead-induced oxidative stress and preterm delivery. Environ Toxicol Pharmacol 2009;27(1):70–4.
93. Manikkam M, Tracey R, Guerrero-Bosagna C, et al. Plastics derived endocrine disruptors (BPA, DEHP and DBP) induce epigenetic transgenerational inheritance of obesity, reproductive disease and sperm epimutations. PLoS One 2013;8(1):e55387.

94. Devault A, Gros P. Two members of the mouse mdr gene family confer multidrug resistance with overlapping but distinct drug specificities. Mol Cell Biol 1990; 10(4):1652–63.
95. Sun M, Kingdom J, Baczyk D, et al. Expression of the multidrug resistance P-glycoprotein, (ABCB1 glycoprotein) in the human placenta decreases with advancing gestation. Placenta 2006;27(6–7):602–9.
96. Goralski KB, Hartmann G, Piquette-Miller M, et al. Downregulation of mdr1a expression in the brain and liver during CNS inflammation alters the in vivo disposition of digoxin. Br J Pharmacol 2003;139(1):35–48.
97. Sukhai M, Yong A, Pak A, et al. Decreased expression of P-glycoprotein in interleukin-1beta and interleukin-6 treated rat hepatocytes. Inflamm Res 2001; 50(7):362–70.
98. Duan H, Zhou K, Zhang Y, et al. HDAC2 was involved in placental P-glycoprotein regulation both in vitro and vivo. Placenta 2017;58:105–14.
99. Yates CR, Chang C, Kearbey JD, et al. Structural determinants of P-glycoprotein-mediated transport of glucocorticoids. Pharm Res 2003;20(11):1794–803.
100. Benediktsson R, Calder AA, Edwards CR, et al. Placental 11 beta-hydroxysteroid dehydrogenase: a key regulator of fetal glucocorticoid exposure. Clin Endocrinol 1997;46(2):161–6.

第二章　胎盘是母体血管健康的一扇窗

W. Tony Parks MD、Janet M. Catov PhD MS　著

卢珊珊　译，沈丹华　审校

关键词

- 胎盘 ● 母体血管灌注不良 ● 女性 ● 心血管

要　点

- 胎盘评估是为了了解胎儿的健康状况，新发现的证据表明母体血管灌注不良（maternal vascular malperfusion，MVM）的特征可能会为女性后期心血管风险提供线索。

- 直接涉及母体血管供应胎盘的病理变化统称为蜕膜血管病变，发生于妊娠早期，其对母体血液流向胎盘的影响可能是其他 MVM 表现的病因。

- 第二组 MVM 病变包括那些在妊娠后期可能由于胎盘缺氧、缺血性损伤和胎盘氧化损伤导致的病变（胎盘小、绒毛梗塞、胎盘后出血、绒毛成熟加速和远端绒毛发育不良）。

- 在每一种重大的产科综合征中都可以发现 MVM，新发现的证据表明蜕膜血管病变可能与未来的妊娠并发症、母体血脂异常、高血压和分娩后数年的血管阻力增加有关。

- 确定导致蜕膜血管病变的机制可能会改善妊娠健康，并有助于对女性心血管疾病的病因学提供新的性别特异性见解。

引　言

女性心血管疾病（cardiovascular disease，CVD）仍然是一个主要的健康问题。尽管现在已知 CVD 在女性中的表现不同于男性，但对这些差异的探索仍在进行中且尚未完成。女性的最佳治疗方案也有待确定。尽管美国 CVD 死亡率总体下降，但女性的下降速度比男性慢。此外，女性 CVD 的种族差异依然存在。非裔美国女性 CVD 死亡率要比白人女性高 70%[1]。

在这代人以前，许多妊娠并发症被认为是孤立事件，复发风险有限，对母亲后期的生活健康基本上没有影响。随着发现有先兆子痫病史的女性早期患心血管疾病的风险增加，这个令人安慰的假说开始瓦解。现在已经知道，与无并发症妊娠的女性相比，患有先兆子痫、早产和胎儿生长受限等妊娠并发症的女性患 CVD 的风险要高 2 ~ 8 倍[2]。尽管解释这种额外风险的机制尚不清楚，但与先兆子痫的联系可能会提供线索。人们早就知道，患有先兆子痫女性的一部分胎盘会显示供应胎盘的母体血管异常和胎盘实质损伤，这与缺氧、缺血或氧化损伤相一致。这一系列的发现被称为母体血管灌注不良（maternal vascular malperfusion，MVM）。这些病变可能是了解和识别经历不良妊娠结局的女性早期 CVD 风险升高的关键。研究这种有趣的可能性才刚刚开始，但积累的证据是令人信服的。作者回顾了这一新工作，并提出了解胎盘中 MVM 的病因可能为女性 CVD 的发生机制提供新的见解。

母体血管灌注不良

人类胎盘绒毛膜血管的正常发育和功能极度依赖于妊娠诱导的母体血管系统对不断增长的胎盘的适应性。其中最重要的是母体螺旋动脉的蜕膜段和子宫肌层段的重塑。从妊娠初期到妊娠中期的前几周，绒毛外滋养细胞（extravillous trophoblast，EVT）的特殊亚群从胎盘母体界面迁移到母体组织[3]。这些细胞参与多种功能，包括调节母体免疫反应，促进胎盘附着于子宫，促进子宫内膜腺体分泌物从母体转移到胎盘[4-7]。

然而，可以说它们最重要的任务是改变母体螺旋动脉的结构和血流特性。胚胎和胎儿的需氧量和耐受量在整个妊娠期是不同的，EVT诱导的血管改变有助于调节氧气和营养物质流向孕体。螺旋动脉是进入胎盘的最远端子宫血管系统，延伸穿过子宫肌层内侧和整个蜕膜。2～3条螺旋动脉通常并行，经常紧紧地相互缠绕在一起。在它们原始的、未重塑的状态下，这些血管由周围平滑肌壁维持着适度的管腔结构。这种血管平滑肌壁保留着应对神经源性或激素信号的收缩功能，这会潜在危及胎盘和胎儿的血液流动。为了降低这种风险，入侵的EVT启动并促进螺旋动脉的重塑，这项任务可能依赖于子宫NK细胞的相互作用[4]。重塑导致平滑肌壁完全溶解，并由纤维蛋白样物替代[8]（图2-1A）。随着平滑肌的消失，螺旋动脉血流不能再直接由母体或正在发育中的胎儿控制。重塑也会改变动脉的形状。狭窄而紧密缠绕的螺旋动脉重塑的节段变宽，远端呈漏斗状。重塑后的螺旋动脉进入胎盘的开口是未改变的螺旋动脉直径的5～10倍[9]。这些变化显著增加了流入胎盘的血液量，而漏斗形状的终末动脉段使得流入胎盘的血流变得平缓[9]。

妊娠早期，发育中的胚胎容易受到氧化损伤[10,11]。为了帮助保护胚胎和早期胎儿，另一组EVT侵入螺旋动脉的管腔。这些细胞聚集形成血管内滋养层栓子，使得螺旋动脉阻塞或至少明显梗阻[12,13]。含有溶解氧和营养物质的血浆继续到达胎盘绒毛间隙，但并不包括母体红细胞。这一血管重塑的早期特征是在妊娠

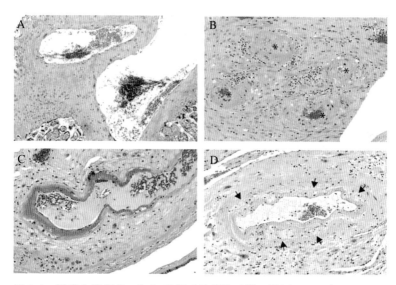

图 2-1　蜕膜血管病变。(A) 重塑后的螺旋动脉。该图显示了邻近底板的螺旋动脉横截面，血管平滑肌丢失，血管壁中的纤维蛋白沉积和纤维蛋白中的 EVT。(B) 壁肥厚。此图显示 4 个血管横截面，每个都用星号标识。平滑肌壁显示显著的肌层肥厚，管腔直径极小。(C) 纤维蛋白样坏死。该螺旋动脉显示血管壁被致密的深红色纤维蛋白样坏死替代。(D) 伴有泡沫状巨噬细胞的动脉粥样硬化。该螺旋动脉的管腔也显示出血管壁的纤维蛋白样替代物。大量泡沫状巨噬细胞也存在于血管壁外的纤维蛋白样坏死组织中。箭头指向一些泡沫状巨噬细胞

最初三个月胎盘中的氧浓度维持在低于 20 mmHg（3% ～ 5%）[10,14]，而周围的母体蜕膜氧浓度为 50 ～ 70 mmHg（8% ～ 10%）[15]。滋养层栓子在妊娠 12 周左右溶解，胎盘中的氧浓度上升到 40 ～ 50 mmHg[10,14,15]。

　　螺旋动脉的重塑可以发生在两个波动中。第一个是前面描述的，发生在妊娠前三个月。最初的波动重塑了螺旋动脉表浅的部分。血管重塑持续到妊娠中期的前半段[3,16]，当然，也伴有 EVT 更深的侵入。这种妊娠中期的重塑可以消除蜕膜全层和子

宫肌层内部的 1/3 的血管平滑肌。然而，重塑的发生并不一致，胎盘周围下方血管的重塑效率低于胎盘中央下方的血管。附着在胎盘外膜上的蜕膜中的螺旋动脉即使被 EVT 侵入，也只是微乎其微。这些血管的平滑肌壁变薄并可能会消失，但不会发生胎盘实质下的广泛重塑。母体螺旋动脉重塑失败，使得胎盘容易受到缺氧损伤或缺氧 / 再灌注损伤和氧化损伤[17-19]。螺旋动脉重塑的失败和由此产生的损伤模式共同构成了 MVM。

　　个体 MVM 病变可分为两大类。第一组包括与供给胎盘的母体血管直接相关的病理变化。这些病变统称为蜕膜血管病变，可能在妊娠早期发生。它们对母体向胎盘的血流的影响可能是其他 MVM 病变的病因。虽然蜕膜血管病变长期以来被描述为胎盘病理的一个特征，但这些病变的意义在于使人们来关注对胎盘床取活检进行组织学检查[20]。这些研究评估了子宫肌层和子宫的下蜕膜段的螺旋动脉。这些区域的组织通常在分娩胎盘中是无法获取的。在胎盘床活检中，大多数患有子痫前期女性的螺旋动脉段显示出缺失或不完全的重塑，而正常妊娠中近90% 的螺旋动脉段被完全重塑[21]。此外，正如 Brosens 报道的，这些深部胎盘的病变在各种严重的产科综合征中都更为常见[20]。分娩的胎盘不含子宫肌层，并且只含有最表浅部分的蜕膜，因而显示这些变化的概率就低得多。

蜕膜血管病

　　已确定蜕膜血管病变的四种不同的表现[22,23]，包括底板螺旋动脉的重塑缺失或不完全重塑、壁肥厚、纤维蛋白样坏死和动脉粥样硬化。底板螺旋动脉的重塑缺失或不完全重塑（或称为底板肌型动脉的持续存在）是这些病变中最基本的变化[23]。该名称完全描述了病理所见。EVT 的局部侵犯不足以重塑胎盘下的螺旋动脉，导致至少部分血管平滑肌的保留。虽然重塑的完全缺失是这一病变中最引人注目和明确的表现，但不完全重塑更常见；只有一部分血管未重塑，保留了一部分平滑肌壁。由于胎盘外膜的螺旋动脉的管壁中可以保留少量平滑肌，因此无法在这些血管中识别出重塑的缺失或不完全，只能在底板动脉中做出诊断。

壁肥厚表现为螺旋动脉的平滑肌壁增厚（图 2-1B）。虽然这一病变可以发生在胎盘底板或胎盘外膜中，但它更常见于胎盘外膜的螺旋动脉中。胎盘底板发生的广泛重塑通常会从螺旋动脉中去除所有平滑肌，从而避免了壁肥厚的进展。少见情况下，没有血管重塑的底板血管会发生壁肥厚。尽管慢性高血压会引起身体其他部位的小动脉或小动脉平滑肌壁增厚，但即使在没有慢性高血压的情况下，壁肥厚也可能发生在与胎盘相关的血管中。

与壁肥厚一样，纤维蛋白样坏死既可以发生在胎盘底板动脉，也可以发生在胎盘外膜。纤维蛋白样坏死有一种显著的表现：正常的血管壁被一层明显的淀粉样变性的深红色物质所取代（图 2-1C）。正常的螺旋动脉壁纤维蛋白样替代物有时可能类似于纤维蛋白样坏死，但正常的纤维蛋白样物呈浅粉红色，并且在纤维蛋白样物中常常可以发现 EVT。令人困惑的是，在这种情况下纤维蛋白样物可能是两个完全不同的实体中的任何一个。由于正常的血管重塑而沉积在螺旋动脉壁中的纤维素是由细胞外基质样物质组成的。纤维蛋白样坏死代表着血管平滑肌壁的残余退变的碎片。

动脉粥样硬化是蜕膜血管病变的最后一种亚型，其特征与大血管粥样硬化非常相似（图 2-1D）。动脉粥样硬化的特征是在螺旋动脉壁内存在泡沫状巨噬细胞。这些泡沫状巨噬细胞经常陷入或是邻近纤维蛋白样坏死的纤维蛋白样物，动脉粥样硬化和纤维蛋白样坏死通常同时发生。纤维蛋白样坏死实际上可能首先发生，动脉粥样硬化则在病程后期出现[24]。

在无并发症的妊娠中，仅有 0.4% 的胎盘出现动脉粥样硬化[25]。在有不良结局的妊娠胎盘中动脉粥样硬化发生率增加，10.2% 发生在子痫前期妊娠的胎盘中，9% 发生在胎儿死亡的胎盘中，1.7% 发生在胎龄胎儿较小的妊娠中，1.2% 发生在自然早产的妊娠。胎盘中动脉粥样硬化的存在导致该胎盘出现其他 MVM 证据的可能性增加了 6 倍[26]。或许是由 Staff 等首先提出的假设[17]，胎盘这一短暂器官，其母体血管病理只需要妊娠的几个月就可以形成，这可能提供了一个加速生命过程的模型，即在生命后期面对衰老和体重增加等挑战时，血管易受代谢和血管损伤的影响。

其他母体血管灌注不良病变

第二组个体 MVM 病变包括那些可能在妊娠期间由于缺氧、缺血性损伤和胎盘氧化损伤而出现的病变。这些被纳入阿姆斯特丹 MVM 标准的病变包括小胎盘、绒毛梗死、胎盘后出血、绒毛成熟加速及远端绒毛发育不全[23]。

绒毛梗死（图 2-2D）是最容易识别的 MVM 病变之一[22,23]。通常有 30 ~ 60 根螺旋动脉为胎盘提供母体血液[9]。其中一根或多根动脉闭塞导致螺旋动脉开口上面的绒毛死亡。梗死区从闭塞的血管横向和纵向延伸，直到与邻近螺旋动脉的血液混合足以维持绒毛的活力为止。因此，梗死通常沿着底板发生，基底较宽，呈楔形或锥形。缺氧损伤通常以梯度方式从梗死组织延伸到附近存活的绒毛。

最常见的一种 MVM 病变是绒毛成熟加速（图 2-2A、B）。

胎盘是一个生命短暂的器官，在其有限的生命周期中经历着几乎持续的变化。胎盘绒毛在整个正常妊娠过程中以一种可预测的模式发生相应的变化，这一过程被称为绒毛成熟。一些不同类型的绒毛已被描述，随着妊娠的进展，它们的比例也随之变化。估测绒毛比例与胎龄的吻合度可作为一种评估绒毛成熟度的方法。更普遍的是，胎盘绒毛在妊娠期间经历了几次单向的变化。妊娠前三个月绒毛较大，有丰富的疏松间质、位于中央的血管和周围 2 层完整的滋养层（内层细胞滋养层和外层合胞滋养层）。随着妊娠的持续，这些特征都发生了改变。随着胎龄的增加，绒毛变小。它们的间质变得更密集，特别是较大的绒毛。绒毛血管在绒毛周围更为明显，并且扩张形成窦隙样血管。滋养细胞层较薄，合体滋养层细胞核聚集。这些变化有助于优化气体和营养交换。在缺氧应激条件下，这种有序的成熟过程可以加速，从而使得绒毛具有比胎龄更晚的绒毛外观（和功能特性）。早产儿胎盘绒毛成熟度的评估要容易得多，其中加速的绒毛与较晚胎龄的绒毛外观相匹配，而在足月胎盘中，过度成熟的特征更不易察觉。

远端绒毛发育不全（图 2-2C）是一种通常只在胎儿长期缺氧后才出现的病变，常在胎盘中呈现绒毛成熟加速的其他证据。远端绒毛发育不全的特征是绒毛无分支血管生成。绒毛看起来又长又细且几乎没有分支。绒毛间的空间开阔，其间广泛散布着绒毛。合体结节通常会增加。远端绒毛发育不全与脐动脉舒张末期血流缺失或回流、子宫动脉搏动指数增加和胎儿生长受限有关[27-29]。

另外一些 MVM 病变经常与绒毛成熟加速同时发生，以往这些特征已经被列为 MVM 的独立标记物。长期以来，合体结节增加（图 2-2E）一直被认为是绒毛成熟加速和 MVM 的特征。

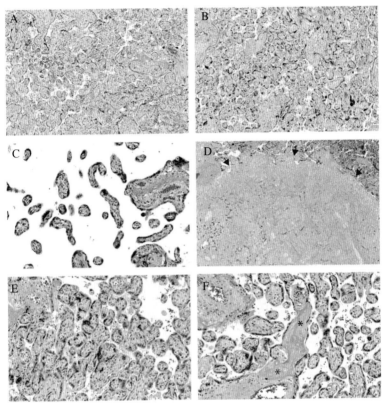

图 2-2 MVM 病变。（A）正常孕 37 周绒毛成熟度。这张图显示了正常情况下孕 37 周的胎盘中绒毛的低倍镜图像。（B）孕 37 周绒毛成熟加速。这张图像显示孕 37 周胎盘中绒毛成熟加速的低倍镜图像。绒毛明显小于正常绒毛，大部分绒毛中至少有 1 个合体结节。（C）远端绒毛发育不全。图中的绒毛狭窄而拉长，分支很少。这种结构使绒毛间距变宽从而很容易识别。（D）陈旧的（远端）绒毛梗死。这张图显示了一个远端梗死几乎充满了整个区域。受影响的绒毛结构退变并失去颜色。箭头突出显示图上部存在着活绒毛的边界。（E）合体结节增加。这张图包含许多小的末端绒毛，大多数至少有一个密集的嗜碱性合体结节。（F）绒毛间纤维蛋白增加。这张图显示了一个拉长的绒毛间纤维蛋白聚集物，附着在一些存活的绒毛上。星号表示绒毛间纤维蛋白

合胞滋养细胞组成外层并覆盖胎盘绒毛。这一层是一种真正的合胞体，其功能为胎盘的内皮细胞，是母体血液与胎盘之间的主要接触区。合体滋养层细胞核经常聚集在一起，这种聚集随着胎龄的增加而变得更加明显。当5个或更多的合体滋养层细胞核聚集并在绒毛表面上形成一个圆形的凸起时，这个结构被称为合体结节[30]。已经对妊娠每周含有合体结节的末端绒毛的百分比制定了标准，这些数值可用于检测增加的合体结节[30]。

随着绒毛成熟加速，纤维蛋白含量增加（图2-2F），也可能沉积在胎盘中。在这种情况下，纤维蛋白由细胞外基质型物质和凝血级联产物的混合物组成。这些小病灶通常位于绒毛内并从绒毛向外扩展，经常接触和粘连相邻的绒毛。纤维蛋白样物也经常沿着较大的干绒毛的表面沉积。

母体血管灌注不良病变及母体血管健康状况

在母体晚期CVD的背景下，各种形式的蜕膜血管病变提供了最直接和最令人信服的证据表明母体的血管系统可能异常，因此更容易发生早期CVD。然而，在分娩胎盘中的罕见性限制了它们在个别情况下的效用。虽然继发性MVM病变仅提供了早期CVD母体血管倾向性的间接证据，但其更容易和更经常被发现，因此，它们可以更好地作为早期母体CVD风险增加的筛查试验。

母体孕前心脏代谢特征可能与胎盘健康和长期CVD有关。仅有少数研究评估了孕前因素、妊娠并发症和长期心脏代谢疾病进展轨迹，结果显示孕前的特征并不能很好地解释妊娠并发症发生的风险。有作者报道，即使考虑了孕前测量的代谢特征（血压、腰围、甘油三酯、空腹血糖和高密度脂蛋白胆固醇），早产也与产妇产后代谢综合征有关[31]。Scandinavian队列研究也报道了非常相似的结果，显示妊娠高血压患者分娩后血压更高。

这应归结于孕前的血压情况[32]。这些研究有一些局限性，胎盘可能会帮助解决这些问题。妊娠并发症具有异质性，胎盘可以区分其亚型。虽然传统的 CVD 危险因素可能是 MVM 和这些并发症的起因，但它们本身是不精确的。就像只有当患者在跑步机上锻炼时才会显现出来潜在性 CVD 风险一样，妊娠是一种生物压力源，它可能比孕前测量的危险因素更能成功地区分高风险和低风险女性。此外，胎盘本身有 9 个月的生命周期，可以记录母体的血管损伤，并标记妊娠后的心脏代谢风险。如果这是事实，胎盘的 MVM 病变可能会是女性患 CVD 风险的最早证据。此外，虽然临床医生通常无法获得孕前的血压、血脂和胰岛素抵抗，但在每次分娩时都可以获得胎盘。因此，即使胎盘确定的风险是预先存在的，那么在分娩时，胎盘也提供了一种有效的、经济的、潜在可靠的显示的这种风险的组织特异性指标。

虽然 MVM 病变与子痫前期和生长受限具有明确关系[33]，并且有高达 1/3 发生自发性早产，但有关正常及复杂性妊娠中这些病变的流行病学研究还很少[34]。蜕膜床活检可以提示几乎所有重度子痫前期的病例都涉及严重的母体的螺旋动脉损伤[35]，但蜕膜床活检在群体水平上并不可行。代之以更为新型的队列研究为 MVM 病变的发生及结果提供了新的认识。在一项 944 例无并发症的健康女性妊娠的队列研究中，Romero 等报告大约有 35.7% 的女性有 MVM 病变证据，7.6% 的女性伴有多发性血管病理改变。

Hauspurg 最近报道，在未发生妊娠并发症的妊娠中，MVM 病变与后续妊娠中不良妊娠并发症的风险增加 1.6 倍有关[36]。事实上，蜕膜血管病变是其中的主要原因，并与后续妊娠并发症的风险增加 2.5 倍相关。另一份使用同一临床队列的 2 万多名新生儿的胎盘组织学数据显示，与白人女性相比，黑人女性患

MVM 病变的可能性增加 14%，并且患蜕膜血管病变的可能性增加 58%[37]。这些种族差异在足月和早产，以及复杂和不复杂的妊娠中均被发现。然而，种族和民族与 MVM 相关的证据并不明确，这或许归因于研究的差异性。例如，Romero 团队中有 81% 是黑人，因此很可能缺乏检测种族差异所需的人口多样性。在 20 世纪 60 年代初一项关于围产期合作项目中，对于分娩的超过 5 万例胎盘重新检查数据，并没有发现 MVM 的种族差异。然而，50 多年前的病理学方法只是将血管壁纤维蛋白样坏死作为蜕膜血管病变的定义，而现代的标准附加了包括无血管重塑和蜕膜小动脉壁肥厚作为关键性诊断特征 [23]。妊娠结局和社区健康（Pregnancy Outcomes and Community Health，POUCH）研究是一项在密歇根州 5 个社区（1998—2004，$n = 1039$）招募的妊娠队列研究，报告了黑人与白人 / 其他女性对比数据（20% vs 7%），并且发现肥胖症和体重正常的女性相比（17% vs 6%）更有可能患有螺旋动脉重塑不良 [38]。综上所述，这些与种族和肥胖相关的疾病与 MVM，特别是蜕膜血管病变，可能与母亲的孕前易感性有关，而这一易感性在怀孕后会持续或加重。如果这是事实，MVM 可以在分娩后的几年内识别出高危女性群体。

只有少数几个心血管决定因素和后遗症的研究。Stevens 等 [39] 研究了在分娩后平均 7 个月内伴有或不伴有蜕膜血管病变的先兆子痫女性。先兆子痫合并蜕膜血管病变与先兆子痫不合并蜕膜血管病变相比，具有较高的舒张压、较低的左心室每搏输出量（71 ml vs 76 ml，$P = 0.032$）、较高的总外周血管阻力（1546 vs 1385，$P = 0.009$）和较高百分比的低血浆容量（34% vs 19%，$P = 0.030$）。另外两项研究试图通过包括研究活检标本收集方法来改善螺旋动脉损伤的蜕膜特征。其中一项研究证明在分娩时，与无动脉粥样硬化的女性相比，35 岁以上的急性动脉粥样硬化的女性有更高的低密度脂蛋白胆固醇（LDL-C）和更高浓度的载脂蛋白 β。这是导致动脉粥样硬化的最主要脂质成分[40]。另一项对分娩后第二天的女性进行的研究表明，与未患动脉粥样硬化的女性相比，患有动脉粥样硬化的女性（$n = 3$）有更高的甘油三酯和 LDL-C[41]。

　　由于少数子痫前期病例有蜕膜血管病变的证据，因此，胎盘血管病变有可能是一个重要的 CVD 风险标志，而子痫前期的临床表现并不能成为 CVD 风险标志。如果属实，那么患有 MVM 的非子痫前期分娩也可能标志着女性有更高的 CVD 风险。作者的小组在一项研究中评估了这种可能性。该研究对既往有和没有 MVM 和炎症性病变的非子痫前期早产的女性进行了研究。不仅这两种病变的存在与最差的新生儿结局相关[42]，而且与足月分娩和没有这些胎盘病理发现的早产女性相比，同时发生 MVM 和炎症性病变也与分娩 10 年后更高的心血管风险负担相关[43]。

小　结

　　目前还需要更多的研究来确定导致螺旋动脉重塑受损的机制。例如，需要研究更容易受 MVM 影响的蜕膜特征。这种组织离胎盘较远，在分娩时不容易获得。液体活检方法可能会有帮助，并且新的成像技术也会有所发展。这些知识可以用来理解胎盘中的这种病理与未来的妊娠健康和长期的孕母健康之间的联系机制。最近的一篇综述表明一系列的内皮损伤、碎片化和血管壁的修复与蜕膜血管病变有关，并有在血管系统中也会发生一个平行过程的可能性[44]。这可能是由于局部或全身肾素 - 血管紧张素系统的激活[45]、免疫介导的损伤[46]或其他未知的机制所致。例如，在胎盘灌注不良的女性中可以检测到较高浓度的循环血管生成因子。它增加了血管生成受损的可能性。它既可能是这些病理机制的前兆，也可能是其后果[47,48]。

尽管几十年来一直将胎盘作为胎儿和新生儿健康的关键进行研究，但它可能揭示母体健康则是一个新兴问题。胎盘组织学评估的标准化，尽量使用非侵入性分子方法来发现胎盘特征，并且开发新的影像技术来了解胎盘灌注损伤，也使得通过胎盘检测到母体血管健康线索成为可能。

参考文献

1. Mosca L, Manson JE, Sutherland SE, et al. Cardiovascular disease in women: a statement for healthcare professionals from the American Heart Association. Writing Group. Circulation 1997;96(7):2468–82.
2. Rich-Edwards JW, Fraser A, Lawlor DA, et al. Pregnancy characteristics and women's future cardiovascular health: an underused opportunity to improve women's health? Epidemiol Rev 2014;36:57–70.
3. Pijnenborg R, Dixon G, Robertson WB, et al. Trophoblastic invasion of human decidua from 8 to 18 weeks of pregnancy. Placenta 1980;1(1):3–19.
4. Velicky P, Knöfler M, Pollheimer J. Function and control of human invasive trophoblast subtypes: Intrinsic vs. maternal control. Cell Adh Migr 2016;10(1–2):154–62.
5. Moser G, Gauster M, Orendi K, et al. Endoglandular trophoblast, an alternative route of trophoblast invasion? Analysis with novel confrontation co-culture models. Hum Reprod 2010;25(5):1127–36.
6. Moser G, Weiss G, Gauster M, et al. Evidence from the very beginning: endoglandular trophoblasts penetrate and replace uterine glands in situ and in vitro. Hum Reprod 2015;30(12):2747–57.
7. Burton GJ, Watson AL, Hempstock J, et al. Uterine glands provide histiotrophic nutrition for the human fetus during the first trimester of pregnancy. J Clin Endocrinol Metab 2002;87(6):2954–9.
8. Pijnenborg R, Vercruysse L, Hanssens M. The uterine spiral arteries in human pregnancy: facts and controversies. Placenta 2006;27(9–10):939–58.
9. Burton GJ, Woods AW, Jauniaux E, et al. Rheological and physiological consequences of conversion of the maternal spiral arteries for uteroplacental blood flow during human pregnancy. Placenta 2009;30(6):473–82.
10. Jauniaux E, Watson AL, Hempstock J, et al. Onset of maternal arterial blood flow and placental oxidative stress. A possible factor in human early pregnancy failure. Am J Pathol 2000;157(6):2111–22.
11. Jauniaux E, Hempstock J, Greenwold N, et al. Trophoblastic oxidative stress in relation to temporal and regional differences in maternal placental blood flow in normal and abnormal early pregnancies. Am J Pathol 2003;162(1):115–25.
12. Roberts VHJ, Morgan TK, Bednarek P, et al. Early first trimester uteroplacental flow and the progressive disintegration of spiral artery plugs: new insights from contrast-enhanced ultrasound and tissue histopathology. Hum Reprod 2017; 32(12):2382–93.

13. Hustin J, Schaaps JP. Echographic [corrected] and anatomic studies of the maternotrophoblastic border during the first trimester of pregnancy. Am J Obstet Gynecol 1987;157(1):162–8.
14. Rodesch F, Simon P, Donner C, et al. Oxygen measurements in endometrial and trophoblastic tissues during early pregnancy. Obstet Gynecol 1992;80(2):283–5.
15. Huppertz B, Weiss G, Moser G. Trophoblast invasion and oxygenation of the placenta: measurements versus presumptions. J Reprod Immunol 2014; 101-102:74–9.
16. Pijnenborg R, Bland JM, Robertson WB, et al. Uteroplacental arterial changes related to interstitial trophoblast migration in early human pregnancy. Placenta 1983;4(4):397–413.
17. Staff AC, Dechend R, Redman CW. Review: preeclampsia, acute atherosis of the spiral arteries and future cardiovascular disease: two new hypotheses. Placenta 2013;34(Suppl):S73–8.
18. Burton GJ. Oxygen, the Janus gas; its effects on human placental development and function. J Anat 2009;215(1):27–35.
19. Redman CW, Sargent IL. Placental stress and pre-eclampsia: a revised view. Placenta 2009;30(Suppl A):S38–42.
20. Brosens I, Pijnenborg R, Vercruysse L, et al. The "great obstetrical syndromes" are associated with disorders of deep placentation. Am J Obstet Gynecol 2011;204(3):193–201.
21. Brosens K. Placenta bed disorders. Cambridge (United Kingdom): Cambridge University Press; 2010.
22. Redline RW, Boyd T, Campbell V, et al. Maternal vascular underperfusion: nosology and reproducibility of placental reaction patterns. Pediatr Dev Pathol 2004;7(3):237–49.
23. Khong TY, Mooney EE, Ariel I, et al. Sampling and definitions of placental lesions: amsterdam placental workshop group consensus statement. Arch Pathol Lab Med 2016;140(7):698–713.
24. Khong TY. Acute atherosis in pregnancies complicated by hypertension, small-for-gestational-age infants, and diabetes mellitus. Arch Pathol Lab Med 1991; 115(7):722–5.
25. Kim YM, Chaemsaithong P, Romero R, et al. The frequency of acute atherosis in normal pregnancy and preterm labor, preeclampsia, small-for-gestational age, fetal death and midtrimester spontaneous abortion. J Matern Fetal Neonatal Med 2015;28(17):2001–9.
26. Kim YM, Chaemsaithong P, Romero R, et al. Placental lesions associated with acute atherosis. J Matern Fetal Neonatal Med 2015;28(13):1554–62.
27. Krebs C, Macara LM, Leiser R, et al. Intrauterine growth restriction with absent end-diastolic flow velocity in the umbilical artery is associated with maldevelopment of the placental terminal villous tree. Am J Obstet Gynecol 1996;175(6): 1534–42.
28. Veerbeek JH, Nikkels PG, Torrance HL, et al. Placental pathology in early intra-uterine growth restriction associated with maternal hypertension. Placenta 2014;35(9):696–701.
29. Orabona R, Donzelli CM, Falchetti M, et al. Placental histological patterns and uterine artery Doppler velocimetry in pregnancies complicated by early or late pre-eclampsia. Ultrasound Obstet Gynecol 2016;47(5):580–5.
30. Loukeris K, Sela R, Baergen RN. Syncytial knots as a reflection of placental maturity: reference values for 20 to 40 weeks' gestational age. Pediatr Dev Pathol 2010;13(4):305–9.

31. Catov J, Althouse A, Lewis C, et al. Preterm delivery and metabolic syndrome in women followed from prepregnancy through 25 years later. Obstet Gynecol 2016; 127:1127–34.
32. Romundstad PR, Magnussen EB, Smith GD, et al. Hypertension in pregnancy and later cardiovascular risk: common antecedents? Circulation 2010;122(6): 579–84.
33. Parks WT. Placental hypoxia: the lesions of maternal malperfusion. Semin Perinatol 2015;39(1):9–19.
34. Romero R, Dey SK, Fisher SJ. Preterm labor: one syndrome, many causes. Science 2014;345(6198):760–5.
35. Brosens IA, Robertson WB, Dixon HG. The role of the spiral arteries in the pathogenesis of preeclampsia. Obstet Gynecol Annu 1972;1:177–91.
36. Hauspurg A, Redman EK, Assibey-Mensah V, et al. Placental findings in nonhypertensive term pregnancies and association with future adverse pregnancy outcomes: a cohort study. Placenta 2018;74:14–9.
37. Assibey-Mensah V, Parks WT, Gernand AD, et al. Race and risk of maternal vascular malperfusion lesions in the placenta. Placenta 2018;69:102–8.
38. Kelly R, Holzman C, Senagore P, et al. Placental vascular pathology findings and pathways to preterm delivery. Am J Epidemiol 2009;170(2):148–58.
39. Stevens DU, Al-Nasiry S, Fajta MM, et al. Cardiovascular and thrombogenic risk of decidual vasculopathy in preeclampsia. Am J Obstet Gynecol 2014;210(6): 545.e1-6.
40. Moe K, Alnaes-Katjavivi P, Storvold GL, et al. Classical cardiovascular risk markers in pregnancy and associations to uteroplacental acute atherosis. Hypertension 2018;72(3):695–702.
41. Veerbeek JH, Brouwers L, Koster MP, et al. Spiral artery remodeling and maternal cardiovascular risk: the spiral artery remodeling (SPAR) study. J Hypertens 2016; 34(8):1570–7.
42. Catov JM, Scifres CM, Caritis SN, et al. Neonatal outcomes following preterm birth classified according to placental features. Am J Obstet Gynecol 2017; 216(4):411.e1-14.
43. Catov JM, Muldoon MF, Reis SE, et al. Preterm birth with placental evidence of malperfusion is associated with cardiovascular risk factors after pregnancy: a prospective cohort study. BJOG 2018;125(8):1009–17.
44. Hecht JL, Zsengelfer ZK, Spiel M, et al. Revisiting decidual vasculopathy. Placenta 2016;42:37–43.
45. Morgan T, Craven C, Ward K. Human spiral artery renin-angiotensin system. Hypertension 1998;32(4):683–7.
46. Sones JL, Lob HE, Isroff CE, et al. Role of decidual natural killer cells, interleukin-15, and interferon-γ in placental development and preeclampsia. Am J Physiol Regul Integr Comp Physiol 2014;307(5):R490–2.
47. Baltajian K, Hecht JL, Wenger JB, et al. Placental lesions of vascular insufficiency are associated with anti-angiogenic state in women with preeclampsia. Hypertens Pregnancy 2014;33(4):427–39.
48. Schmella MJ, Assibey-Mensah V, Parks WT, et al. Plasma concentrations of soluble endoglin in the maternal circulation are associated with maternal vascular malperfusion lesions in the placenta of women with preeclampsia. Placenta 2019;78:29–35.

第三章　产科医生需要了解胎盘病理的哪些内容

Sanjita Ravishankar MD、Raymond W. Redline MD 著

卢珊珊 译，沈丹华 审校

关键词

- 胎盘 • 病理 • 绒毛膜羊膜炎 • 胎儿血管
- 母体血管 • 绒毛炎

要 点

- 阿姆斯特丹共识分类为产科医生和病理医生提供了一个共同框架来理解胎盘病理。
- 提交胎盘进行病理检查的标准包括产妇、新生儿和胎盘适应证。
- 关键的是对胎盘进行仔细、系统的大体检查，包括胎膜、脐带、胎儿面和母体面。其中大部分也可以由产科医生在分娩时进行。
- 胎盘病变的主要类别包括母体和胎儿的血管或灌注异常；急性和慢性炎症或感染性异常；以及其他各种病变，其中的 2 个（大量绒毛周围纤维蛋白沉积和慢性组织细胞性绒毛间炎）病变罕见，但有很高的复发风险。

引　言

胎盘是一种独特的器官，位于母体和胎儿之间，并促进两

者之间几乎所有的生理学相互作用。它是胎儿氧气和营养的唯一来源，并提供保护屏障，以抵御外部的侵害。胎盘也是一种适应性很强的器官，能够对各种母体和胎儿因素和压力源做出反应，表现出广泛的病理变化。在分娩后，对胎盘进行大体和显微镜下检查可以观察到许多这些变化，从而提供了一个特殊机会，以指导母亲和胎儿的临床管理。

本章探讨了胎盘提交检查的适应证、大体检查的要点和胎盘病变 3 种诊断类别的主要组织学表现：

- 血管或灌注异常
  母体血管灌注不良
  胎儿血管灌注不良

- 炎症或感染过程
  组织学急性绒毛膜羊膜炎
  不明原因的绒毛炎
  传染性微生物引起的绒毛炎

- 复发风险高的罕见病变
  大量绒毛周围纤维蛋白沉积或母体底板梗死
  慢性组织细胞性绒毛间炎

其他重要的病变，包括病态黏附胎盘（creta）、绒毛成熟延迟、绒毛毛细血管增生性病变、胎粪性肌坏死以及表明特定遗传或染色体异常的特殊病变，在最近出版的两部胎盘教科书中进行了讨论[1-2]。

胎盘检查的适应证

在大多数情况下，从身体中取出或自发脱落的组织通常会被送去进行病理学评估，但胎盘是一个明显的例外。由于许多胎盘是正常的，将所有胎盘都送去病理学检查是不切实际的，特别是在繁忙的大型医院和分娩中心。因此，美国病理学家学会和皇家病理学家学会各自制定了胎盘送交病理学检查的指南[3,4]。修订后的版本如表 3-1 所示。

此外，少数情况下，并没有考虑胎盘送交病理学检查的情况可能过多了，并且可能也不是有限资源的合理应用。其中就包括来自没有任何其他适应证的剖宫产的胎盘[3]、妊娠期胆汁淤积或瘙痒[4]以及正常妊娠。然而，这些只是简单指南，是否接受病理学检查最终取决于临床医生的判断。

在有些机构，会选取胎盘组织进行病理学检查，其余的放在 4℃ 冰箱中保存约 1 周。在储存期间，如果出现任何先前未发现的并发症，包括涉及新生儿的并发症，可能会取出胎盘并提交病理学检查。胎盘在冷藏时保存完好，在这些条件下可以进行有意义的检查[5]。

此外，有必要开发一种机制来向病理学家指出哪些特定的适应证和问题促使提交胎盘进行病理学检查。了解这些信息有助于指导胎盘的大体和组织学检查，而且一般会对可能存在的所有疾病有更全面以及对临床有用的解释。一种临床情况下可能是非特异性的发现，在另一种情况下可能具有巨大的临床意义。根据机构的不同，可以使用电子病历或纸质表格等各种方式促进这种沟通交流。

表 3-1　胎盘送交病理学检查的适应证

母体适应证	必要的	早产（≤ 34 周）或过期产（> 42 周）
		与母体或胎儿有关的全身性疾病（如糖尿病、高血压）
		围产期发热或感染
		不明原因或妊娠晚期出血过多
		严重的羊水过少或羊水过多

续表

		浓稠和（或）黏稠的胎粪
		疑似胎盘损伤的侵入性手术
		不明原因或复发性妊娠并发症
	可选择的	早产，妊娠 34～37 周
		母体药物滥用
胎儿/新生儿适应证	必要的	死产或新生儿死亡
		NICU 入院
		出生抑制（脐带血 pH < 7.0，Apgar 评分 5 min 时 ≤ 6 分，辅助通气 > 10 min，红细胞压积 < 35%）
		新生儿癫痫发作
		疑似感染或脓毒症
		胎龄较小或较大（<第 10 百分位数或>第 90 百分位数）
		胎儿水肿
		主要的先天性异常或核型异常
		多胎妊娠与同性别胎儿胎盘融合或生长不一致
	可选择的	多胎无其他指征
		胎儿窘迫或胎儿状态不稳定
胎盘适应证	必要的	胎盘或胎膜的结构异常（如肿块、血栓形成、血肿、颜色或气味异常）
		与孕周相比，大小或重量偏大或偏小
		脐带病变（例如，长、短、超螺旋、异常插入或单动脉）

缩写：NICU，新生儿重症监护室（neonatal intensive care unit）

摘自 Langston C, Kaplan C, Macpherson T, et al. Practice guideline for examination of the placenta：Developed by the placental pathology practice guideline development task force of the College of American Pathologists. Arch Pathol Lab Med 1997；121(5)：449-76 and Cox P, Evans C. Tissue pathway for histopathological examination of the placenta. The Royal College of Pathologists 2017.

胎盘全面检查

大体检查

胎盘病理学检查的第一步是大体检查：本质上，胎盘是什么样子的？虽然这种检查将在病理实验室进行并做更为正式的记录，但产科医生至少可以在分娩时对胎盘进行粗略的检查。如果有任何异常问题，胎盘应送交病理学检查，在申请上附上相应的观察说明。

对胎盘的大体检查可分为 4 种解剖类别：

1. 胎膜
2. 脐带
3. 胎儿面
4. 母体面

胎膜由 3 层组成：羊膜、绒毛膜和不同数量的附着蜕膜。胎膜通常是棕黄色至淡黄色并且为半透明。如果存在胎粪染色，则它们可能染成绿色。如果继发于慢性出血或早剥的胎膜中存在含铁血黄素沉积，那么胎膜可能呈褐色。如果存在严重的绒毛膜羊膜炎，那么它们可能是不透明的。这些改变可能会扩展到胎盘胎儿面的胎膜，并且在该位置可能更容易观察到。

脐带通常为白色至淡黄色，包含 2 条动脉和 1 条静脉，并显示出一定程度的扭曲或盘绕，最常见的是向左或逆时针方向旋转[6]。已正式发表脐带长度的正常范围[7-9]，需要注意的是这些通常基于分娩时的测量，病理实验室进行的测量通常较短，因为脐带的一部分用于脐带血气分析，可能不会与样本一起接收。可以粗略地识别出脐带的几个重要异常：

- 血管数量
  - 单脐动脉

- ○ 胚胎残留的囊肿或其他异常增大
- ○ 长度
- ○ 脐带过长（通常＞ 70 cm，在病理学检查期间测量）
- ○ 脐带过短（通常＜ 35 cm，前面已经提到的病理学测量脐带较短的警告）[10]

- 螺旋
  - ○ 螺旋过多（＞ 3 圈 /10 cm）[11]
  - ○ 螺旋过少（＜ 1 圈 /10 cm）
- 直径
  - ○ 纤细或狭窄的脐带
- 打结
  - ○ 假结（脐静脉冗余：无临床意义）
  - ○ 真结
- 脐带插入
  - ○ 边缘（脐带插入胎盘边缘）
  - ○ 帆状（脐带插入胎膜中，具有未受保护的膜状胎儿血管）
  - ○ 分叉（脐带插入胎盘前分成失去 Wharton 胶的血管：导致胎儿血管不受保护）

胎儿面被连续的外膜覆盖，并且通常反映在该位置看到的变化是相同的。胎儿面常有肉眼可见的散在的绒毛膜下纤维蛋白沉积，并随胎龄增加而增多。胎膜正常情况下在边缘插入，意味着它是胎盘的外周边缘。绒毛膜外胎盘是指在胎膜附着位置之外存在绒毛组织，传统上分为两种形式：轮廓胎盘和有缘胎盘。对这两种形式有不同的定义，但唯一具有临床意义的区别是邻近轮廓环的陈旧性出血和含铁血黄素的出现。因此，应对所有伴有所谓的绒毛膜外胎盘灶的胎盘进行切片，以记录这些病例的出血证据。

可以在胎儿面大体上观察到的其他发现包括羊膜结节和鳞状上皮化生。羊膜上皮鳞状上皮化生是一种极为常见的良性表现，大体可见脐带插入部位附近形状不规则的小棕白色病变，并且无法手动去掉。羊膜结节表现为弥漫性、圆形、黄白色病变，含有胎儿毛发和浅表鳞状上皮细胞。与鳞状上皮化生的结节不同，羊膜结节可以通过轻轻刮除来剥除。羊膜结节是一种病理表现，与严重的羊水过少有关。

母体面虽然不像胎儿表面那样显著，但也是胎盘大体检查的一个重要因素，其评估中最重要的一个部分是产科医生应该检查每个分娩后的胎盘是否完整。如果胎盘被撕裂或碎片化，而不能被重建，或者如果有任何子叶缺失，则胎盘被认为是不完整的，并且必须提出残留胎盘组织的可能性以及这种可能性的后果。母体面也应该评估任何黏附的凝血块的存在和大小，这可能是胎盘早剥的证据。这些凝血块被描述为边缘性或中心性的，还要注意胎盘实质压痕的存在或缺失。应该注意的是，可能无法区分经常可以看到的松散附着到母体面的凝血块和最近发现的急性早剥，并且缺乏明确急性早剥的病理性证据，也并不能排除具有临床表现支持的诊断。

标本处理

在美国的大多数机构中，至少有 4 ~ 5 张显微切片进行常规胎盘检查。这些切片包括脐带、胎膜卷和 3 张胎盘实质切片，包括母体面和胎儿面。如果发现了明显的病变，还可以检查其他部分。

胎盘病理报告

历史上，胎盘病理报告的风格和质量存在很大差异。最近，通过阿姆斯特丹胎盘研讨会小组共识声明的努力[11]，尝试鼓励使用标准化的诊断术语。最近还提出一种提纲性报告格式，且作者提议将其作为一种提高胎盘病理报告综合性和质量的方法[12]。

　　一般来说，在一个专业机构中，胎盘病理报告与其他器官系统病理报告基本组成部分是相同的，其中包括由产科医生在标本申请单中填写临床病史；大体描述，包含用于组织学检查的小结部分；以及最后的诊断。其他部分可适当使用，包括显微镜下的描述和诊断注释。最终的诊断部分应包括胎盘重量，并说明胎盘重量对于相应的孕周是大还是小，这应该由产科医生通过临床病史告知病理医生。临床明确的大体所见也可以整合到最终诊断中，特别是如果其具有组织学相关性，并且如果大体病变支持特定的诊断类别[13]。请注意，大多数胎盘疾病的发展过程不局限于单个病理病变，也不由单一的病理病变所定义，这应称为一系列病变所见。如果可能，应尝试在报告中诊断标题下对相关病变进行分类。总的来说，相关病变的数量和大小与诊断的可信度水平和潜在的临床相关性是平行的。框 3-1 显示了来自我们机构的示例报告。

框 3-1　胎盘病理报告示例，显示一系列病变所见

最终诊断

一个胎盘

- 小的、组织学上成熟的胎盘（208 g；对于 33 周胎盘，小于第 5 百分位数）
- 符合母体血管灌注不良

　　绒毛成熟加速

　　蜕膜血管病（壁肥厚、纤维蛋白样坏死和蜕膜小动脉急性动脉粥样硬化）

　　合体结节和绒毛周纤维蛋白沉积增加

母体血管灌注不良

这是一组被定义为反映母体胎盘灌注异常的胎盘病变，主要由母体螺旋小动脉滋养细胞侵袭及重塑缺陷引起。这些病变与子宫动脉血管张力增加、循环血容量增加失败以及在动脉供应不良的区域发生植入有关[14]。母体血管灌注不良（MVM）在概念上可分为 2 种组织学表现：弥漫 / 部分性（全胎盘灌注的部分中断）和节段 / 完全性（胎盘部分或者是节段的血流全部中断），在此进一步描述。

大体表现

MVM 的胎盘通常小于胎龄，胎儿 / 胎盘重量比增加。脐带可能很细。常见绒毛梗死，表现为胎盘实质内质硬的黄白色至棕黄色病变。虽然福尔马林固定后梗死更容易识别，而在新鲜胎盘中不易观察到，但通常可以扪及质硬区域。

显微镜下表现

影响母体螺旋动脉的潜在疾病可以在胎盘检查中以蜕膜血管病或动脉病的形式表现出来。这些变化通常可以在胎膜卷边缘的蜕膜中看到，而胎膜卷是常规胎盘检查的一部分。蜕膜性动脉病最早期的形式是管壁肥厚，是指血管壁向心性增厚，是由内侧和（或）肌内膜增生和肥大共同导致，使得血管腔仅占小动脉总直径的 30% 或更少。这种病变可进展为血管壁的早期退行性改变，并伴有慢性血管周围炎症细胞浸润，称为慢性血管周围炎。这种情况可以进一步发展为小动脉壁纤维蛋白样坏死，伴有或不伴有急性动脉粥样硬化，血管壁内富含脂质的巨噬细胞的积聚[15]（图 3-1）。

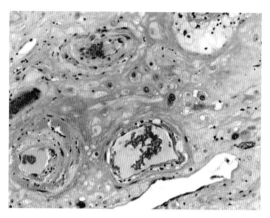

图 3-1　蜕膜动脉病变，伴有纤维蛋白样坏死和蜕膜小动脉壁的急性动脉粥样硬化，来自胎膜卷（HE 染色，×20）

弥漫或部分性 MVM 在显微镜下表现为绒毛成熟加速，这是指胎盘区域绒毛发育不全和稀疏，与绒毛拥挤、合体结节增加、绒毛周围纤维蛋白沉积和绒毛黏着的区域交替出现 [14]。或者说，存在与胎龄相比小的或短的过度成熟绒毛，通常伴有合体结节增加 [11]。这种变化反映了由于重塑缺陷和蜕膜动脉病变引起的子宫动脉变窄，导致不均匀和高流量的母体胎盘灌注。

节段或完全性 MVM 表现为绒毛梗死。绒毛梗死边缘清晰，常位于底板。它们代表胎盘的一个区域因母体灌注完全丧失而死亡。根据梗死的时间，它们显示出与其他器官系统梗死相似的组织学特征：滋养层细胞的细胞核嗜碱性消失，随后胎儿血管腔闭塞、间质纤维化以及滋养层细胞和胎儿血管完全退化。绒毛间隙塌陷，绒毛被纤维蛋白包绕。在晚期或更久远的梗死中，只能看到绒毛结构的"影子"（图 3-2）。

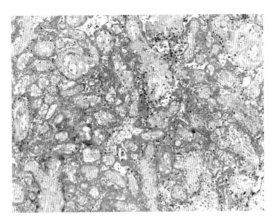

图 3-2　绒毛梗死表现为滋养层细胞的细胞核嗜碱性消失，绒毛间隙塌陷，被纤维蛋白替代（HE 染色，×10）

临床联系

蜕膜性动脉病最常见于子痫前期，伴有胎儿生长受限和异常脉冲血流多普勒检查。它也见于没有胎儿生长受限的先兆子痫病例，包括慢性高血压、妊娠高血压和妊娠糖尿病。

绒毛成熟加速和绒毛梗死与先兆子痫、胎儿生长受限、孕前糖尿病和母体自身免疫性疾病（包括抗磷脂综合征）有关。慢性或妊娠高血压、肥胖、睡眠呼吸障碍和高海拔妊娠可能会出现不太严重的变化。局限于胎盘边缘区域的绒毛梗死可以在其他正常胎盘中看到，并且本身可能并不表明母体血管疾病。然而，在早产胎盘中看到的任何梗死，以及足月时超过 5% 的非边缘性胎盘实质受累，通常被认为是异常的[11]。

胎儿血管灌注不良

该类别定义的是一组胎盘病变，这些病变具有绒毛实质和胎儿之间灌注减少或缺失的表现。这种情况最常见的原因是脐带血流受阻。然而，其他促成因素还包括胎儿心功能不全、高黏滞症和血栓形成等。与 MVM 一样，胎儿血管灌注不良（FVM）在概念上可细分为 2 种组织学类型：弥漫 / 部分性和节段 / 完全性，此处将对其进行进一步描述。

大体表现

到目前为止，FVM 中最常见的相关大体表现是脐带异常。一些解剖病变和一些临床状况可导致脐带部分或完全阻塞，并随后导致 FVM（表 3-2）[16]。这一概念被称为处于危险中的脐带。需要注意的是，潜在的阻塞性临床状况，如脐带绕颈或脐带脱垂，可能仅留下细微证据或是没有表明其发生的病理证据，因此送检胎盘时，将这些临床病史信息一起提交给病理医生是至关重要的。

表 3-2 与胎儿血管灌注不良相关的脐带异常大体表现	
梗阻性解剖病变	UC 过长
	UC 真结
	UC 螺旋过多（＞ 4 圈 /10 cm）
	UC 狭窄（直径＜ 5 mm）
可能的梗阻性解剖病变	UC 的边缘 / 胎膜插入
	UC 的分叉插入
	UC 过细（＜ 8 mm）
	栓系 UC
潜在性梗阻的临床状况	UC 缠绕（脐带绕颈、脐带绕体）
	UC 脱垂

UC，脐带（umbilical cord）

摘自 Redline RW，Ravishankar S. Fetal vascular malperfusion, an update. APMIS 2018；126（7）：562；获得许可.

　　在大体检查时，绒毛膜板血管的异常不太常见。这些异常可能表现为血管扩张或机化的血栓，表明其部分或完全闭塞。少见情况下，FVM 最终导致其下方是一无血管绒毛病灶，大的病灶足以通过肉眼观察。这些病变所见的案例如图 3-3 所示。

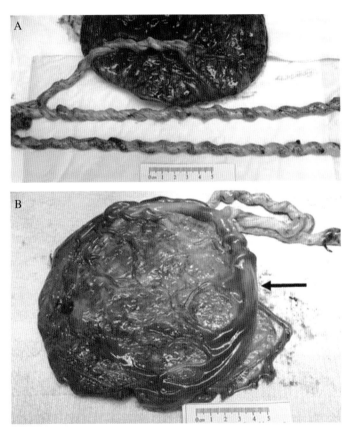

图 3-3　（A）一个螺旋过多的脐带（＞ 4 圈 /10 cm）。（B）肉眼可见的绒毛膜血管血栓（箭头）

显微镜下表现

FVM 可细分为 2 种组织学类型：弥漫 / 部分性和节段 / 完全性。弥漫 / 部分性 FVM 之所以如此命名，是因为它是整个胎儿血管树发生慢性、部分或间断性阻塞的结果。与这种类型相关的显微镜下表现包括血管扩张，定义为血管直径至少是其相邻血管的 4 倍；胎儿大血管壁中的纤维蛋白沉积，则被称为壁内纤维蛋白沉积；以及部分或完全缺血的小灶末端绒毛膜绒毛，每个仅由 2 ~ 4 个绒毛组成（图 3-4A）。这些绒毛既可以完全没有血管，也可以呈现缺血的早期阶段表现，被称为绒毛间质血管核碎裂，表现出胎儿血管破裂，伴有外渗的胎儿红细胞和核碎裂的碎片。节段 / 完全性 FVM 是指伴有胎儿血管树节段性完全阻塞的 FVM 类型。与这种类型相关的显微镜下表现包括大绒毛膜板或干绒毛胎儿血管在内的血栓。这些血栓可能是近期的（仅由纤维蛋白组成）或较陈旧的（有钙化，图 3-4B）；绒毛膜或干血管闭塞；以及中间或大的无血管绒毛灶或绒毛间质血管核碎裂。值得注意的是，FVM 的弥漫 / 部分性和节段 / 完全性两种类型并不相互排斥，并且病变可以明显叠加，或有可能发生从一种类型进展为另一种类型，特别是倾向有解剖异常（脐带有风险）时，常见两种类型病变。

高级别 FVM 的定义为在 3 个胎盘实质切片中可见 45 个或更多的无血管绒毛，或者平均每张切片超过 15 个无血管绒毛，或绒毛膜板或主干血管内可见 2 个或更多个闭塞性或非闭塞性血栓[11,16]。

正如预期，FVM 经常导致明显的胎儿应激，而与胎儿应激非特异性相关的主要胎盘病变（循环中胎儿有核红细胞增加，以及长期胎粪暴露的证据）也可能与 FVM 有关。

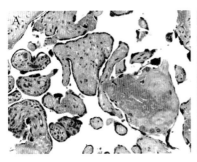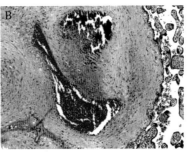

图 3-4　（A）小灶无血管绒毛。注意中心小簇间质玻璃样变性以及完全缺乏胎儿血管的绒毛与周围正常血管化的绒毛之间的对比（×20）。（B）干绒毛血管内可见陈旧性（钙化）的非闭塞血栓（HE 染色，×10）

临床联系

弥漫 / 部分性 FVM 与新生儿脑病相关[17]。弥漫和节段性 FVM 的因素与胎心率不稳、宫内胎儿死亡、宫内生长受限、慢性胎儿监测异常、新生儿凝血障碍和胎儿心脏异常有关[18-21]。高级别 FVM 不良结局发生率最高，尤其是脑瘫和新生儿脑病[22,23]。

一般来说，FVM 的复发风险很小。主要的例外是遗传性凝血功能障碍，有母体或新生儿血栓栓塞病史的病例，复发风险会增加[24]。

组织学急性绒毛膜羊膜炎

这是一种组织病理学上胎盘绒毛膜板和羊膜中的炎症反应，通常是对羊水中存在的微生物的反应。这些微生物是宫颈阴道菌群感染经过上升途径到达胎盘，然后破坏羊膜，感染羊水。导致的炎症反应可能同时在母体成分和胎儿成分中发生[25,26]。

大体表现

胎膜和绒毛膜板的炎症使得正常的半透明外观消失，而呈现不透明的外观。绒毛膜板也可能变成黄色或奶油色，类似于脓液的颜色（图 3-5A）。如果胎儿炎症反应严重，可能导致脐带变为黄色，并且在横截面上炎症围绕血管呈同心圆状。念珠菌感染可导致脐带的特征性外观：在脐带表面见到淡黄色微脓肿（图 3-5B）。

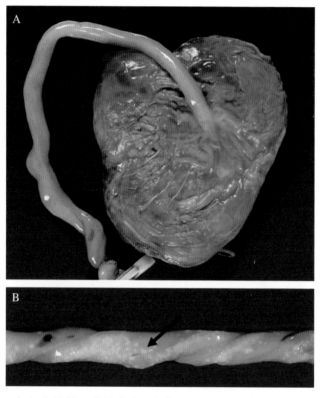

图 3-5 （A）急性绒毛膜羊膜炎的大体表现。注意胎儿面不透明和微黄色至奶油色的改变。（B）脐带念珠菌的大体表现。注意散在脐带表面的黄白色小斑块（箭头），为含有念珠菌的微脓肿（图片由 H. Pinar，MD，Providence，RI. 提供）

显微镜下表现

　　组织学急性绒毛膜羊膜炎（histologic acute chorioamnionitis, HCA）由母体成分和胎儿成分组成，它们经常共同存在。值得注意的是，母体和胎儿的炎症反应在胎盘中的分布可能是不均匀的。母体的炎症反应始于绒毛膜下纤维蛋白中的中性粒细胞聚集。随着严重程度的增加，这些炎症细胞可以在绒毛膜和覆盖的羊膜中发现（图 3-6）。胎儿炎症反应最初见于边缘的绒毛膜板血管，通常为中性粒细胞，有时混合有嗜酸性粒细胞，然后通过血管壁进入表层的间质。这种炎症反应通常朝向表层的羊膜上皮和羊膜腔。在严重的情况下，这一过程也会影响脐带，

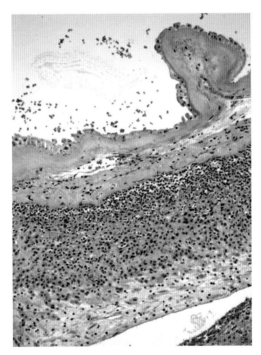

图 3-6　急性绒毛膜羊膜炎。母体炎症反应；中性粒细胞从绒毛膜下层延伸，穿过绒毛膜，并进入顶部的羊膜（HE 染色，×20）

通常首先累及脐静脉（脐静脉炎），然后是脐动脉（脐动脉炎）。如果累及所有 3 条脐带血管，则称为脐带全血管炎。如果急性炎症明显延伸到 Wharton 胶，则称为坏死性真菌炎或血管周围炎。HCA 的分级和分期系统已经研究成熟（表 3-3）[27]。无论是否使用这种特殊的系统，胎盘病理报告都应始终反映母体和胎儿反应的范围和严重程度。

表 3-3　组织学急性绒毛膜羊膜炎的分期和分级		
母体炎症反应		
1 期（早期）	急性绒毛膜下炎或绒毛膜炎	中性粒细胞浸润绒毛膜下纤维蛋白和（或）胎膜滋养层
2 期（中期）	急性绒毛膜羊膜炎	中性粒细胞浸润纤维绒毛膜和（或）羊膜
3 期（晚期）	坏死性绒毛膜羊膜炎	羊膜细胞坏死、中性粒细胞核碎裂
1 级（轻到中度）	不严重	
2 级（重度）	严重的急性绒毛膜羊膜炎	绒毛膜和蜕膜之间融合的微脓肿
胎儿炎症反应		
1 期（早期）	绒毛膜血管炎或脐静脉炎	绒毛膜血管和（或）脐静脉的内壁中性粒细胞浸润
2 期（中期）	脐动脉炎 ± 静脉炎或全血管炎	脐动脉 ± 脐静脉壁内中性粒细胞浸润
3 期（晚期）	坏死性静脉炎或血管周围炎	中性粒细胞呈同心圆状围绕 1 个或多个脐带血管
1 级（轻到中度）	不严重	
2 级（重度）	严重的胎儿炎症反应	胎儿血管壁内中性粒细胞融合伴血管平滑肌变性

改编自 Redline RW, Faye-Petersen O，Heller D，et al. Amniotic infection syndrome：nosology and reproducibility of placental reaction patterns. Pediatr Dev Pathol 2003；6（5）：435-48；with permission.

临床联系

急性绒毛膜羊膜炎可被认为是一种临床诊断或是一种组织学诊断，而两者之间具有相关性，但并不完全对应。HCA 在早产中的发生率最高，长期的胎膜破裂是一个重要的危险因素。HCA 的临床后遗症可由感染性微生物或免疫反应引起。HCA 与许多围产期疾病相关，包括新生儿败血症[28]、呼吸并发症风险增加、坏死性小肠结肠炎和神经功能障碍（包括脑瘫）[23,25,29]。严重（2级）胎儿炎症反应尤其是与脑瘫相关。HCA 也可导致胎盘早剥[30]。绒毛膜羊膜炎与母体后遗症有关，包括子宫内膜炎和败血症[31]。

病因不明的绒毛炎 / 慢性绒毛炎

病因不明的绒毛炎（villitis of unknown etiology，VUE）是在绒毛膜绒毛中出现母体 T 细胞和组织细胞浸润，但缺乏可识别的感染原因。虽然缺乏感染原因是诊断的先决条件，但对于感染原因的检测尚缺乏标准方案。重要的是，VUE 的组织学类型是具有特征性的，并且与常见的感染性原因有所不同[32]（下文讨论）。

大体表现

没有与 VUE 相关的特异性大体表现，然而，VUE 可能伴有无血管绒毛或绒毛周围纤维蛋白沉积增加。如果它们累及胎盘的大片区域，则可以在大体检查中发现。

显微镜下表现

VUE 的特点是淋巴细胞和组织细胞局灶性或斑片状浸润，

累及绒毛膜绒毛，中间有正常的胎盘实质（图 3-7）。浸润通常是混合性的，偶有罕见的中性粒细胞和巨细胞。伴有广泛中性粒细胞、浆细胞或真正坏死性肉芽肿性炎症时应警惕是感染所致。VUE 累及的模式可以细分为 3 种类型：

1. 远端 / 末端绒毛完全受累。

2. 更近端 / 干绒毛受累，或偶见绒毛膜板受累。这种类型可能与闭塞性胎儿血管病变有关，其中炎症扩展到干绒毛或绒毛膜板血管并导致管腔闭塞，伴有下游无血管绒毛。

3. 待异性或主要累及底板锚定绒毛和相邻终末绒毛。这种类型经常与慢性浆细胞蜕膜炎有关，导致淋巴浆细胞性蜕膜炎。

VUE 按照每个病灶中涉及的连续绒毛的数量分级。低级别慢性绒毛炎每个病灶累及少于 10 个绒毛，病变可以是局灶性的，界定为病变仅见于 1 张切片；也可以是多灶性的，界定为病变超过 1 张切片。高级别慢性绒毛炎的每个病灶超过 10 个绒毛受累。这种病变可以是斑片状或弥漫性，后者表现为超过

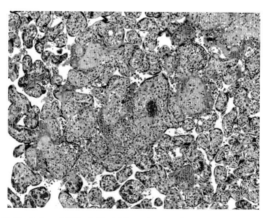

图 3-7 慢性绒毛炎。远端或终末绒毛病灶，伴有淋巴组织细胞浸润，以及周围轻度斑片状纤维蛋白沉积（HE 染色，×10）

30% 的终末绒毛受累[11]。高级别、弥漫性慢性绒毛炎也常与绒毛周围纤维蛋白沉积有关。

临床联系

VUE 一般是一种相当常见的胎盘病变，涉及 5% ~ 15% 的孕晚期胎盘，而那些组织学较低级别的病变可能没有可识别的临床后遗症[33]。然而，高级别的慢性绒毛炎，特别是闭塞性胎儿血管病，可伴有不良神经系统结局的风险增加[22,23]。高级别 VUE 也有 10% ~ 25% 的复发风险，并可伴有宫内生长受限。

由特殊的感染性微生物引起的绒毛炎

值得一提的是，有一些临床重要的特殊的感染性微生物与胎盘绒毛炎的特征性组织学模式有关。这里列出的病变并不全面，它只是强调了一些产科医生应该注意的经典或常见的关联病变。

李斯特菌

急性绒毛炎在胎盘中总体上是一种罕见的病变，但当它发生时，最常见于母体脓毒症伴急性绒毛膜羊膜炎（前面讨论过）或者由单核细胞增多性李斯特菌感染引起。与急性绒毛膜羊膜炎不同的是，急性绒毛膜羊膜炎是由上行宫内感染引起的，急性绒毛炎是经母体血直接感染绒毛引起的。中性粒细胞绒毛间脓肿可能大到肉眼可见，是李斯特菌胎盘炎的特征。通常还存在坏死性急性绒毛膜羊膜炎，通过银染色或组织革兰氏染色可识别微生物，通常位于脓肿的中心[25,34]。

巨细胞病毒

巨细胞病毒性胎盘炎最常见于原发性感染。可见典型的"TORCH"[弓形体病、其他（梅毒、水痘 - 带状疱疹、细小病毒 B19）、风疹、巨细胞病毒和疱疹] 样慢性绒毛炎样模式。绒毛广泛受累，但与 VUE 相比程度不均匀。绒毛炎的特点是包括浆细胞和大量的组织细胞，偶尔有淋巴细胞和明显的组织损伤，包括纤维化、水肿、含铁血黄素沉积或这些病变联合存在。可见特征性的猫头鹰眼样细胞核和细胞质包涵体（图 3-8A），特别是出现在胎儿血管内皮细胞和绒毛间质细胞。然而，这一表现并不见于所有病例，并且胎盘病变可能会根据感染的持续时间和胎龄而有所不同[35]。还可观察到绒毛周围纤维蛋白沉积增加，甚至有大量的纤维蛋白沉积（下文讨论）（S. Ravishankar，未发表的数据，2018）。免疫组化可作为显示感染的有用工具，特别是在病毒包涵体罕见或难以发现的情况下使用。

细小病毒

细小病毒 B19 是妊娠中期胎儿贫血引起流产和水肿的重要原因。在胎盘大体和低倍镜下检查时，与任何胎儿水肿病例表现相似：胎盘常常增大并呈苍白色，伴有弥漫性绒毛水肿。仔细观察，在胎儿循环中循环性的正常胎儿母细胞和红系前体细胞显著增加。可以通过识别这些细胞内典型的磨玻璃核包涵体来确诊（图 3-8B）。免疫组化和合适的母体血液血清学检测也有助于诊断[25]。

梅毒

患有先天性梅毒的胎盘大体表现往往体积大而重。坏死性

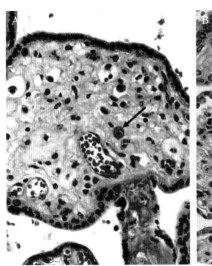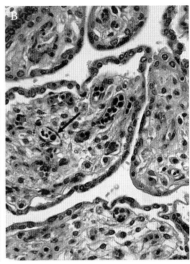

图 3-8 （A）典型的绒毛间质巨细胞病毒感染的猫头鹰眼样包涵体（箭头）（×40）。（B）胎儿母细胞中细小病毒包涵体（箭头）；注意循环中胎儿有核红细胞明显增多和绒毛水肿，与胎儿水肿一致（HE 染色，×60）

真菌炎局限于脐静脉周围的区域是一种罕见的、但是非常特异性的表现。显微镜下可见绒毛增大和慢性浆细胞绒毛炎，伴有内皮细胞和成纤维细胞增生。伴有浆细胞的慢性蜕膜炎也有描述，但是非特异性的[36]。

寨卡病毒

寨卡病毒是一种通过节肢动物传播的病原体，最近已成为南美洲和中美洲流行病的病因。当感染发生在妊娠期时，发生胎儿明显异常（最显著的是小头畸形）的风险增加，并且具有不良临床结局。先天性传播和胎盘疾病的致病机制仍在继续研究中。数量有限的早期病例报告相当一致地显示 Hofbauer 细胞增生是一个最为明显的表现，没有明显的急性或慢性绒

毛炎 [37,38]。最近对 87 名感染寨卡病毒的母体胎盘进行回顾研究，一般都显示出轻微的非特异性改变。除了患有先天性异常的胎儿和婴儿的胎盘外，它们更有可能表现出高级别 TORCH 样绒毛炎，以及其他异常，包括绒毛间质改变（Redline 和 Ravishankar，未发表的数据，2019）。

复发风险较高的罕见病变

绒毛周围大量纤维蛋白沉积 / 母体底板梗死

绒毛周围大量纤维蛋白沉积（massive perivillousfibrin deposition，MPVFD）和母体底板梗死（maternal floor infarction，MFI）是相关的、罕见的、特发性的胎盘病变，具有典型的大体和组织病理学特征。认识它们很重要，因为它们与不良妊娠结局和后续妊娠复发风险的增加有关。虽然绒毛周围纤维蛋白沉积是一个正常的生理过程，随着胎龄的增加而增加，但在 MPVFD 和 MFI 中沉积呈现病理性增加。MPVFD 的定义为在大体上≥ 25% ~ 50% 的胎盘实质受累和（或）显微镜下≥ 25% ~ 50% 单张切片受累，穿过胎儿面到母体面（图 3-9A）。MFI 大致类似于包裹底板绒毛的纤维蛋白外壳，显微镜下必须至少涉及 3.0 mm 的实质，并与母体底板相邻 [39]。MPVFD 和 MFI 已被报道与柯萨奇病毒等感染、母体自身免疫性疾病以及凝血功能障碍（如抗磷脂综合征）等有关 [40]。它还与导致长链 3- 羟基酰基辅酶 A 脱氢酶缺乏症的突变有关。明显的胎儿相关性病变包括宫内生长受限和宫内胎儿死亡。后续妊娠的复发率约为 40% [39]。最近的一份病例报告表明，用静脉注射免疫球蛋白、肝素和阿司匹林治疗可使复发性 MPVFD 获得健康妊娠 [42]。

慢性组织细胞性绒毛间隙炎

慢性组织细胞性绒毛间隙炎（chronic histiocytic intervillositis，CHI）是一种罕见的特发性炎症过程，与不良的生殖结局相关，包括胎儿生长受限和流产。与 MPVFD/MFI 一样，CHI 在后续的妊娠中复发的风险增加。CHI 的特征是母体组织细胞弥漫性浸润累及绒毛间隙，伴有不同数量的绒毛周围纤维蛋白沉积（图 3-9）。没有绒毛受累，并且存在显著的慢性绒毛炎混合成分的情况下不应做出诊断（前面讨论过）[43]。CHI 与母体免疫疾病有关，包括系统性红斑狼疮和抗磷脂综合征。也有报道称与新生儿同种免疫性血小板减少症[44]以及母体血清碱性磷酸酶水平升高相关[45]。如前所述，CHI 与不良妊娠结局相关，未经治疗的

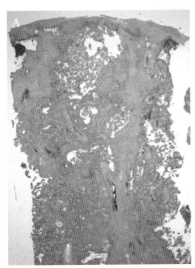
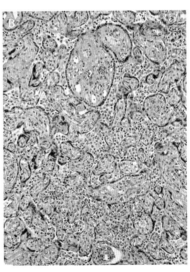

图 3-9　（A）绒毛周围大量纤维蛋白沉积。切片上 50% 以上的胎盘实质可见绒毛周围纤维蛋白沉积，仅剩下存活的胎盘实质小岛（HE 染色，×2）。（B）慢性组织细胞性绒毛间隙炎。巨噬细胞充满绒毛间隙，围绕远端绒毛（HE 染色，×20）

总复发率为 67% ～ 100%，在受影响妊娠中宫内胎儿死亡和宫内生长受限的发生率较高。治疗方法包括阿司匹林、糖皮质激素、肝素和羟基氯喹，单独或联合使用，并取得了一些成功 [46]。

小　结

胎盘是共同的纽带，它将产科医生、新生儿科医生和病理医生联系在一起，试图了解决定妊娠结局的母体、胎儿和新生儿的生理和病理过程。各方就损伤的适应证、基本大体检查和组织学类型达成共识，对于最大限度地提高胎盘检查的诊断、预后和治疗效果是非常重要的。在这一领域取得进步的关键是病理医生之间有共同语言，以提高诊断一致性以及提高临床医生对胎盘病理报告的理解。阿姆斯特丹共识术语 [11] 是朝着这个方向迈出的重要一步，并将有助于未来临床医生与病理医生之间的交流和合作。

公开说明

作者无利益冲突。

参考文献

1. Khong TY, Mooney EE, Nikkels PGJ, et al, editors. Pathology of placenta: a practical guide. Cham (Switzerland): Springer; 2019.
2. Redline RW, Boyd TK, Roberts DJ, editors. Placental and gestational pathology. Cambridge (United Kingdom): Cambridge University Press; 2018.
3. Langston C, Kaplan C, Macpherson T, et al. Practice guidelines for examination of the placenta. Developed by the placental pathology practice guideline development task force of the College of American Pathologists. Arch Pathol Lab Med 1997;121:449–76.
4. Cox P, Evans C. Tissue pathway for histopathological examination of the placenta. London: The Royal College of Pathologists; 2017. Available at: https://www.rcpath.org/resourceLibrary/tissue-pathway-histopathological-placenta.html.
5. Baergen RN. Indications for submission and macroscopic examination of the placenta. APMIS 2018;126:544–50.
6. Kaplan C. Umbilical cord. In: Color atlas of gross placental pathology. 2nd edition. New York: Springer; 2007. p. 25–44.

7. Mills JL, Harley EE, Moessinger AC. Standards for measuring umbilical cord length. Placenta 1983;4:423–6.

8. Georgiadis L, Keski-Nisula L, Harju M, et al. Umbilical cord length in singleton gestations: a Finnish population-based retrospective register study. Placenta 2014;35:275–80.

9. Linde LE, Rasmussen S, Kessler J, et al. Extreme umbilical cord lengths, cord knot and entanglement: risk factors and risk of adverse outcomes, a population-based study. PLoS One 2018;13(3):e0194814.

10. Ukazu A, Ravikumar S, Roche N, et al. Are short umbilical cords seen in pathology really short? Fetal Pediatr Pathol 2018;37(5):359–62.

11. Khong YT, Mooney EE, Ariel I, et al. Sampling and definitions of placental lesions: Amsterdam placental working group consensus statement. Arch Pathol Lab Med 2016;140:698–713.

12. Benton SJ, Lafreniere AJ, Grynspan D, et al. A synoptic framework and future directions for placental pathology reporting. Placenta 2019;77:46–57.

13. Turowski G, Parks WT, Arbuckle S, et al. The structure and utility of the placental pathology report. APMIS 2018;126:638–46.

14. Redline RW. Maternal vascular malperfusion. In: Redline RW, Boyd TK, Roberts DJ, editors. Placental and gestational pathology. Cambridge (United Kingdom): Cambridge University Press; 2018. p. 62–9.

15. Redline RW. Maternal vascular/trophoblastic developmental abnormalities. In: Redline RW, Boyd TK, Roberts DJ, editors. Placental and gestational pathology. Cambridge (United Kingdom): Cambridge University Press; 2018. p. 49–57.

16. Redline RW, Ravishankar S. Fetal vascular malperfusion, an update. APMIS 2018;126:561–9.

17. Vik T, Redline R, Nelson KB, et al. The placenta in neonatal encephalopathy: a case-control study. J Pediatr 2018;202:77–85.

18. Redline RW, Pappin A. Fetal thrombotic vasculopathy: the clinical significance of extensive avascular villi. Hum Pathol 1995;26:80–5.

19. Redline RW. Clinical and pathological umbilical cord abnormalities in fetal thrombotic vasculopathy. Hum Pathol 2004;35:1494–8.

20. Parast MM, Crum CP, Boyd TK. Placental histologic criteria for umbilical blood flow restriction in unexplained stillbirth. Hum Pathol 2008;39:948–53.

21. Saleemuddin A, Tantbirojin P, Sirois K, et al. Obstetric and perinatal complications in placentas with fetal thrombotic vasculopathy. Pediatr Dev Pathol 2010;13:459–64.

22. Redline RW. Severe fetal placental vascular lesions in term infants with neurologic impairment. Am J Obstet Gynecol 2005;192:452–7.

23. Redline RW, O'Riordan MA. Placental lesions associated with cerebral palsy and neurologic impairment following term birth. Arch Pathol Lab Med 2000;124:1785–91.

24. Vern TZ, Alles AJ, Kowal Vern A, et al. Frequency of factor V-Leiden and prothrombin G20210A in placentas and their relationship with placental lesions. Hum Pathol 2000;31:1036–43.

25. Roberts D. Placental infections. In: Redline RW, Boyd TK, Roberts DJ, editors. Placental and gestational pathology. Cambridge (United Kingdom): Cambridge University Press; 2018. p. 115–36.

26. Cox P, Cohen MC, Scheimberg IB. Acute chorioamnionitis. In: Khong TY, Mooney EE, Nikkels PGJ, et al, editors. Pathology of placenta: a practical guide. Cham (Switzerland): Springer; 2019. p. 103–7.

27. Redline RW, Faye-Petersen O, Heller D, et al. Amniotic infection syndrome: nosology and reproducibility of placental reaction patterns. Pediatr Dev Pathol 2003;6:435–48.

28. Ji H, Bridges M, Pesek E, et al. Acute funisitis correlates with the risk of early-onset sepsis in term newborns assessed using the Kaiser Sepsis Calculator. Pediatr Dev Pathol 2019. https://doi.org/10.1177/1093526619855467.

29. Chisholm K, Heerema-McKenney A, Tian L, et al. Correlation of preterm infant illness severity with placental histology. Placenta 2016;39:61–9.

30. Nath CA, Ananth CV, Smulian JC, et al. Histologic evidence of inflammation and risk of placental abruption. Am J Obstet Gynecol 2007;197:319.e1-6.

31. DeNoble AE, Heine RP, Dotters-Katz SK. Chorioamnionitis and infectious complications after vaginal delivery. AM J Perinatol 2019. https://doi.org/10.1055/s-0039-1692718.

32. Redline RW. Villitis of unknown etiology: noninfectious chronic villitis in the placenta. Hum Pathol 2007;38:1439–46.

33. Parast M. Chronic villitis/villitis of unknown etiology. In: Redline RW, Boyd TK, Roberts DJ, editors. Placental and gestational pathology. Cambridge (United Kingdom): Cambridge University Press; 2018. p. 137–44.

34. Heerema-McKenney A. Defense and infection of the human placenta. APMIS 2018;126:570–88.

35. Garcia AG, Fonseca EF, Marques RL, et al. Placental morphology in cytomegalovirus infection. Placenta 1989;10:1–18.

36. Sheffield JS, Sanchez PJ, Wendel GD Jr, et al. Placental histopathology of congenital syphilis. Obstet Gynecol 2002;100:126–33.

37. Rosenberg AZ, Yu W, Hill DA, et al. Placental pathology of Zika virus: viral infection of the placenta induces villous stromal macrophage (Hofbauer cell) proliferation and hyperplasia. Arch Pathol Lab Med 2017;141:43–8.

38. Schwartz DA. Viral infection, proliferation, and hyperplasia of Hofbauer cells and absence of inflammation characterize the placental pathology of fetuses with congenital Zika virus infection. Arch Gynecol Obstet 2017;295(6):1361–8.

39. Katzman PJ, Genest DR. Maternal floor infarction and massive perivillous fibrin deposition: histological definitions, association with intrauterine fetal growth restriction, and risk of recurrence. Pediatr Dev Pathol 2002;5:159–64.

40. Katzman PJ, Ernst LM, Scheimberg IB. Massive perivillous fibrinoid deposition and maternal floor infarct. In: Khong TY, Mooney EE, Nikkels PGJ, et al, editors. Pathology of the placenta: a practical guide. Cham (Switzerland): Springer; 2019. p. 77–82.

41. Griffin AC, Strauss AW, Bennett MJ, et al. Mutations in long-chain 3-hydroxyacyl coenzyme A dehydrogenase are associated with placental maternal floor infarction/massive perivillous fibrin deposition. Pediatr Dev Pathol 2012;15:368–74.

42. Abdulghani S, Moretti F, Gruslin A, et al. Recurrent massive perivillous fibrin deposition and chronic intervillositis treated with heparin and intravenous immunoglobulin: a case report. J Obstet Gynaecol Can 2017;39(8):676–81.

43. Redline RW. Chronic histiocytic intervillositis. In: Redline RW, Boyd TK, Roberts DJ, editors. Placental and gestational pathology. Cambridge (United Kingdom): Cambridge University Press; 2018. p. 152–5.

44. Dubruc E, Lebreton F, Giannoli C, et al. Placental histological lesions in fetal and neonatal alloimmune thrombocytopenia: a retrospective cohort study of 21 cases. Placenta 2016;48:104–9.

45. Marchaudon V, Devisme L, Petit S, et al. Chronic histiocytic intervillositis of unknown etiology: clinical features in a consecutive series of 69 cases. Placenta 2010;32:140–5.

46. Mekinian A, Costedoat-Chalumeau N, Masseau A, et al. Chronic histiocytic intervillositis: outcome, associated diseases and treatment in a multicenter prospective study. Autoimmunity 2015;48:40–5.

第四章　胎盘免疫学

Mancy Tong PhD、Vikki M. Abrahams PhD 著

张琪松 译，陈定宝 审校

关键词

- 免疫适应 • 固有免疫 • 模式识别 • 流产
- 子痫前期 • 早产 • 耐受 • 滋养层

要　点

- 具有支持表型的母体免疫细胞与胎盘相互作用，这对于成功的胎盘形成和妊娠结局是必要的。
- 胎盘采用多种机制调节母体免疫耐受和适应。
- 胎盘能够感知感染和非感染性诱因，并产生固有的免疫样反应。
- 上述调节和保护机制引起的破坏与妊娠并发症有关，如妊娠流产、先兆子痫和早产。

引　言

　　妊娠是一种免疫矛盾，其间母亲必须耐受胎儿（半移植物），同时必须保持对病原体的免疫防御。从最初妊娠期植入时起，胎盘滋养层细胞就直接与母体免疫系统的细胞相互作用。母体免疫细胞进入血液循环，驻留在妊娠子宫内膜、蜕膜中，或被募集到母体 - 胎儿界面。尽管有了明显的研究进展，但以下机制仍不清楚：胎盘细胞如何表达父系（非自身）抗原免受母亲的免疫攻击，以及胎盘细胞如何将子宫转化为一个富于免疫的（妊娠前期）部位，在这里胎盘和胎儿能够在妊娠期生长

发育。

　　本章对胎盘的免疫学进行广泛概述，总结胎盘在母体 - 胎儿界面调节免疫功能所采用的关键机制，从而诱导局部免疫耐受和适应，且不受全身的系统免疫抑制。相反，系统性和局部固有免疫在整个妊娠期保持完整，以保护母亲免受感染，并且局部的固有免疫细胞也可能在促进成功的胎盘形成和分娩中起作用。

母体 - 胎儿界面的免疫细胞

　　母体 - 胎儿界面主要由母体蜕膜间质细胞、侵入的胎盘滋养层细胞和母体免疫细胞组成。这些母体免疫细胞的出现及合适的表型、功能对于妊娠的成功是绝对必要的[1]（图 4-1）。在妊娠的前 3 个月，蜕膜中出现的大多数母体白细胞是自然杀伤（NK）细胞，其余为巨噬细胞、T 细胞及树突状细胞[2,3]，还可见少量其他免疫细胞如肥大细胞、B 细胞及固有淋巴细胞[1,4]。虽然 NK 细胞的数量在整个妊娠期保持相对稳定，但随着妊娠的进展，调节性 T 细胞（Treg）增生，聚集在侵入的滋养层细胞周围[5]。本章简要描述母体 - 胎儿界面的主要免疫细胞可能的作用。

自然杀伤细胞

　　固有免疫 NK 细胞存在于非妊娠（子宫内膜 NK 细胞）和妊娠子宫（子宫或蜕膜 NK 细胞）中。在妊娠期，蜕膜 NK（decidual NK，dNK）细胞约占蜕膜中所有蜕膜免疫细胞的70%，可见于入侵的绒毛外滋养层周围[6]，表型（CD56$^{强+}$、CD16$^-$）不同于外周的 NK 细胞[7,8]。dNK 细胞的起源仍然有争议，因为尚不清楚这些细胞是从外周募集的，还是局部环境导

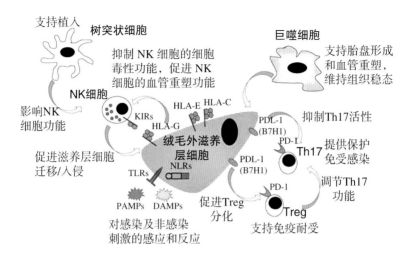

图 4-1　蜕膜母体免疫细胞［如自然杀伤细胞、调节性 T 细胞（Treg）、巨噬细胞及树突状细胞］的存在和适当的表型/功能对成功妊娠是必要的，部分由绒毛外滋养层调节。此外，胎盘通过其固有免疫 Toll 样受体（Toll-like receptor，TLR）和 Nod 样受体（Nod-like receptor，NLR）的表达，提供了一种针对病原体和危险信号的防御反应，有助于维持和促进健康妊娠。DAMPs：损伤相关分子模式（damage-associated molecular pattern）；HLA：人类白细胞抗原（human leukocyte antigen）；KIR：杀伤性免疫球蛋白样受体（killer immunoglobulin-like receptor）；PAMPs：病原体相关分子模式（pathogen-associated molecular pattern）；PD-1：程序性细胞死亡蛋白 1（programmed cell death protein 1）；PDL-1：程序性死亡配体 1（programmed death ligand 1）

致了它们独特的表型，或者两者均有。一项研究报道，蜕膜间质表达的转化生长因子（TGF）-β 和白介素 15（IL-15）促进血液循环中 $CD56^{弱+}$、$CD16^+$ NK 细胞转化为 dNK 样细胞表型[7]。最近，在重复妊娠中发现一群 dNK 细胞。这些"记忆样"NK 细胞可能参与促进胎盘形成[9]。dNK 细胞的功能的确也是独特的。虽然这些 dNK 细胞表达细胞毒性因子，如穿孔素及粒酶 A 和

B，但它们不能对滋养层细胞产生细胞溶解作用，尽管这些因子在感染中可能是重要的[10]。相反，dNK 细胞支持着床、滋养层迁移和入侵，以及子宫螺旋动脉的重塑，这是使生长中的胎盘和胎儿进行充分灌注的关键过程[6,11,12]（图 4-1）。在小鼠，这些过程是由 dNK 细胞分泌的干扰素 -γ 和血管生成因子介导的；而在人类，这些过程则是由 NK 细胞产生的 IL-8、诱导蛋白 10（IP-10）和血管生成因子介导的[6,11]。还有报道，dNK 细胞可诱导血管平滑肌细胞和内皮细胞的凋亡，以帮助螺旋动脉重塑[13]。NK 细胞的减少可影响小鼠的妊娠，证明 NK 细胞在妊娠期间的重要性[14]。

巨噬细胞

巨噬细胞是抗原呈递细胞，可对局部微环境做出反应和适应，参与从着床到分娩一系列广泛的生理过程[1]。在正常妊娠期间，胎盘（胎儿）巨噬细胞（Hofbauer 细胞）和蜕膜（母体）巨噬细胞都存在。巨噬细胞通常以 M1（促炎）或 M2（抗炎）表型存在，虽然已有其他亚型的报道[15]。M1 巨噬细胞通常对促炎细胞因子发生反应，以促使炎症发生，而 M2 巨噬细胞则参与组织修复及炎症的消退。Hofbauer 细胞呈 M2 表型，可能在胎盘生理中起作用[16]。然而，这些细胞也可能对感染性诱因发生炎症反应，提示它们也可能在微生物引起的胎盘炎症中起作用[17]。相反，蜕膜巨噬细胞呈较高水平的表型可塑性。在着床期，这些巨噬细胞通常是 M1 型，而在胎盘形成期，有混合的 M1 和 M2 巨噬细胞聚集在螺旋动脉周围[18]，认为这些细胞参与胎盘发育、血管重塑和组织稳态[19]（图 4-1）。一旦胎盘形成，大多数子宫巨噬细胞在其余妊娠期均为 M2 型。相反，在临产时，M1 巨噬细胞增多[15]。

T 细胞

　　T 细胞是适应性免疫细胞的多样性群体，其中一些可能参与促进胎盘成功植入、母体耐受和螺旋动脉的重塑[20]。T 细胞有许多亚群，每种亚群在母体 - 胎儿界面具有不同的抗原特异性和功能，包括 CD4+ T 细胞（30% ~ 45%）和 CD8+ T 细胞（45% ~ 75%）[21,22]。5% ~ 30% 的 CD4+ T 细胞为 Th1 细胞，约 5% 为 Th2 细胞，约 5% 为 Treg 细胞。Treg 细胞对于诱导免疫耐受和胎盘形成是最重要的[21]。除了 Treg 细胞，产生 IL-17 的 CD4+ Th17 细胞在妊娠中也已被描述（图 4-1）。这些炎症性 Th17 细胞的活性由 Treg 细胞和 dNK 细胞调节。有研究提出，Th17 细胞可能在抵御病理性感染中起作用[23]。因此，Th17 细胞与 Treg 细胞之间的良好平衡似乎在正常妊娠中是重要的，两者失衡可能导致妊娠并发症[24]。虽然通过蜕膜间质细胞的表观遗传学改变，活化的 Th1 和细胞毒性 T 细胞仍被积极地排除在小鼠蜕膜之外，导致趋化信号的表达减少[20]，但在人类蜕膜中也可发现少量细胞毒性 T 细胞。然而，与血液循环中细胞毒性 T 细胞相比，蜕膜细胞毒性 T 细胞表达较少的降解性穿孔素及颗粒酶 B[5]。

　　T 细胞通过与诱导其增生及分化的抗原呈递细胞相互作用被激活[20]。虽然妊娠期具有胎儿 / 父系抗原特异性的 T 细胞已有报告，但这种细胞少见，因为在母体 - 胎儿界面存在几种减少这些反应性 T 细胞的机制，将在后文讨论[22]。因此，有研究提出，妊娠期 T 细胞活化主要通过非抗原依赖机制而发生，经由细胞因子刺激而不是抗原依赖性 T 细胞受体控制的[22]。

调节性 T 细胞

　　Treg 通过分泌免疫抑制性细胞因子如 IL-10 和 TGF-β 负责

维持免疫性自身耐受。这些细胞因子可抑制同种异体反应 / 自身反应的淋巴细胞 [25,26]。在妊娠期间，CD4$^+$、CD25$^{强+}$FoxP3+Treg 细胞的数量快速增加，被认为在诱导母体对胎儿的耐受中起关键作用 [25,26]。在妊娠期间，诱导 Treg 细胞增生的特殊因素尚不清楚，可能与激素改变以及精液中父系抗原刺激有关。的确已观察到对父系来源的抗原具有特异性的 Treg 细胞 [26]。也有其他研究报告，与滋养层细胞的相互作用也可诱导 Treg 分化 [27]（图 4-1）。在小鼠，Treg 细胞在限制着床期间的子宫炎症中起关键作用，并且在小鼠同种异体交配中减少 Treg 细胞数量可降低生育力 [26]。而且，胎儿特异性 Treg 细胞可在分娩后持续存在，并可在下次妊娠中迅速再聚集，提示胎儿特异性 Treg 细胞具有记忆反应 [28]。

树突状细胞

树突状细胞是抗原呈递细胞，在接触病原体或炎症刺激后，经由淋巴系统迁移至淋巴结。在淋巴结中，树突状细胞可将抗原呈递给幼稚 T 细胞，诱导幼稚 T 细胞增生、分化和活化 [29]。自妊娠 3 个月起，在人类蜕膜中可见少量树突状细胞；然而，研究认为这些树突状细胞即使在活化后也不能迁移出子宫 [30]。这对于限制抗妊娠的细胞毒性 / 炎性 T 细胞的反应可能是重要的。子宫树突状细胞也被认为通过影响 NK 细胞的功能和母体 - 胎儿界面的细胞因子谱系而与妊娠成功有关 [29]。清除小鼠子宫树突状细胞可导致着床和胚胎吸收的严重破坏，显示了树突状细胞的重要性 [31]（图 4-1）。

母体免疫耐受和适应机制

绒毛外滋养层侵入蜕膜和绒毛合体滋养层，与母体血液直接接触，逃避母体的免疫识别，促进免疫失活或免疫耐受。母体血液循环和器官中存在胎儿细胞和胎盘来源的片段证明了这一观点，有时在妊娠几十年后被发现[32,33]。取决于微环境（可能在组织修复中起作用）的需要，这些胎儿细胞可分化成其他类型的功能性细胞[32]。我们将描述胎盘用以促进这种母体免疫适应的关键机制。

人类白细胞抗原表达

主要组织相容性复合体（major histocompatibility complex，MHC）Ⅰ类抗原，也称人类白细胞抗原（human leukocyte antigens，HLA），在大多数有核细胞膜表面表达，并与 NK 细胞和 T 细胞上的受体相互作用，使免疫系统能够区分入侵的非自身细胞与自身细胞[10]。经典的 HLA-Ⅰa 类（HLA-A、HLA-B 和 HLA-C）具有高度多态性以微调免疫系统。相反，Ⅰb 类 HLA（HLA-E、HLA-F 和 HLA-G）是"非经典"的，呈限制性多态性。为了避免母体的免疫排斥，人类胎盘缺乏多态性 HLA-A 和 HLA-B，但表达 HLA-C，以及非经典 HLA-E、HLA-F 和 HLA-G[34]。虽然胎儿显示正常的 MHC 表达模式，但在整个妊娠期间与母体血液接触的人类合体滋养层细胞不表达任何 HLA，使胎盘能够避免母体外周免疫识别。相反，侵入母体蜕膜的绒毛外滋养层呈 HLA-C、HLA-E、HLA-G 和 HLA-F 阳性[35]。这些 HLA 通过与 dNK 细胞、巨噬细胞和 T 细胞亚群的杀伤性免疫球蛋白样受体（killer immunoglobulin-like receptors，KIRs）以及 CD8$^+$ T 细胞上的 T 细胞受体的相互作用来抑制或调节母体的免疫反应[36]。绒毛外滋养层表达的 HLA-E 和 HLA-G 可特异性抑制 NK 细胞和 T 细胞的细胞毒性活性，并调节免疫细胞功能，以促进滋养层迁移和胎盘形成[37]（图 4-1）。HLA-G mRNA 可选择性剪接产生膜结合性和可溶性变型，可溶性 HLA-G 也与免疫调节功能和促进胎盘形成有关[36]。HLA-G 也可通过外泌体从胎盘释放以调节胎盘远处的 NK 细胞和 T 细胞功能[38]。HLA-G 影响 dNK 细胞和 T 细胞功能的一种新机制是通过膜信息转移（trogocytosis），其中获得 HLA-G 的 NK 细胞和 T 细胞具有免疫抑制作用[37]。

使 T 细胞失活的机制

胎盘应用几种机制杀伤、灭活或消耗母体 - 胎儿界面的 T 细胞，以限制 T 细胞活化和细胞毒性[20]。

B7 家族成员

B7 蛋白是一个共刺激信号家族，决定抗原呈递细胞活化后的 T 细胞反应。B7 蛋白通常由抗原呈递细胞表达，虽然滋养层细胞也表达 B7 蛋白，特别是合体滋养层细胞和绒毛外滋养层细胞，其水平在妊娠期间不断增加[39]。B7 家族成员可刺激或抑制 T 细胞活化，B7 可能在维持母体耐受性方面起重要作用。例如，绒毛和绒毛外滋养层细胞表达 B7H1（也称为 CD274 和 PDL-1），可与母体 T 细胞上的 PD-1 相互作用，促进 Treg 细胞的发育和功能，同时抑制 Th17 细胞活化[39]（图 4-1）。

半乳糖凝集素 -1

半乳糖凝集素（galectin）是一个系统发育保守的凝集素家族的一部分，具有广泛的亚细胞定位和功能。半乳糖凝集素可识别许多糖蛋白共有的糖类修饰残基，并能调节细胞生长、分化及功能[40]。Galectin-1 由子宫内膜表达，其水平由雌激素和孕酮调节[40]。在妊娠期间，滋养层细胞也表达 Galectin-1，有报道其水平会受应激影响[41]。Galectin-1 缺乏可增加小鼠同种异基因（而非同基因）妊娠的胎儿流产，支持该蛋白的免疫调节作用[41]。此外，给应激小鼠补充重组 Galectin-1 可通过诱导耐受性树突状细胞生成，促进 IL-10 生成的 Treg 细胞增生，阻止胎儿排斥反应[41]。

吲哚胺 2, 3- 双加氧酶

吲哚胺 2, 3- 双加氧酶（IDO）是一种将必需氨基酸色氨酸代谢为犬尿氨酸的酶[42]。虽然妊娠早期（前 3 个月）胎盘表达 IDO 仍有争议，但多项研究报告，IDO 由滋养层细胞从妊娠中期（第二个 3 个月）开始和蜕膜巨噬细胞表达 IDO[42,43]。因为 T 细胞增生依赖于色氨酸，IDO 降解色氨酸以阻碍活化性 T 细胞的细胞周期进程并诱导其凋亡[1,44]。此外，犬尿氨酸也可能在促进活化 T 细胞向 Treg 细胞的分化中起作用[45]。有趣的是，IDO 缺陷小鼠的妊娠并不复杂[44]，这可能提示机制之间存在冗余。

肿瘤坏死因子相关性凋亡诱导家族

TNF 相关性凋亡诱导超家族是诱导活化的免疫细胞凋亡的蛋白质，包括 Fas 配体（Fas ligand，FasL）和 TNF 相关性凋亡诱导配体（TNF-related apoptosis-inducing ligand，TRAIL）。FasL 由胎盘滋养层和分泌性胎盘微泡及外泌体表达[46,47]。因此，胎盘 FasL 可作用于表达母体 T 细胞 Fas 受体，甚至包括远离植入部位的 Fas 受体，促进这些细胞的死亡和清除[46,47]。TRAIL 与 FasL 具有高度同源性，并且应用类似的途径诱导活化 T 细胞的凋亡[48]。TRAIL 由妊娠期前 3 个月的合体滋养层细胞以及留驻的 Hoffauer 细胞表达[48]，也可由胎盘外分泌体释放[47]。

与母体耐受失调相关的疾病

母体免疫耐受或胎盘适当的免疫调节的失调可导致一系列产科并发症，从妊娠早期流产到先兆子痫和妊娠后期出现的宫内生长受限。

流产

自然流产的定义是在妊娠 20 周之前的流产。即使是生育能力正常的女性，1/3 的妊娠的结果是自然流产，只有约 50% 可能的原因是胎儿染色体异常。已有报道，在自发性和反复自然流产（recurrent pregnancy loss，RPL）的女性的蜕膜中发生了免疫学改变。这些女性的免疫失调中研究最清楚的是 NK 细胞数量和功能的改变。过多的 dNK 细胞募集和（或）增生以及细胞毒活性升高与植入失败和 RPL 有关[49]。促炎和抗炎性 T 细胞反应的失衡在流产中起作用，如局部和全身 Th17/Treg 比例的改变[49]。此外，可能还有 RPL 女性子宫内膜组织中关键的 Treg 转录因子（Foxp3）的表达降低[50]。树突状细胞数量增多也与流产相关[51,52]。免疫调节机制受损也与流产有关。母体 KIRs 和胎儿 HLA-C 变型的某种结合可对 NK 细胞的功能产生副作用，并与妊娠流产相关[53]，如同 HLA-G 表达降低的作用[37]。B7 共刺激途径和凋亡诱导的 TNF 超家族成员表达的改变与流产相关[54,55]。据报道，RPL 中 IDO 的表达水平降低[43]。

先兆子痫

先兆子痫根据妊娠 20 周后新发高血压（> 140/90 mmHg）及其他临床表现进行临床诊断，包括蛋白尿、血小板计数低、肝或肾功能受损、肺水肿或新发头痛或视力障碍。先兆子痫发

生于 3% ～ 7% 的健康孕妇，目前唯一有效可行的确切治疗是
将胎盘娩出，随之将胎儿娩出。有几项研究表明，先兆子痫可
能是由于母体免疫适应或对父系同种异体抗原耐受不足引起的。
女性在第一次妊娠期间患先兆子痫的风险增加，并且与同一伴
侣的性行为和第一次受孕之间的时间间隔短，可增加先兆子痫
的风险。而且，与同一伴侣的后续妊娠中，妊娠对先兆子痫的
发生有防护作用[34]。研究显示，精液含有父系 MHC Ⅰ型及Ⅱ型
抗原和高浓度的 TGF-β 可刺激 Treg 细胞增生。在小鼠，交配
时接触精液可诱导母体对父系同种异体抗原的耐受，以及子宫
Treg 细胞聚集，可促进着床[56]。

　　虽然先兆子痫的发病机制尚不完全清楚，但胎盘起核心作
用。越来越多的证据表明，母体 - 胎儿界面出现的免疫细胞发
生了妊娠早期改变，可导致妊娠后期母体免疫和血管功能障碍。
几项研究支持先兆子痫女性蜕膜及血液循环免疫细胞的数量、
表型和功能的变化。例如，dNK 细胞数量和激活的改变与先
兆子痫有关[57]。大多数研究报告显示，蜕膜巨噬细胞的活化数
量较多[58]及子宫巨噬细胞功能受损[59]。先兆子痫也与子宫树突
状细胞的募集[60]及 T 细胞比例和功能的改变有关。先兆子痫与
Th17 细胞增多、血液循环及蜕膜 Treg 的减少有关，因此 Th17/
Treg 比例增加[61]。

　　也有研究报告，先兆子痫的母体耐受的许多分子机制发生
了改变，包括循环血可溶性 HLA-G 减少[62]、胎盘 IDO 及 FasL
表达减少[63, 64]、循环血 TRAIL 水平降低[65]以及树突状细胞表
达免疫抑制性 B7H1 减少[66]。此外，有证据表明先兆子痫存在
KIR/HLA 错配。流行病学数据提示，通过影响 dNK 细胞分泌的
细胞因子和趋化因子，KIR-AA 亚型的女性怀有 HLA-C2 胎儿时
患先兆子痫的风险性增加[67]。研究显示，小鼠中这种 KIR/HLA

组合可影响胎盘形成[68]。

总之，母体 - 胎儿界面的这些早期免疫学改变可阐明母体在妊娠后期出现的全身症状，因为母体对滋养层的免疫反应异常可能影响着床、胎盘形成和血管重塑。这可能导致胎盘功能障碍，释放升高的促炎细胞因子、胎盘碎片及细胞外小泡进入母体血液循环，激发系统性炎症反应及血管内皮功能障碍。在先兆子痫女性中的确经常可见系统性炎症[34]。

胎盘固有免疫特性

接近母体 - 胎儿界面获得的感染可对妊娠产生显著威胁。因此，胎盘滋养层能够通过表达模式识别受体（pattern recognition receptor，PRR）以感知病原体和非传染性危险信号并做出反应。这被认为是对病原体做出的防御反应，有助于维持和促进健康妊娠[69,70]（图 4-1）。但是，如果控制不适当或不充分，这些相同的胎盘固有免疫通路可能通过破坏蜕膜免疫细胞的正常分布、表型及功能和（或）影响胎盘自身功能，在感染相关的妊娠并发症中起关键作用。

模式识别受体

模式识别受体［如 Toll 样受体（TLR）和 Nod 样受体（NLR）］被称为病原体相关分子模式（pathogen-associated molecular pattern，PAMP）的保守序列激活，由入侵的微生物或宿主源性损伤相关分子模式（damage-associated molecular pattern，DAMP）表达[69,70]。

TLR 是存在于细胞表面或内吞体的跨膜受体。人类有 10 种 TLR，小鼠有 12 种 TLR。每种 TLR 都有一种独特的配体结合域，可以感受特异的感染性 PAMP 或宿主源性 DAMP[71]。TLR2

与其共同受体 TLR1、TLR6 或 TLR10 协同识别革兰氏阳性细菌的肽聚糖和脂蛋白。TLR3 感受病毒 dsRNA，TLR4 感受革兰氏阴性细菌脂多糖（LPS），TLR5 感受细菌鞭毛蛋白，TLR7 及 TLR8 感受病毒 ssRNA，TLR9 感受细菌 DNA[71]。一旦被激活，TLR 通常介导炎症反应，特征是产生细胞因子 / 趋化因子和抗微生物 / 抗病毒因子。但是，发生反应的特异性是由 TLR 激活及其特异性信号通路控制的。

NLR 是检测微生物成分或 DAMP 的细胞质 PRR[72]。NLR（Nod1 和 Nod2）识别正常细菌生长或破坏过程中发生的细菌肽聚糖降解所产生的肽。Nod1 识别仅见于革兰氏阴性菌中的 D- 谷氨酰 - 内消旋 - 二氨基庚二酸（iE-DAP），而 Nod2 识别所有细菌释放的壁酰二肽（MDP）。Nod1 和 Nod2 均在激活后激发炎症细胞因子和趋化因子的反应[72]。另一类 NLR 通过激活炎症小体参与调节炎症细胞因子 IL-1β 的生成。NLR、NLRP1、NLRP3 及 NLRC4 可以感应感染性 PAMP，而 NLRP3 也可被诸如尿酸或三磷酸腺苷的危险信号激活[72]。当这些 NLR 激活时，炎症小体开始组装。炎症小体是一种蛋白复合体，由 NLR、适配蛋白、含有 CARD 及半胱天冬酶 -1 的凋亡相关点状蛋白组成。一旦被组装，半胱天冬酶 -1 被激活，并将前 IL-1β 加工成分泌形式[72]。附加给复合体，炎症小体需要 2 种信号激活。第一种信号通常是微生物产物激活 TLR，导致前 IL-1β 表达上调。然后是第二种 PAMP 或 DAMP 信号，直接激活 NLR 以形成炎症小体[72]。

滋养层感应病原体相关分子模式及损伤相关分子模式

高剂量的细菌性 PAMP（如 LPS、iE-DAP 和 MDP）分别通过 TLR4、Nod1 及 Nod2 激发胎盘滋养层细胞产生轻度促炎细胞因子或趋化因子反应，较低或较高的生理剂量则不能诱导以上炎症 [73-75]。相反，低剂量 LPS 可激活更具免疫调节性的 Ⅰ 型干扰素 -β、RANTES 及 IP-10 反应 [76]。TLR2 激发（革兰氏阳性细菌肽聚糖）包括妊娠前 3 个月滋养层细胞凋亡，而在妊娠足月时可激发这些细胞的炎症反应 [77]。这种对肽聚糖的不同反应可能是由于 TLR2 共同受体 TLR6 在妊娠期间表达的差异引起的 [78]。相反，病毒 PAMP dsRNA 及 ssRNA 分别通过 TLR3 及 TLR8 激发强烈的滋养层趋化因子 / 细胞因子、Ⅰ 型干扰素和抗病毒反应 [79,80]。胎盘还能通过 NLR 对 DAMP 做出感应和反应。尿酸激活滋养层细胞 NLRP3 来驱动炎症小体活化剂 IL-1β 的生成 [81]，而另一种 DAMP［高迁移率族蛋白 1（high-mobility group box 1，HMGB-1）］通过激活 TLR4 诱导广泛的炎症细胞因子或趋化因子反应 [82]。除通过 TLR 及 NLR 诱导炎症外，感染性诱因可限制滋养层细胞迁移和入侵 [83-85]，并诱导抗血管生成反应 [86]。虽然这些研究证明滋养层细胞能够对多种感染性和非感染性诱因感应和反应，但也强调了胎盘 TLR 和 NLR 信号的复杂性。

妊娠并发症中 Toll 样受体及 Nod 样受体激活

已证实感染在早产中的作用 [87]。虽然感染导致早产的途径仍不完全清楚，但越来越多的证据表明，胎盘 TLR 及 NLR 可能起重要作用 [69,70]。研究最多的感染相关的早产小鼠模型之一应用高剂量细菌 LPS 激发胎盘和子宫炎症；TLR4[-/-] 小鼠则免受激发 [88]。细菌性 iE-DAP、细菌肽聚糖及病毒 dsRNA 也可以诱导早产 [89,90]。有趣的是，与体外研究一致，体内低剂量 LPS 仅在病理背景下才激发小鼠早产，如活动性病毒感染 [91] 或 IL-10 缺乏 [92]。因此，虽然 TLR 活化可调节早产，但正常妊娠似乎对某些细菌成分（如 LPS）有一定的耐受，并且可接受额外的信号（如病毒）来改变母体 - 胎儿界面对这些细菌信号的反应方式 [91]。尽管感染在早产儿中起重要作用，但相当比例的早产分娩显示没有感染的证据 [87]，表明不管何种诱因，都是炎症介质和下游事件引起组织损伤和病理的结果。DAMP 尿酸的确可在体内激发胎盘炎症和生长受限 [93]，而 HMGB-1 诱导早产 [94]。感染也与先兆子痫有关 [95]，虽然研究有限，但有研究报道以 TLR 为靶点的病毒成分在体内传递可诱导先兆子痫样症状 [96]。

胎盘 - 免疫相互作用失调

从着床到分娩，滋养层细胞不断与母体免疫细胞相互作用。如前所述，滋养层免疫细胞的相互作用可能对正常母体适应妊娠是重要的。但是，胎盘 PRR 激活可改变这种正常的相互作用。由此，滋养层炎症对 PAMP 或 DAMP 的反应可影响原有和募集的母体免疫细胞环境，并将其从支持性表型改变为过度活跃或危险的表型，这可能不利于成功妊娠。早产的临床研究和实验模型的确已有报告，母体 - 胎儿界面免疫细胞数量、群体或活化状态以及针对的特异免疫细胞的转换，已证实其在妊娠结果中的关键作用 [97]。因此，胎盘对 PAMP 或 DAMP 的固有免疫反应在免疫平衡中是可能转换的 [69,97]。

小结及未来方向

这篇综述旨在概述目前对正常和病理妊娠期间胎盘免疫学和母体免疫调节机制的理解。然而，仍有许多问题有待解答。一旦母体免疫细胞进入母体 - 胎儿界面，胎盘会发出什么信号激发母体免疫细胞特化？在整个妊娠期间，蜕膜中母体免疫细胞类型的功能是什么？为什么有些妊娠可引发免疫排斥，而其他妊娠没有？总之，显而易见，蜕膜、母体免疫细胞与胎盘之间存在多层次的相互作用；高通量技术已能够识别人类蜕膜中新的免疫细胞群和 dNK 细胞亚群[98,99]。因此，需要更多的研究进一步阐明这些细胞类型之间的对话和相互作用。而且，虽然我们知道感染可增加产科疾病的风险性，但需要更多的临床和体内研究以阐明以上涉及的机制，从而在未来我们可以做出预测及治疗策略。尽管我们做出了努力，但正常人类妊娠的免疫学仍然是神秘的，需要更多的研究来更新我们对病理性妊娠免疫学的理解。

公开说明

作者无利益冲突。

参考文献

1. Mor G, Abrahams VM. The immunology of pregnancy. In: Creasy R, Resnik R, Iams J, et al, editors. Maternal-fetal medicine. 7 edition. Elsevier; 2017.
2. Bulmer JN, Pace D, Ritson A. Immunoregulatory cells in human decidua: morphology, immunohistochemistry and function. Reprod Nutr Dev 1988; 28(6B):1599–613.
3. Trundley A, Moffett A. Human uterine leukocytes and pregnancy. Tissue Antigens 2004;63(1):1–12.
4. Vacca P, Montaldo E, Croxatto D, et al. Identification of diverse innate lymphoid cells in human decidua. Mucosal Immunol 2015;8(2):254–64.
5. Tilburgs T, Schonkeren D, Eikmans M, et al. Human decidual tissue contains differentiated CD8+ effector-memory T cells with unique properties. J Immunol 2010;185(7):4470–7.
6. Moffett-King A. Natural killer cells and pregnancy. Nat Rev Immunol 2002;2(9): 656–63.
7. Keskin DB, Allan DS, Rybalov B, et al. TGFbeta promotes conversion of CD16+ peripheral blood NK cells into CD16- NK cells with similarities to decidual NK cells. Proc Natl Acad Sci U S A 2007;104(9):3378–83.
8. Manaster I, Mizrahi S, Goldman-Wohl D, et al. Endometrial NK cells are special immature cells that await pregnancy. J Immunol 2008;181(3):1869–76.
9. Gamliel M, Goldman-Wohl D, Isaacson B, et al. Trained memory of human uterine NK cells enhances their function in subsequent pregnancies. Immunity 2018; 48(5):951–962 e5.
10. Kopcow HD, Allan DS, Chen X, et al. Human decidual NK cells form immature

activating synapses and are not cytotoxic. Proc Natl Acad Sci U S A 2005; 102(43):15563–8.

11. Hanna J, Goldman-Wohl D, Hamani Y, et al. Decidual NK cells regulate key developmental processes at the human fetal-maternal interface. Nat Med 2006;12(9): 1065–74.

12. Ashkar AA, Di Santo JP, Croy BA. Interferon gamma contributes to initiation of uterine vascular modification, decidual integrity, and uterine natural killer cell maturation during normal murine pregnancy. J Exp Med 2000;192(2):259–70.

13. Fraser R, Whitley GS, Johnstone AP, et al. Impaired decidual natural killer cell regulation of vascular remodelling in early human pregnancies with high uterine artery resistance. J Pathol 2012;228(3):322–32.

14. Guimond MJ, Luross JA, Wang B, et al. Absence of natural killer cells during murine pregnancy is associated with reproductive compromise in TgE26 mice. Biol Reprod 1997;56(1):169–79.

15. Ning F, Liu H, Lash GE. The role of decidual macrophages during normal and pathological pregnancy. Am J Reprod Immunol 2016;75(3):298–309.

16. Tang Z, Abrahams VM, Mor G, et al. Placental Hofbauer cells and complications of pregnancy. Ann N Y Acad Sci 2011;1221:103–8.

17. Young OM, Tang Z, Niven-Fairchild T, et al. Toll-like receptor-mediated responses by placental Hofbauer cells (HBCs): a potential pro-inflammatory role for fetal M2 macrophages. Am J Reprod Immunol 2015;73(1):22–35.

18. Houser BL, Tilburgs T, Hill J, et al. Two unique human decidual macrophage populations. J Immunol 2011;186(4):2633–42.

19. Nagamatsu T, Schust DJ. The contribution of macrophages to normal and pathological pregnancies. Am J Reprod Immunol 2010;63(6):460–71.

20. Nancy P, Erlebacher A. T cell behavior at the maternal-fetal interface. Int J Dev Biol 2014;58(2–4):189–98.

21. Mjosberg J, Berg G, Jenmalm MC, et al. FOXP3+ regulatory T cells and T helper 1, T helper 2, and T helper 17 cells in human early pregnancy decidua. Biol Reprod 2010;82(4):698–705.

22. Erlebacher A. Mechanisms of T cell tolerance towards the allogeneic fetus. Nat Rev Immunol 2013;13(1):23–33.

23. Fu B, Li X, Sun R, et al. Natural killer cells promote immune tolerance by regulating inflammatory TH17 cells at the human maternal-fetal interface. Proc Natl Acad Sci U S A 2013;110(3):E231–40.

24. Saito S, Nakashima A, Shima T, et al. Th1/Th2/Th17 and regulatory T-cell paradigm in pregnancy. Am J Reprod Immunol 2010;63(6):601–10.

25. Aluvihare VR, Kallikourdis M, Betz AG. Regulatory T cells mediate maternal tolerance to the fetus. Nat Immunol 2004;5(3):266–71.

26. Schumacher A, Zenclussen AC. Regulatory T cells: regulators of life. Am J Reprod Immunol 2014;72(2):158–70.

27. Du MR, Guo PF, Piao HL, et al. Embryonic trophoblasts induce decidual regulatory T cell differentiation and maternal-fetal tolerance through thymic stromal lymphopoietin instructing dendritic cells. J Immunol 2014;192(4):1502–11.

28. Rowe JH, Ertelt JM, Xin L, et al. Pregnancy imprints regulatory memory that sustains anergy to fetal antigen. Nature 2012;490(7418):102–6.

29. Tagliani E, Erlebacher A. Dendritic cell function at the maternal-fetal interface. Expert Rev Clin Immunol 2011;7(5):593–602.

30. Collins MK, Tay CS, Erlebacher A. Dendritic cell entrapment within the pregnant uterus inhibits immune surveillance of the maternal/fetal interface in mice. J Clin Invest 2009;119(7):2062–73.

31. Plaks V, Birnberg T, Berkutzki T, et al. Uterine DCs are crucial for decidua formation during embryo implantation in mice. J Clin Invest 2008;118(12):3954–65.

32. Bianchi DW, Zickwolf GK, Weil GJ, et al. Male fetal progenitor cells persist in maternal blood for as long as 27 years postpartum. Proc Natl Acad Sci U S A 1996;93(2):705–8.

33. Tannetta D, Collett G, Vatish M, et al. Syncytiotrophoblast extracellular vesicles - Circulating biopsies reflecting placental health. Placenta 2017;52:134–8.

34. Redman CW, Sargent IL. Immunology of pre-eclampsia. Am J Reprod Immunol 2010;63(6):534–43.

35. Hackmon R, Pinnaduwage L, Zhang J, et al. Definitive class I human leukocyte antigen expression in gestational placentation: HLA-F, HLA-E, HLA-C, and HLA-G in extravillous trophoblast invasion on placentation, pregnancy, and parturition. Am J Reprod Immunol 2017;77(6):1–11.

36. Hunt JS, Langat DK, McIntire RH, et al. The role of HLA-G in human pregnancy. Reprod Biol Endocrinol 2006;4(Suppl 1):S10.

37. Ferreira LMR, Meissner TB, Tilburgs T, et al. HLA-G: at the interface of maternal-fetal tolerance. Trends Immunol 2017;38(4):272–86.

38. Kshirsagar SK, Alam SM, Jasti S, et al. Immunomodulatory molecules are released from the first trimester and term placenta via exosomes. Placenta 2012;33(12):982–90.

39. Petroff MG, Perchellet A. B7 family molecules as regulators of the maternal immune system in pregnancy. Am J Reprod Immunol 2010;63(6):506–19.

40. Barrientos G, Freitag N, Tirado-Gonzalez I, et al. Involvement of galectin-1 in reproduction: past, present and future. Hum Reprod Update 2014;20(2):175–93.

41. Blois SM, Ilarregui JM, Tometten M, et al. A pivotal role for galectin-1 in fetomaternal tolerance. Nat Med 2007;13(12):1450–7.

42. Chang RQ, Li DJ, Li MQ. The role of indoleamine-2,3-dioxygenase in normal and pathological pregnancies. Am J Reprod Immunol 2018;79(4):e12786.

43. Ban Y, Chang Y, Dong B, et al. Indoleamine 2,3-dioxygenase levels at the normal and recurrent spontaneous abortion fetal-maternal interface. J Int Med Res 2013; 41(4):1135–49.

44. Munn DH, Zhou M, Attwood JT, et al. Prevention of allogeneic fetal rejection by tryptophan catabolism. Science 1998;281(5380):1191–3.

45. Mezrich JD, Fechner JH, Zhang X, et al. An interaction between kynurenine and the aryl hydrocarbon receptor can generate regulatory T cells. J Immunol 2010; 185(6):3190–8.

46. Abrahams VM, Straszewski-Chavez SL, Guller S, et al. First trimester trophoblast cells secrete Fas ligand which induces immune cell apoptosis. Mol Hum Reprod 2004;10(1):55–63.

47. Stenqvist AC, Nagaeva O, Baranov V, et al. Exosomes secreted by human placenta carry functional Fas ligand and TRAIL molecules and convey apoptosis in activated immune cells, suggesting exosome-mediated immune privilege of the fetus. J Immunol 2013;191(11):5515–23.

48. Phillips TA, Ni J, Pan G, et al. TRAIL (Apo-2L) and TRAIL receptors in human placentas: implications for immune privilege. J Immunol 1999;162(10):6053–9.

49. Kwak-Kim J, Bao S, Lee SK, et al. Immunological modes of pregnancy loss: inflammation, immune effectors, and stress. Am J Reprod Immunol 2014;72(2): 129–40.

50. Jasper MJ, Tremellen KP, Robertson SA. Primary unexplained infertility is associ-

ated with reduced expression of the T-regulatory cell transcription factor Foxp3 in endometrial tissue. Mol Hum Reprod 2006;12(5):301–8.

51. Askelund K, Liddell HS, Zanderigo AM, et al. CD83(+)dendritic cells in the decidua of women with recurrent miscarriage and normal pregnancy. Placenta 2004;25(2–3):140–5.

52. Huang C, Zhang H, Chen X, et al. Association of peripheral blood dendritic cells with recurrent pregnancy loss: a case-controlled study. Am J Reprod Immunol 2016;76(4):326–32.

53. Chazara O, Xiong S, Moffett A. Maternal KIR and fetal HLA-C: a fine balance. J Leukoc Biol 2011;90(4):703–16.

54. Jin LP, Fan DX, Zhang T, et al. The costimulatory signal upregulation is associated with Th1 bias at the maternal-fetal interface in human miscarriage. Am J Reprod Immunol 2011;66(4):270–8.

55. Banzato PC, Daher S, Traina E, et al. FAS and FAS-L genotype and expression in patients with recurrent pregnancy loss. Reprod Sci 2013;20(9):1111–5.

56. Robertson SA, Guerin LR, Bromfield JJ, et al. Seminal fluid drives expansion of the CD4+CD25+ T regulatory cell pool and induces tolerance to paternal alloantigens in mice. Biol Reprod 2009;80(5):1036–45.

57. Moffett A, Hiby SE. How Does the maternal immune system contribute to the development of pre-eclampsia? Placenta 2007;28(Suppl A):S51–6.

58. Schonkeren D, van der Hoorn ML, Khedoe P, et al. Differential distribution and phenotype of decidual macrophages in preeclamptic versus control pregnancies. Am J Pathol 2011;178(2):709–17.

59. Przybyl L, Haase N, Golic M, et al. CD74-downregulation of placental macrophage-trophoblastic interactions in preeclampsia. Circ Res 2016;119(1):55–68.

60. Huang SJ, Chen CP, Schatz F, et al. Pre-eclampsia is associated with dendritic cell recruitment into the uterine decidua. J Pathol 2008;214(3):328–36.

61. Saito S. Th17 cells and regulatory T cells: new light on pathophysiology of pre-eclampsia. Immunol Cell Biol 2010;88(6):615–7.

62. Yie SM, Taylor RN, Librach C. Low plasma HLA-G protein concentrations in early gestation indicate the development of preeclampsia later in pregnancy. Am J Obstet Gynecol 2005;193(1):204–8.

63. Kudo Y, Boyd CA, Sargent IL, et al. Decreased tryptophan catabolism by placental indoleamine 2,3-dioxygenase in preeclampsia. Am J Obstet Gynecol 2003;188(3):719–26.

64. Prusac IK, Zekic Tomas S, Roje D. Apoptosis, proliferation and Fas ligand expression in placental trophoblast from pregnancies complicated by HELLP syndrome or pre-eclampsia. Acta Obstet Gynecol Scand 2011;90(10):1157–63.

65. Chaemsaithong P, Chaiworapongsa T, Romero R, et al. Maternal plasma soluble TRAIL is decreased in preeclampsia. J Matern Fetal Neonatal Med 2014;27(3):217–27.

66. Darmochwal-Kolarz D, Kludka-Sternik M, Kolarz B, et al. The expression of B7-H1 and B7-H4 co-stimulatory molecules on myeloid and plasmacytoid dendritic cells in pre-eclampsia and normal pregnancy. J Reprod Immunol 2013;99(1–2):33–8.

67. Hiby SE, Walker JJ, O'Shaughnessy KM, et al. Combinations of maternal KIR and fetal HLA-C genes influence the risk of preeclampsia and reproductive success. J Exp Med 2004;200(8):957–65.

68. Kieckbusch J, Gaynor LM, Moffett A, et al. MHC-dependent inhibition of uterine NK cells impedes fetal growth and decidual vascular remodelling. Nat Commun 2014;5:3359.

69. Abrahams VM. Pattern recognition at the maternal-fetal interface. Immunol Invest 2008;37(5):427–47.

70. Abrahams VM. The role of the Nod-like receptor family in trophoblast innate immune responses. J Reprod Immunol 2011;88(2):112–7.

71. Kawai T, Akira S. The role of pattern-recognition receptors in innate immunity: update on Toll-like receptors. Nat Immunol 2010;11(5):373–84.

72. Franchi L, Warner N, Viani K, et al. Function of Nod-like receptors in microbial recognition and host defense. Immunol Rev 2009;227(1):106–28.

73. Abrahams VM, Bole-Aldo P, Kim YM, et al. Divergent trophoblast responses to bacterial products mediated by TLRs. J Immunol 2004;173(7):4286–96.

74. Costello MJ, Joyce SK, Abrahams VM. NOD protein expression and function in first trimester trophoblast cells. Am J Reprod Immunol 2007;57(1):67–80.

75. Mulla MJ, Yu AG, Cardenas I, et al. Regulation of Nod1 and Nod2 in first trimester trophoblast cells. Am J Reprod Immunol 2009;61(4):294–302.

76. Racicot K, Kwon JY, Aldo P, et al. Type I interferon regulates the placental inflammatory response to bacteria and is targeted by virus: mechanism of polymicrobial infection-induced preterm birth. Am J Reprod Immunol 2016;75(4):451–60.

77. Ma Y, Krikun G, Abrahams VM, et al. Cell type-specific expression and function of toll-like receptors 2 and 4 in human placenta: implications in fetal infection. Placenta 2007;28(10):1024–31.

78. Abrahams VM, Aldo PB, Murphy SP, et al. TLR6 modulates first trimester trophoblast responses to peptidoglycan. J Immunol 2008;180(9):6035–43.

79. Abrahams VM, Schaefer TM, Fahey JV, et al. Expression and secretion of antiviral factors by trophoblast cells following stimulation by the TLR-3 agonist, Poly(I:C). Hum Reprod 2006;21:2432–9.

80. Potter JA, Garg M, Girard S, et al. Viral single stranded RNA induces a trophoblast pro-inflammatory and antiviral response in a TLR8-dependent and -independent manner. Biol Reprod 2015;92(1):17.

81. Mulla MJ, Myrtolli K, Potter J, et al. Uric acid induces trophoblast IL-1beta production via the inflammasome: implications for the pathogenesis of preeclampsia. Am J Reprod Immunol 2011;65(6):542–8.

82. Shirasuna K, Seno K, Ohtsu A, et al. AGEs and HMGB1 increase inflammatory cytokine production from human placental cells, resulting in an enhancement of monocyte migration. Am J Reprod Immunol 2016;75(5):557–68.

83. Yamamoto-Tabata T, McDonagh S, Chang HT, et al. Human cytomegalovirus interleukin-10 downregulates metalloproteinase activity and impairs endothelial cell migration and placental cytotrophoblast invasiveness in vitro. J Virol 2004; 78(6):2831–40.

84. Arechavaleta-Velasco F, Ma Y, Zhang J, et al. Adeno-associated virus-2 (AAV-2) causes trophoblast dysfunction, and placental AAV-2 infection is associated with preeclampsia. Am J Pathol 2006;168(6):1951–9.

85. Kim YM, Romero R, Oh SY, et al. Toll-like receptor 4: a potential link between "danger signals," the innate immune system, and preeclampsia? Am J Obstet Gynecol 2005;193(3 Pt 2):921–7.

86. Nakada E, Walley KR, Nakada T, et al. Toll-like receptor-3 stimulation upregulates sFLT-1 production by trophoblast cells. Placenta 2009;30(9):774–9.

87. Goldenberg RL, Culhane JF, Iams JD, et al. Epidemiology and causes of preterm birth. Lancet 2008;371(9606):75–84.

88. Elovitz MA, Mrinalini C. Animal models of preterm birth. Trends Endocrinol Metab 2004;15(10):479–87.

89. Cardenas I, Mulla MJ, Myrtolli K, et al. Nod1 activation by bacterial iE-DAP in-

duces maternal-fetal inflammation and preterm labor. J Immunol 2011;187(2): 980–6.

90. Koga K, Cardenas I, Aldo P, et al. Activation of TLR3 in the trophoblast is associated with preterm delivery. Am J Reprod Immunol 2009;61(3):196–212.

91. Cardenas I, Mor G, Aldo P, et al. Placental viral infection sensitizes to endotoxin-induced pre-term labor: a double hit hypothesis. Am J Reprod Immunol 2011; 65(2):110–7.

92. Murphy SP, Fast LD, Hanna NN, et al. Uterine NK cells mediate inflammation-induced fetal demise in IL-10-null mice. J Immunol 2005;175(6):4084–90.

93. Brien ME, Duval C, Palacios J, et al. Uric acid crystals induce placental inflammation and alter trophoblast function via an IL-1-dependent pathway: implications for fetal growth restriction. J Immunol 2017;198(1):443–51.

94. Gomez-Lopez N, Romero R, Plazyo O, et al. Intra-amniotic administration of HMGB1 induces spontaneous preterm labor and birth. Am J Reprod Immunol 2016;75(1):3–7.

95. Racicot K, Mor G. Risks associated with viral infections during pregnancy. J Clin Invest 2017;127(5):1591–9.

96. Chatterjee P, Weaver LE, Doersch KM, et al. Placental Toll-like receptor 3 and Toll-like receptor 7/8 activation contributes to preeclampsia in humans and mice. PLoS One 2012;7(7):e41884.

97. Gomez-Lopez N, StLouis D, Lehr MA, et al. Immune cells in term and preterm labor. Cell Mol Immunol 2014;11(6):571–81.

98. Vento-Tormo R, Efremova M, Botting RA, et al. Single-cell reconstruction of the early maternal-fetal interface in humans. Nature 2018;563(7731):347–53.

99. Vazquez J, Chavarria M, Li Y, et al. Computational flow cytometry analysis reveals a unique immune signature of the human maternal-fetal interface. Am J Reprod Immunol 2018;79(1):1–9.

第五章 糖尿病、肥胖症和胎盘

Gernot Desoye PhD、Mila Cervar-Zivkovic MD PhD 著

马英腾 译，陈定宝 审校

关键词

- 胰岛素 • 葡萄糖 • 胎盘发育 • 胎儿表型
- 两性差异 • 应激

要 点

- 妊娠前 3 个月母体新陈代谢及炎性改变可改变胎盘发育并决定胎盘的生长规律 (trajectories)，最终影响胎儿和新生儿的表型。

- 糖尿病及肥胖症患者的胎盘表型和对环境干扰的分子反应是有两性差异的，女性胎儿的胎盘更具可塑性。

- 在妊娠晚期观察到，与糖尿病和（或）肥胖症有关的多种胎盘改变的结果对胎儿发育的影响尚不清楚。这些结果的确可以对改变的母体 - 胎儿环境产生适应性反应，以维持胎儿环境的稳定。

健康问题——胎盘受影响了吗？

肥胖症和 2 型糖尿病已经成为不断升级的全球性健康问题。2016 年，国际上肥胖症的定义是体重指数 $\geq 30 \text{ kg/m}^2$，在 18 岁以上人群中，发病率为 13.1%，而在 1980 年为 5.3%[1]。重要的是，肥胖症是 2 型糖尿病的主要危险因素，因此糖尿病人群的数量从 1980 年的 1.08 亿增加到 2014 年的 4.22 亿，其中 90%

为 2 型糖尿病。在 2014 年，糖尿病在全球 18 岁以上成人中占 8.5%[2]。国际糖尿病联盟的规划预计至 2045 年这一数量将增至 5 亿[3]。

在妊娠前糖尿病（1 型糖尿病和 2 型糖尿病）和妊娠糖尿病（GDM）中，母体葡萄糖 - 胰岛素轴的破坏及母体肥胖症可增加母亲和后代在以后的生活中发生肥胖症和 2 型糖尿病的风险性。因此，一个肥胖的孕妇或患有 1 型糖尿病、2 型糖尿病或 GDM 的女性可使后代有风险发生肥胖且后来还发生 2 型糖尿病。这种妊娠情况下出生的女婴，当她们已经超重或肥胖后怀孕时，反过来可增加下一代患此病的风险性。这种连续事件构成自我持续的循环，是我们见到的肥胖症和 2 型糖尿病流行的原因[4,5]。

有鉴于此，应尤其注意年轻人的肥胖症。在欧洲，超过 20% 的孩子在 10 岁时超重或肥胖[6]。流行病学证据显示，出生时伴有过度肥胖（通常描述为"巨大"或出生时大于胎龄）与青年时期超重或肥胖症明显相关，通常具有代谢综合征的特征。这种相关性不依赖于种族和遗传学，可能通过表观遗传学的改变来调节[7-10]。这种变化在胎儿发育中可被胎儿高血糖症、高胰岛素血症或其他代谢紊乱诱发。例如，肥胖女性生的孩子在 2 岁时不仅储藏了较多的甘油三酯，而且有更多的脂肪细胞[11]。因此，有证据提示，出生前过度的脂肪堆积导致婴儿出生时伴有更大的脂肪储存能力，造成肥胖症和 2 型糖尿病的流行。由此引出了一个问题，胎盘作为母亲与胎儿之间营养的门户，是如何引起过多的新生儿肥胖症的？

早期妊娠事件

虽然妊娠糖尿病常常在妊娠期第 24 ～ 28 周筛查，但在随后诊断为妊娠糖尿病的女性可能早在第 9 ～ 10 周就存在高血糖症[12]。而且，尽管对于非妊娠成人的血糖管理有了明显改善，患有孕前糖尿病的女性，特别是患有 1 型糖尿病的女性，在妊娠孕很早期出现高血糖。由此将糖尿病在妊娠早期与肥胖症区分开来，因为肥胖的孕妇血糖正常而呈血胰岛素增多[13]。

胎盘的生长速度在最初 3 个月最快[14]，在这段时期内胎盘组织对环境干扰最敏感。高血糖症与高胰岛素血症均可能与胎盘生长的变化有关[15,16]。值得注意的是，继发于较低平均值的 DNA 甲基化，早期胎盘比妊娠晚期显示更具可塑性[17]。11 ～ 13 周的胎盘体积（一种生长标志）与新生儿体重等级相关。在最初 3 个月末期，胎龄大的新生儿胎盘比胎龄正常的新生儿胎盘的体积大[18]。虽然出生时体重较大是新生儿肥胖的一个不良指征，但一部分胎龄大的新生儿可能在宫内生长时已堆积了过多脂肪。而且，14 周的胎盘体积和 14 ～ 17 周胎盘体积的变化与胎儿人体测量指标相关，包括 36 周时的腹围[19]（图 5-1）。

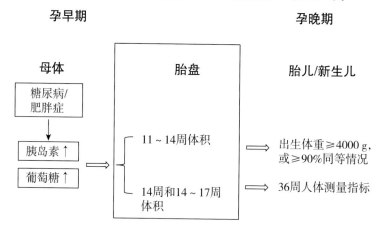

图 5-1　母亲的早期代谢变化包括高血糖和（或）高胰岛素血症，可影响早期胎盘的生长，进而与胎儿及新生儿表型相关。因此，母亲的生活方式及其他干预必须在妊娠期间甚至在妊娠前尽早开始。这并不排除其他母体代谢物的早期影响，如棕榈酸或炎症介质，但缺乏证据

　　因为在妊娠前 3 个月，胰岛素受体主要位于合体滋养层细胞表面，胰岛素水平升高可直接发出信号影响胎盘生长和代谢。有趣的是，在妊娠 12 ～ 14 周进行静脉内葡萄糖耐量试验（glucose tolerance test，GTT）后，胰岛素曲线下的面积与妊娠末期的胎盘重量有关；而对于妊娠前或第 34 ～ 36 周进行的GTT，胰岛素曲线下的面积则与胎盘重量无关[16]。这表明妊娠早期的代谢事件影响胎盘形成、程序性胎盘生长和发育，并提示母体胰岛素在这些过程中起作用。与这一推论相符合，胎儿生长与胎盘生长和功能有关，由妊娠早期的事件决定[20]。

　　我们最近提出一个模型，将胎盘早期生长及母体代谢变化（主要是葡萄糖 - 胰岛素轴）与胎儿和新生儿的过度脂肪堆积联系起来[21,22]。仍不清楚葡萄糖 / 胰岛素可刺激胎盘早期生长的机制。可能涉及刺激细胞滋养层细胞与合体滋养层细胞的融合，通过这种方式使负责运送营养物质给胎儿的滋养层细胞室扩张。胰岛素通过激活合体滋养层细胞蛋白激酶 B，诱导基质 - 金属蛋白酶 14（matrix-metalloproteinase 14，MMP14）（一种位于细胞滋养层细胞表面的酶）。MMP14 在滋养层细胞融合的过程中起作用。MMP14 在 1 型糖尿病患者妊娠时也上调，可能由母体胰岛素水平诱导，因为其水平与平均每日胰岛素剂量有关（这些孕妇妊娠前 3 个月血液循环胰岛素水平的一种间接测定）[23]。

　　使滋养层细胞室扩张的类似机制可能在肿瘤坏死因子 α（TNF-α）升高 MMP14 水平的肥胖女性中起作用[23]。相反，因为滋养层细胞胰岛素的抵抗，胰岛素在肥胖女性身上的作用似乎比消瘦女性小，从胰岛素对滋养层细胞基因表达的影响减少可推测[13]。因此，在孕早期高胰岛素水平的刺激可降低肥胖女性对胰岛素信号通路的敏感性。

　　细胞外高血糖可激活多种类型细胞的线粒体活性，从而增强活性氧自由基（reactive oxygen species，ROS）的生成，因此，线粒体及其功能障碍可导致糖尿病和肥胖症的胎盘适应不良。与非肥胖女性相比，肥胖女性在妊娠前 3 个月滋养层细胞中调节线粒体代谢的几种基因是下调的[24]。但是，体外研究通常应用 21% 的氧气，可形成高氧状态，可能会抑制细胞抗氧化防御机制。值得注意的是，当妊娠前 3 个月的滋养层细胞在较低生理氧张力下培养时，高血糖可增加 ROS 水平，但不依赖于线粒体活性，表明 ROS 不是由线粒体产生的[15]。

　　绒毛间隙氧张力的改变是蜕膜螺旋动脉重塑的生理反应，是胎盘发育早期的关键驱动因素。任何与母体糖尿病、肥胖症或两者同时相关的螺旋动脉重塑的改变都会影响输送到绒毛间隙的氧浓度，进而诱导胎盘适应性反应[22]。妊娠合并 1 型糖尿病时，胎盘显示氧化应激增强的迹象，以改变绒毛间隙氧张力。对这一观点的支持来自对分离的原代滋养层细胞的体外试验。在试验中，氧张力增加是标志物，而不是高血糖或 TNF-α 增加的氧化应激[25]。但是，TNF-α 可能通过增强妊娠早期滋养层中的炎性细胞因子及趋化因子而成为有害因素[26,27]。

　　尚不清楚这些早期胎盘改变对胎儿生长的影响后果。历史上，由于蜕膜动脉的植入和重塑问题，1 型糖尿病伴有胎盘和胎儿早期生长迟缓[28,29]，与新生儿胎龄小有关[30]。近年来，孕前及母体血糖控制的改善已缓解了这些问题。但是，1 型糖尿病母亲所生的新生儿仍然存在并发症的风险，但不是过度生长或胎龄过大的风险[31]。一个尚需验证而有吸引力的假设是，母体胰岛素引起胎儿过度生长导致新生儿过度肥胖。

孕晚期

　　在进行妊娠糖尿病试验之前，胎儿通常会受到代谢变化的刺激[32]。胎儿脂肪库从第 14 周开始出现[33]，胎儿脂肪过多的增加最早可在妊娠 17 ～ 20 周检测到，远早于通常妊娠糖尿病诊断筛查的时间[34,35]。这一事实强调了妊娠前半期（如前所述）和早期胎儿高胰岛素血症的重要作用，作为脂肪生成的关键驱动因素，对新生儿胎龄影响较大[36]。

妊娠早期的胎儿高血糖以及胎儿其他促胰岛素分泌因子浓度的升高（如亮氨酸和精氨酸）可能是此时刺激胎儿胰腺的原因。由此产生的胎儿高胰岛素血症使母体 - 胎儿之间葡萄糖浓度梯度陡增，随后葡萄糖流入胎儿增加，即所谓的"胎儿葡萄糖窃取"[37]。妊娠早期经胎盘转运葡萄糖或促胰岛素分泌因子的增加可能与糖尿病、肥胖症或两者均相关。

孕末期

与母体糖尿病、肥胖症或者两者均相关的多种胎盘改变在孕末期已有描述，并被充分综述[38-48]。表 5-1 列出了其中一些描述，总结了已有的研究结果。

目前还没有概念化的框架来描述任何或所有这些变化是如何导致这些妊娠特征性的胎儿脂肪过度堆积的。我们最近提出，或许胎盘的变化反映了适应性反应，以最终保护胎儿免受不利的宫内环境的影响[14]。然后，这种范式转变使胎盘（至少在孕晚期）担任一个单纯旁观者的角色，在合并妊娠前、妊娠糖尿病和（或）母体肥胖症的妊娠中决定胎儿或新生儿的表型。这一概念是有数据支持的。这些数据表明，在这种复杂的妊娠中，葡萄糖和脂肪酸的母体 - 胎儿转移并没有增加[49-51]。而此前，这一关键的胎盘功能被认为是在母体营养过剩的情况下发生的不利改变，从而导致了新生儿肥胖症。

表 5-1 糖尿病和（或）肥胖症的关键胎盘改变

	参考文献
胎儿缺氧可发生于妊娠糖尿病和妊娠前期糖尿病。糖尿病患者胎盘交换面积的增加是血管生成增强的结果。胎儿胰岛素是促血管生成因素之一，而且其他因素是胰岛素过度生成和（或）抗血管生成因子分泌量减少（图 5-2）	83-90
糖尿病和肥胖症患者的胎盘较重。它含有较多 DNA，在胎儿 - 胎盘血管周围储存较多的糖原，在合体滋养层细胞中储存较多甘油三酯	53、91-95
肥胖症与绒毛炎症及血栓形成有关。1 型糖尿病与螺旋动脉中的纤维蛋白样坏死及螺旋动脉粥样硬化有关	30、96、97
炎症细胞因子（IL-1b、IL-8、CXCR2 和 MCP-1）在胎盘中过度表达，尤其是肥胖症患者	98
在糖尿病患者胎盘中，参与生长、细胞骨架结构、氧化应激、炎症、凝血及凋亡调节的基因发生改变	98-100
糖尿病患者胎盘的基因表达存在性别差异，女性胎盘中的变化多于男性胎盘	101
与脂质代谢相关的胎盘基因在肥胖症、妊娠糖尿病及妊娠前期糖尿病中发生改变。妊娠糖尿病和肥胖症患者的脂肪酸经胎盘转移的量较低，没有变化或减少	50、51、53、77、102-105
妊娠糖尿病仅与蛋白质组的微小变化有关，可能是因为血糖控制充分	106
糖尿病患者胎盘葡萄糖转运蛋白的总体水平不变，导致妊娠糖尿病患者经胎盘葡萄糖转运的水平不变或降低	49、107、108
糖尿病和肥胖症中氨基酸转运的改变尚无定论，没有关于经胎盘转运的有用信息	109-111
糖尿病和肥胖症患者胎盘中的线粒体呼吸与超氧化物的过度生成、氧化应激及线粒体损伤有关	112-114
胎盘 DNA 甲基化在糖尿病和肥胖症患者中全面增加，伴有位点特异性改变。miRNA 图谱以性别特异性的方式被修改	115-121

以上讨论的观点坚持认为胎儿葡萄糖 - 胰岛素轴是胎儿脂肪积累的主要原因，从而导致在母体患有糖尿病、肥胖症或两者兼有的妊娠中出现新生儿表型。然而，关于母体脂质，特别是脂肪酸在这一过程中 的潜在作用一直有争议。母体甘油三酯在合体滋养层细胞表面被内皮细胞脂肪酶水解，释放出游离脂肪酸[52]。母体甘油三酯浓度增加常常与糖尿病及肥胖症有关，导致胎盘母体侧游离脂肪酸浓度升高。这些脂肪酸被合体滋养层细胞吸收，并在重新酯化以后以脂滴的形式存储[53,54]。当存在过多的母体脂肪酸时，滋养层细胞的储存能力可能被破坏，脂肪酸溢出并进入胎儿循环。尚不清楚母体源性脂肪酸在胎儿总体脂肪酸池中的比例，但总体经胎盘转移率是明显较低的（2% ~ 3%）[55]。

预防措施对胎盘的影响

从以上证据得出的结论是，在妊娠晚期，胎盘对确定合并母体糖尿病、肥胖症或两者兼有的妊娠相关的新生儿表型作用甚微。按照这一干预措施预防发生这种表型必须关注母体，并且必须在妊娠之前或尽早开始[33]。

母亲通过饮食补充 n-3 长链多不饱和脂肪酸，不改变后代的脂肪含量可达 1 年。但是，与男性胎儿相比，它以性别二态的方式影响胎盘转录组，干预女性胎儿胎盘转录改变的数量更多[56]。

许多妊娠糖尿病女性缺乏维生素 D，可增加患妊娠糖尿病的某些风险[57]。这引起了应用维生素 D 替代物来预防妊娠糖尿病的干预研究，并还有望减少后代伴发的肥胖症。然而，这些尝试并未成功。但由于维生素 D 对胎盘影响广泛，它们可能以几种方式改变胎盘功能[58-62]。分析接受这种干预的女性的胎盘样

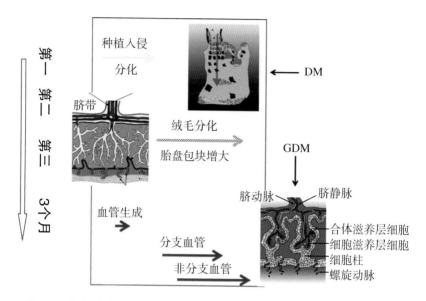

图 5-2   妊娠末期胎盘血管化增生是许多妊娠合并糖尿病、也可能是肥胖症女性的一个众所周知的特征，可能发生于孕早期。妊娠前期糖尿病（DM）可能在妊娠期前 3 个月对滋养层入侵有负面影响，导致妊娠期第二个 3 个月血管生成和血供受损，造成胎儿氧饱和不足，最终导致妊娠结局不良。妊娠糖尿病的代谢紊乱主要（但不完全）以妊娠期第二和第三个 3 个月的胎盘绒毛为靶点。胰岛素刺激胎儿代谢可增加需氧量，需要增加胎盘的氧交换面积。这通过增强胎儿 - 胎盘血管系统的血管生成来实现，主要由胎儿信号（如胰岛素）诱导（修改自 Rampersad R, Cervar-Zivkovic M, Nelson DM. Development and Anatomy of the Human Placenta. In：Kay HH, Neslon DM, Wang Y, editors. The Placenta, From Development to Disease. West Sussex：Blackwell Publishing Ltd；2011；获得许可 .)

本，可提供有关潜在代偿机制的有用信息，可能排除了对胎儿和新生儿有益的干预作用。

　　一种减少妊娠肥胖女性久坐行为的生活方式干预已显示可成功地减少新生儿肥胖症 [63]。虽然体力活动对胎盘的影响已有

文献报道 [64,65]，但减少久坐行为对胎盘发育和功能的作用尚未被研究。

未来的研究领域

尽管付出了大量的研究努力，但大量的未知领域仍限制了我们对母体代谢紊乱对胎盘发育和功能的影响以及生长中胎儿的结局的理解。因此，未来的研究应集中弥补某些以上空白，以提高我们的理解，最终可为这些妊娠中的母亲、胎盘和胎儿之间的相互作用建立概念化框架。下面列出了我们已经认识的一些重点研究领域。他们同意在这一领域发表的建议 [22,66,67]，但选择当然是有偏差的 [68]。

- 妊娠前 3 个月胎盘的发育和功能是如何受到代谢变化和炎症环境影响的，这些因素与母体脂肪堆积／肥胖症、妊娠糖尿病或高血糖症有关吗（妊娠糖尿病诊断不足）？

- 这些胎盘改变在整个妊娠期间是如何跟踪的？它们是如何决定胎儿生长发育和新生儿结局的？

- 妊娠糖尿病是一种异质性疾病，其特征不仅是胰岛素抵抗、胰岛素分泌缺陷或两者联合 [69]，还包括其他代谢变化 [70]。同样，肥胖症也不是一个同质性病种，因为一部分肥胖女性被认为是代谢健康，即代谢正常 [71]。未来的研究将必须应用更详细的女性表型特征来确定胎盘对这些条件反应的亚型。

- 胎盘转录组的性别二态性在整个组织和细胞水平已经得到了很好的证实，可解释母体糖尿病和肥胖症变化的某些性别依赖性 [72-74]。但是，对于这些基因表达差异的结构和功能的后果知之甚少。它们的深入特征将有助于理解：①进化压力如何促进胎盘表型的发生；②胎盘如何影响编程后代表型及后续儿童的性别依赖性发育变化。

- 虽然许多研究已集中于探讨胎盘对母体变化的反应，但很少有人致力于描述胎盘对母体代谢和炎症反应的作用[75]。我们提出了一种影响胎盘发育和功能的母体信号的双向相互作用，尤其在妊娠早期。这些胎盘变化随后通过胎盘特异性信号反馈给母体系统[76]。这些信号可能包括激素，如胎盘特异性生长激素、绒毛膜促性腺激素、胎盘催乳素及胎盘源性微泡，这些都可能有助于母体对妊娠的适应。

- 胎儿脂肪堆积增加可能是由于经胎盘脂肪酸转移增加所致。然而，胎儿能够利用葡萄糖作为前体从头合成脂肪酸，并且在母体患有糖尿病、肥胖症或两者兼有的妊娠中的确存在胎儿葡萄糖过量。尚不清楚母体源性脂肪酸对胎儿脂肪堆积的作用，但基于其转移有限以及妊娠糖尿病和肥胖症时游离脂肪酸转移进一步减少，因此其作用被认为是很小的[50,51]。虽然胎盘的氧化应激和线粒体功能已经得到了充分研究，但内质网应激并没有受到同样的重视。母体肥胖症的胎盘存在脂肪毒性[77,78]，但仍不清楚其对胎盘功能的影响[79]。

- 糖尿病女性分娩的胎儿常常缺氧，反映在红细胞计数及脐带血促红细胞生成素的增加。尚不清楚胎盘的代谢变化如何影响氧的分配。而且，经胎盘铁转运可能改变以利于胎儿产生各种胎儿血红蛋白，但不清楚细节和调节机制。

- 胎盘微泡被分泌到胎儿血液循环，但其作用尚不清楚[80,81]。它们可能构成针对各种胎儿器官的重要信号，因此导致表型及功能的变化，这仅在新生儿期及以后出现。

- 未来研究的一个重要领域将包括破译胎盘（如果有的话）在决定儿童后代表型中的作用。胎盘碱性磷酸酶与 4 岁和 6 ~ 7 岁肥胖症儿童期的关系[82] 表明了这一作用，但未来的努力需要显示因果关系并揭示潜在的机制。

总之，尽管在过去 70 年已积累了大量与母体糖尿病和肥胖症背景下的胎盘及胎儿相关的数据，但我们还远未了解胎盘在确定即时性方面的作用，但更重要的是，需要了解这些疾病对母亲主要是对后代的长期影响。

公开说明

作者没有任何声明。作者的工作由维也纳奥地利科学基金（FWF）、维也纳奥地利国家银行（OENB）的 Jubilee 基金以及欧洲委员会（布鲁塞尔）授予资助。

参考文献

1. WHO. Available at: https://www.who.int/gho/ncd/risk_factors/overweight_obesity/obesity_adults/en/.
2. Emerging Risk Factors Collaboration, Sarwar N, Gao P, Seshasai SR, et al. Diabetes mellitus, fasting blood glucose concentration, and risk of vascular disease: a collaborative meta-analysis of 102 prospective studies. Lancet 2010; 375(9733):2215–22.
3. Cho NH, Shaw JE, Karuranga S, et al. IDF diabetes atlas: global estimates of diabetes prevalence for 2017 and projections for 2045. Diabetes Res Clin Pract 2018;138:271–81.
4. Catalano PM. Obesity and pregnancy—the propagation of a viscous cycle? J Clin Endocrinol Metab 2003;88(8):3505–6.
5. Dabelea D, Harrod CS. Role of developmental overnutrition in pediatric obesity and type 2 diabetes. Nutr Rev 2013;71(Suppl 1):S62–7.
6. Ahrens W, Pigeot I, Pohlabeln H, et al. Prevalence of overweight and obesity in European children below the age of 10. Int J Obes 2014;38(Suppl 2):S99–107.
7. Gu S, An X, Fang L, et al. Risk factors and long-term health consequences of macrosomia: a prospective study in Jiangsu Province, China. J Biomed Res 2012;26(4):235–40.

8. Boney CM, Verma A, Tucker R, et al. Metabolic syndrome in childhood: association with birth weight, maternal obesity, and gestational diabetes mellitus. Pediatrics 2005;115(3):e290–6.

9. Raghavan S, Zhang W, Yang IV, et al. Association between gestational diabetes mellitus exposure and childhood adiposity is not substantially explained by offspring genetic risk of obesity. Diabet Med 2017;34(12):1696–700.

10. Hjort L, Novakovic B, Grunnet LG, et al. Diabetes in pregnancy and epigenetic mechanisms—how the first 9 months from conception might affect the child's epigenome and later risk of disease. Lancet Diabetes Endocrinol 2019;7(10):796–806.

11. Spalding KL, Arner E, Westermark PO, et al. Dynamics of fat cell turnover in humans. Nature 2008;453(7196):783–7.

12. Riskin-Mashiah S, Damti A, Younes G, et al. First trimester fasting hyperglycemia as a predictor for the development of gestational diabetes mellitus. Eur J Obstet Gynecol Reprod Biol 2010;152(2):163–7.

13. Lassance L, Haghiac M, Leahy P, et al. Identification of early transcriptome signatures in placenta exposed to insulin and obesity. Am J Obstet Gynecol 2015;212(5):647.e1-11.

14. Desoye G. The human placenta in diabetes and obesity: friend or foe? The 2017 Norbert Freinkel Award Lecture. Diabetes care 2018;41(7):1362–9.

15. Frohlich JD, Huppertz B, Abuja PM, et al. Oxygen modulates the response of first-trimester trophoblasts to hyperglycemia. Am J Pathol 2012;180(1):153–64.

16. O'Tierney-Ginn P, Presley L, Myers S, et al. Placental growth response to maternal insulin in early pregnancy. J Clin Endocrinol Metab 2015;100(1):159–65.

17. Novakovic B, Yuen RK, Gordon L, et al. Evidence for widespread changes in promoter methylation profile in human placenta in response to increasing gestational age and environmental/stochastic factors. BMC Genomics 2011;12:529.

18. Effendi M, Demers S, Giguere Y, et al. Association between first-trimester placental volume and birth weight. Placenta 2014;35(2):99–102.

19. Thame M, Osmond C, Bennett F, et al. Fetal growth is directly related to maternal anthropometry and placental volume. Eur J Clin Nutr 2004;58(6):894–900.

20. Smith GC. First-trimester determination of complications of late pregnancy. Jama 2010;303(6):561–2.

21. Desoye G, van Poppel M. The feto-placental dialogue and diabesity. Best Pract Res Clin Obstet Gynaecol 2015;29(1):15–23.

22. Hoch D, Gauster M, Hauguel-de Mouzon S, et al. Diabesity-associated oxidative and inflammatory stress signalling in the early human placenta. Mol Aspects Med 2019;66:21–30.

23. Hiden U, Glitzner E, Ivanisevic M, et al. MT1-MMP expression in first-trimester placental tissue is upregulated in type 1 diabetes as a result of elevated insulin and tumor necrosis factor-alpha levels. Diabetes 2008;57(1):150–7.

24. Lassance L, Haghiac M, Minium J, et al. Obesity-induced down-regulation of the mitochondrial translocator protein (TSPO) impairs placental steroid production. J Clin Endocrinol Metab 2015;100(1):E11–8.

25. Gauster M, Majali-Martinez A, Maninger S, et al. Maternal type 1 diabetes activates stress response in early placenta. Placenta 2017;50:110–6.

26. Siwetz M, Blaschitz A, El-Heliebi A, et al. TNF-alpha alters the inflammatory secretion profile of human first trimester placenta. Lab Invest 2016;96(4):428–38.

27. Lewis RM, Demmelmair H, Gaillard R, et al. The placental exposome: placental determinants of fetal adiposity and postnatal body composition. Ann Nutr Metab 2013;63(3):208–15.
28. Brown ZA, Mills JL, Metzger BE, et al. Early sonographic evaluation for fetal growth delay and congenital malformations in pregnancies complicated by insulin-requiring diabetes. National Institute of Child Health and Human Development Diabetes in Early Pregnancy Study. Diabetes care 1992;15(5):613–9.
29. Pedersen JF, Sorensen S, Molsted-Pedersen L. Serum levels of human placental lactogen, pregnancy-associated plasma protein A and endometrial secretory protein PP14 in first trimester of diabetic pregnancy. Acta Obstet Gynecol Scand 1998;77(2):155–8.
30. Barth WH Jr, Genest DR, Riley LE, et al. Uterine arcuate artery Doppler and decidual microvascular pathology in pregnancies complicated by type I diabetes mellitus. Ultrasound Obstet Gynecol 1996;8(2):98–103.
31. Mackin ST, Nelson SM, Kerssens JJ, et al. Diabetes and pregnancy: national trends over a 15 year period. Diabetologia 2018;61(5):1081–8.
32. Tisi DK, Burns DH, Luskey GW, et al. Fetal exposure to altered amniotic fluid glucose, insulin, and insulin-like growth factor-binding protein 1 occurs before screening for gestational diabetes mellitus. Diabetes Care 2011;34(1):139–44.
33. Poissonnet CM, Burdi AR, Garn SM. The chronology of adipose tissue appearance and distribution in the human fetus. Early Hum Dev 1984;10(1–2):1–11.
34. Macaulay S, Munthali RJ, Dunger DB, et al. The effects of gestational diabetes mellitus on fetal growth and neonatal birth measures in an African cohort. Diabet Med 2018;35(10):1425–33.
35. Sovio U, Murphy HR, Smith GC. Accelerated fetal growth prior to diagnosis of gestational diabetes mellitus: a prospective cohort study of nulliparous women. Diabetes care 2016;39(6):982–7.
36. Carpenter MW, Canick JA, Hogan JW, et al. Amniotic fluid insulin at 14-20 weeks' gestation: association with later maternal glucose intolerance and birth macrosomia. Diabetes care 2001;24(7):1259–63.
37. Desoye G, Nolan CJ. The fetal glucose steal: an underappreciated phenomenon in diabetic pregnancy. Diabetologia 2016;59(6):1089–94.
38. Desoye G, Hauguel-de Mouzon S. The human placenta in gestational diabetes mellitus. The insulin and cytokine network. Diabetes care 2007;30(Suppl 2):S120–6.
39. Hauguel-de Mouzon S, Shafrir E. Carbohydrate and fat metabolism and related hormonal regulation in normal and diabetic placenta. Placenta 2001;22(7):619–27.
40. Herrera E, Desoye G. Maternal and fetal lipid metabolism under normal and gestational diabetic conditions. Horm Mol Biol Clin Investig 2016;26(2):109–27.
41. Gauster M, Desoye G, Totsch M, et al. The placenta and gestational diabetes mellitus. Curr Diab Rep 2012;12(1):16–23.
42. Desoye G, Gauster M, Wadsack C. Placental transport in pregnancy pathologies. Am J Clin Nutr 2011;94(6 Suppl):1896S–902S.
43. Hiden U, Lang I, Ghaffari-Tabrizi N, et al. Insulin action on the human placental endothelium in normal and diabetic pregnancy. Curr Vasc Pharmacol 2009;7(4):460–6.
44. Hiden U, Glitzner E, Hartmann M, et al. Insulin and the IGF system in the human placenta of normal and diabetic pregnancies. J Anat 2009;215(1):60–8.
45. Desoye G, Shafrir E. Placental metabolism and its regulation in health and diabetes. Mol Aspects Med 1994;15(6):505–682.

46. Jiang S, Teague AM, Tryggestad JB, et al. Effects of maternal diabetes and fetal sex on human placenta mitochondrial biogenesis. Placenta 2017;57:26–32.

47. Subiabre M, Villalobos-Labra R, Silva L, et al. Role of insulin, adenosine, and adipokine receptors in the foetoplacental vascular dysfunction in gestational diabetes mellitus. Biochim Biophys Acta Mol Basis Dis 2019. [Epub ahead of print].

48. Jayabalan N, Nair S, Nuzhat Z, et al. Cross talk between adipose tissue and placenta in obese and gestational diabetes mellitus pregnancies via exosomes. Front Endocrinol (Lausanne) 2017;8:239.

49. Osmond DT, Nolan CJ, King RG, et al. Effects of gestational diabetes on human placental glucose uptake, transfer, and utilisation. Diabetologia 2000;43(5): 576–82.

50. Pagan A, Prieto-Sanchez MT, Blanco-Carnero JE, et al. Materno-fetal transfer of docosahexaenoic acid is impaired by gestational diabetes mellitus. Am J Physiol Endocrinol Metab 2013;305(7):E826–33.

51. Gazquez A, Prieto-Sanchez MT, Blanco-Carnero JE, et al. Altered materno-fetal transfer of ^{13}C-polyunsaturated fatty acids in obese pregnant women. Clin Nutr 2019 [pii:S0261-5614(19)30187-6].

52. Gauster M, Hiden U, van Poppel M, et al. Dysregulation of placental endothelial lipase in obese women with gestational diabetes mellitus. Diabetes 2011;60(10): 2457–64.

53. Hirschmugl B, Desoye G, Catalano P, et al. Maternal obesity modulates intracellular lipid turnover in the human term placenta. Int J Obes 2017;41(2):317–23.

54. Stirm L, Kovarova M, Perschbacher S, et al. BMI-independent effects of gestational diabetes on human placenta. J Clin Endocrinol Metab 2018;103(9): 3299–309.

55. Dancis J, Jansen V, Kayden HJ, et al. Transfer across perfused human placenta. II. Free fatty acids. Pediatr Res 1973;7(4):192–7.

56. Sedlmeier EM, Brunner S, Much D, et al. Human placental transcriptome shows sexually dimorphic gene expression and responsiveness to maternal dietary n-3 long-chain polyunsaturated fatty acid intervention during pregnancy. BMC Genomics 2014;15:941.

57. Xia J, Song Y, Rawal S, et al. Vitamin D status during pregnancy and the risk of gestational diabetes mellitus: a longitudinal study in a multiracial cohort. Diabetes Obes Metab 2019;21(8):1895–905.

58. Knabl J, Huttenbrenner R, Hutter S, et al. Gestational diabetes mellitus upregulates vitamin D receptor in extravillous trophoblasts and fetoplacental endothelial cells. Reprod Sci 2015;22(3):358–66.

59. Shin JS, Choi MY, Longtine MS, et al. Vitamin D effects on pregnancy and the placenta. Placenta 2010;31(12):1027–34.

60. Corcoy R, Mendoza LC, Simmons D, et al. The DALI vitamin D randomized controlled trial for gestational diabetes mellitus prevention: no major benefit shown besides vitamin D sufficiency. Clin Nutr 2019 [pii:S0261-5614(19) 30161-X].

61. Longtine MS, Cvitic S, Colvin BN, et al. Calcitriol regulates immune genes CD14 and CD180 to modulate LPS responses in human trophoblasts. Reproduction 2017;154(6):735–44.

62. Hepp P, Hutter S, Knabl J, et al. Histone H3 lysine 9 acetylation is downregulated in GDM placentas and calcitriol supplementation enhanced this effect. Int J Mol Sci 2018;19(12) [pii:E4061].

63. van Poppel MNM, Simmons D, Devlieger R, et al. A reduction in sedentary behaviour in obese women during pregnancy reduces neonatal adiposity: the DALI randomised controlled trial. Diabetologia 2019;62(6):915–25.

64. Brett KE, Ferraro ZM, Holcik M, et al. Prenatal physical activity and diet composition affect the expression of nutrient transporters and mTOR signaling molecules in the human placenta. Placenta 2015;36(2):204–12.

65. Bergmann A, Zygmunt M, Clapp JF 3rd. Running throughout pregnancy: effect on placental villous vascular volume and cell proliferation. Placenta 2004; 25(8–9):694–8.

66. Schaefer-Graf U, Napoli A, Nolan CJ, et al. Diabetes in pregnancy: a new decade of challenges ahead. Diabetologia 2018;61(5):1012–21.

67. McIntyre D, Desoye G, Dunne F, et al. FIGO analysis of research priorities in hyperglycemia in pregnancy. Diabetes Res Clin Pract 2018;145:5–14.

68. McIntyre D, Catalano P, Zhang C, et al. Gestational diabetes mellitus. Nat Rev Dis Primers 2019;5(1):47.

69. Powe CE, Allard C, Battista MC, et al. Heterogeneous contribution of insulin sensitivity and secretion defects to gestational diabetes mellitus. Diabetes care 2016;39(6):1052–5.

70. Layton J, Powe C, Allard C, et al. Maternal lipid profile differs by gestational diabetes physiologic subtype. Metabolism 2019;91:39–42.

71. Stefan N, Haring HU, Hu FB, et al. Metabolically healthy obesity: epidemiology, mechanisms, and clinical implications. Lancet Diabetes Endocrinol 2013;1(2): 152–62.

72. Cvitic S, Longtine MS, Hackl H, et al. The human placental sexome differs between trophoblast epithelium and villous vessel endothelium. PLoS One 2013; 8(10):e79233.

73. Gonzalez TL, Sun T, Koeppel AF, et al. Sex differences in the late first trimester human placenta transcriptome. Biol Sex Differ 2018;9(1):4.

74. Cvitic S, Novakovic B, Gordon L, et al. Human fetoplacental arterial and venous endothelial cells are differentially programmed by gestational diabetes mellitus, resulting in cell-specific barrier function changes. Diabetologia 2018;61(11): 2398–411.

75. Napso T, Yong HEJ, Lopez-Tello J, et al. The role of placental hormones in mediating maternal adaptations to support pregnancy and lactation. Front Physiol 2018;9:1091.

76. Hiden U, Maier A, Bilban M, et al. Insulin control of placental gene expression shifts from mother to foetus over the course of pregnancy. Diabetologia 2006; 49(1):123–31.

77. Saben J, Lindsey F, Zhong Y, et al. Maternal obesity is associated with a lipotoxic placental environment. Placenta 2014;35(3):171–7.

78. Saben J, Zhong Y, Gomez-Acevedo H, et al. Early growth response protein-1 mediates lipotoxicity-associated placental inflammation: role in maternal obesity. Am J Physiol Endocrinol Metab 2013;305(1):E1–14.

79. Jarvie E, Hauguel-de-Mouzon S, Nelson SM, et al. Lipotoxicity in obese pregnancy and its potential role in adverse pregnancy outcome and obesity in the offspring. Clin Sci 2010;119(3):123–9.

80. Saez T, de Vos P, Sobrevia L, et al. Is there a role for exosomes in foetoplacental endothelial dysfunction in gestational diabetes mellitus? Placenta 2018;61: 48–54.

81. Miranda J, Paules C, Nair S, et al. Placental exosomes profile in maternal and fetal circulation in intrauterine growth restriction—liquid biopsies to monitoring fetal growth. Placenta 2018;64:34-43.

82. Hirschmugl B, Crozier S, Matthews N, et al. Relation of placental alkaline phosphatase expression in human term placenta with maternal and offspring fat mass. Int J Obes 2018;42(6):1202-10.

83. Teasdale F. Histomorphometry of the placenta of the diabetic women: class A diabetes mellitus. Placenta 1981;2(3):241-51.

84. Teasdale F. Histomorphometry of the human placenta in class B diabetes mellitus. Placenta 1983;4(1):1-12.

85. Teasdale F. Histomorphometry of the human placenta in class C diabetes mellitus. Placenta 1985;6(1):69-81.

86. Arany E, Hill DJ. Fibroblast growth factor-2 and fibroblast growth factor receptor-1 mRNA expression and peptide localization in placentae from normal and diabetic pregnancies. Placenta 1998;19(2–3):133-42.

87. Cvitic S, Desoye G, Hiden U. Glucose, insulin, and oxygen interplay in placental hypervascularisation in diabetes mellitus. Biomed Res Int 2014;2014:145846.

88. Mayhew TM. Enhanced fetoplacental angiogenesis in pre-gestational diabetes mellitus: the extra growth is exclusively longitudinal and not accompanied by microvascular remodelling. Diabetologia 2002;45(10):1434-9.

89. Babawale MO, Lovat S, Mayhew TM, et al. Effects of gestational diabetes on junctional adhesion molecules in human term placental vasculature. Diabetologia 2000;43(9):1185-96.

90. Loegl J, Nussbaumer E, Cvitic S, et al. GDM alters paracrine regulation of fetoplacental angiogenesis via the trophoblast. Lab Invest 2017;97(4):409-18.

91. Desoye G, Hofmann HH, Weiss PA. Insulin binding to trophoblast plasma membranes and placental glycogen content in well-controlled gestational diabetic women treated with diet or insulin, in well-controlled overt diabetic patients and in healthy control subjects. Diabetologia 1992;35(1):45-55.

92. Makhseed M, Musini VM, Ahmed MA, et al. Placental pathology in relation to the White's classification of diabetes mellitus. Arch Gynecol Obstet 2002;266(3):136-40.

93. Robb SA, Hytten FE. Placental glycogen. Br J Obstet Gynaecol 1976;83(1):43-53.

94. Jones CJ, Desoye G. Glycogen distribution in the capillaries of the placental villus in normal, overt and gestational diabetic pregnancy. Placenta 1993;14(5):505-17.

95. Diamant YZ, Metzger BE, Freinkel N, et al. Placental lipid and glycogen content in human and experimental diabetes mellitus. Am J Obstet Gynecol 1982;144(1):5-11.

96. Staff AC, Redman CW, Williams D, et al. Pregnancy and long-term maternal cardiovascular health: progress through harmonization of research cohorts and biobanks. Hypertension 2016;67(2):251-60.

97. Leon-Garcia SM, Roeder HA, Nelson KK, et al. Maternal obesity and sex-specific differences in placental pathology. Placenta 2016;38:33-40.

98. Roberts KA, Riley SC, Reynolds RM, et al. Placental structure and inflammation in pregnancies associated with obesity. Placenta 2011;32(3):247-54.

99. Oliva K, Barker G, Riley C, et al. The effect of pre-existing maternal obesity on the placental proteome: two-dimensional difference gel electrophoresis coupled with mass spectrometry. J Mol Endocrinol 2012;48(2):139-49.

100. Radaelli T, Varastehpour A, Catalano P, et al. Gestational diabetes induces placental genes for chronic stress and inflammatory pathways. Diabetes 2003;52(12):2951–8.

101. Mao J, Zhang X, Sieli PT, et al. Contrasting effects of different maternal diets on sexually dimorphic gene expression in the murine placenta. Proc Natl Acad Sci U S A 2010;107(12):5557–62.

102. Dube E, Gravel A, Martin C, et al. Modulation of fatty acid transport and metabolism by maternal obesity in the human full-term placenta. Biol Reprod 2012; 87(1):14, 11-11.

103. Brass E, Hanson E, O'Tierney-Ginn PF. Placental oleic acid uptake is lower in male offspring of obese women. Placenta 2013;34(6):503–9.

104. Radaelli T, Lepercq J, Varastehpour A, et al. Differential regulation of genes for fetoplacental lipid pathways in pregnancy with gestational and type 1 diabetes mellitus. Am J Obstet Gynecol 2009;201(2):209.e1-10.

105. Lepercq J, Cauzac M, Lahlou N, et al. Overexpression of placental leptin in diabetic pregnancy: a critical role for insulin. Diabetes 1998;47(5):847–50.

106. Lapolla A, Porcu S, Roverso M, et al. A preliminary investigation on placenta protein profile reveals only modest changes in well controlled gestational diabetes mellitus. Eur J Mass Spectrom (Chichester) 2013;19(3):211–23.

107. Jansson T, Ekstrand Y, Wennergren M, et al. Placental glucose transport in gestational diabetes mellitus. Am J Obstet Gynecol 2001;184(2):111–6.

108. Sciullo E, Cardellini G, Baroni M, et al. Glucose transporters (GLUT 1, GLUT 3) mRNA in human placenta of diabetic and non-diabetic pregnancies. Ann Ist Super Sanita 1997;33(3):361–5.

109. Gallo LA, Barrett HL, Dekker Nitert M. Review: placental transport and metabolism of energy substrates in maternal obesity and diabetes. Placenta 2017; 54:59–67.

110. Vaughan OR, Rosario FJ, Powell TL, et al. Regulation of placental amino acid transport and fetal growth. Prog Mol Biol Transl Sci 2017;145:217–51.

111. San Martin R, Sobrevia L. Gestational diabetes and the adenosine/L-arginine/nitric oxide (ALANO) pathway in human umbilical vein endothelium. Placenta 2006;27(1):1–10.

112. Coughlan MT, Vervaart PP, Permezel M, et al. Altered placental oxidative stress status in gestational diabetes mellitus. Placenta 2004;25(1):78–84.

113. Myatt L. Review: reactive oxygen and nitrogen species and functional adaptation of the placenta. Placenta 2010;31(Suppl):S66–9.

114. Myatt L, Cui X. Oxidative stress in the placenta. Histochem Cell Biol 2004; 122(4):369–82.

115. Armstrong DA, Lesseur C, Conradt E, et al. Global and gene-specific DNA methylation across multiple tissues in early infancy: implications for children's health research. FASEB J 2014;28(5):2088–97.

116. Reichetzeder C, Dwi Putra SE, Pfab T, et al. Increased global placental DNA methylation levels are associated with gestational diabetes. Clin Epigenetics 2016;8:82.

117. Finer S, Mathews C, Lowe R, et al. Maternal gestational diabetes is associated with genome-wide DNA methylation variation in placenta and cord blood of exposed offspring. Hum Mol Genet 2015;24(11):3021–9.

118. Cardenas A, Gagne-Ouellet V, Allard C, et al. Placental DNA methylation adaptation to maternal glycemic response in pregnancy. Diabetes 2018;67(8): 1673–83.

119. Gagne-Ouellet V, Houde AA, Guay SP, et al. Placental lipoprotein lipase DNA methylation alterations are associated with gestational diabetes and body composition at 5 years of age. Epigenetics 2017;12(8):616–25.
120. Nomura Y, Lambertini L, Rialdi A, et al. Global methylation in the placenta and umbilical cord blood from pregnancies with maternal gestational diabetes, preeclampsia, and obesity. Reprod Sci 2014;21(1):131–7.
121. Strutz J, Cvitic S, Hackl H, et al. Gestational diabetes alters microRNA signatures in human feto-placental endothelial cells depending on fetal sex. Clin Sci 2018;132(22):2437–49.

第六章　胎儿生长受限的胎盘基础

Rebecca L. Zur MD、John C. Kingdom MD、W. Tony Parks MD、
Sebastian R. Hobson MD PhD MPH　著

刘丽丽　译，张晓波　审校

关键词

- 胎儿生长受限（FGR）　• 宫内生长受限（IUGR）
- 胎盘功能障碍　• 胎盘功能不全
- 母体血管灌注不良（MVM）　• 胎儿血管灌注不良（FVM）
- 胎盘病理学　• 胎盘生长因子（PlGF）

要　点

- 胎盘功能障碍是导致胎儿生长受限的主要原因。尽管定义各不相同，但一个通用的定义是预估胎儿的体重小于正常相应胎龄的第 10 百分位数。
- 胎盘介导的胎儿生长受限是由胎盘灌注不良导致的慢性胎儿缺氧引起的。
- 在超声检查中，母体血管灌注不良可能会出现绒毛膜退化或子宫胎盘中央血管功能不全的迹象。
- 在胎盘胎儿生长受限的妊娠中，循环系统中血管生成生长因子经常出现异常，其可用于识别胎儿生长受限并进行处理。
- 由于一系列胎盘疾病可能与胎儿生长受限有关并且具有不同的复发风险，因此分娩后胎盘的组织病理学检查可以指导未来的治疗。

引　言

过去 10 年，我们对与胎儿生长受限（FGR）相关的胎盘疾病的理解有了实质性的进步[1]。对胎盘病理生理学日益增加的理解，很大程度上是应用现代成像技术与生物标志物和分子检测来实现的。最近对这些进展的大部分促进因素要归功于由美国国立卫生研究院资助的人类胎盘计划，使得关于疾病发病机制的新知识被转化为患者分娩结局的改善。在普遍获得母婴保健的发达国家，胎儿生长受限（FGR）仍然是"可预防死产"最常见的根本原因。尽管有足够多的超声检查机会[3]，死产的风险仍然高得令人无法接受，平均每 300 名新生儿中就有 1 名死亡[2]。由于大多数病例与临床上无症状的胎盘疾病有关，并且仅有出生后 FGR[4] 的证据，因此临床研究人员现在面临的挑战是测试具有较高的测试精准度的筛查方法的临床有效性[5]。

胎儿生长受限的定义

目前临床研究中所使用的 FGR 的定义在世界范围内各不相同[6]，并且在很大程度上受到超声检查准确性的限制。在加拿大，FGR 定义为预估的胎儿体重小于第 10 百分位数，并伴有病理性过程的证据[7]。尽管在许多国家，FGR 更简单地定义为预估的胎儿体重或胎儿腹围小于相应胎龄的第 10 百分位数[6]。在西班牙，对 FGR 与胎盘疾病之间的普遍联系的认识导致其定义为：单纯的严重生长障碍（预估的胎儿体重小于相应胎龄的第 3 百分位数），或除发病时间（早发或晚发）外[8]，体重小于相应胎龄的第 10 百分位数，并伴有异常的脐带和（或）胎儿多普勒波形。然而，与 FGR 相关的死产或严重的发病率是最终、也是最重要的结果指标。在这个背景下，来自英国的 Sovio 等[9]证明，与选择性超声检查相比，常规妊娠晚期超声检查显著提高了这一功能检查的敏感性，可以捕获到出生体重高于相应胎龄第 10 百分位数的相关不良事件[10]。

胎盘介导的胎儿生长受限的胎儿病理生理学

FGR 中产前死胎的潜在基础是窒息，这是基于尸检中严重受累器官（尤其是大脑）的数据得出的[11]。脆弱的 FGR 胎儿处于长期缺氧状态，这已通过胎儿血液样本得到证实[12]，并与异常的脐动脉多普勒波形相关。在胎盘介导的 FGR 中，胎儿通过减缓生长速度来适应生存。最近，使用 MRI 的 T2 成像[13]可以进一步显示这种适应性状态。由于大脑的耗氧量相对较高，这种适应性循环变化旨在保护胎儿脆弱的大脑，其特点是脑血流量大幅增加，但以此为代价的是下半身的血流量降低。这些变化可以通过大脑中动脉多普勒超声来显示[8]，在很大程度上保护了头部的生长和大脑的发育，但以牺牲腹部的生长为代价，从而导致不对称的 FGR[14]。

胎盘 FGR 的临床症状和超声表现差异很大，因此对这种疾病的检测，尤其是晚发型，仍然是临床实践中的主要挑战。这种差异主要是由潜在胎盘疾病的类型、严重程度和进展的异质性引起的，并且与胎儿的内在变异性相结合，以适应和保存大脑氧合度。最后，胎盘功能障碍可能会影响母亲，导致高血压。这可能会在一段时间内保持轻微的高血压并且可治疗的状态，也可能迅速发展为重度子痫前期，包括溶血、肝酶升高、低血小板综合征或急性胎盘早剥。在 FGR 的背景下更深入地了解胎盘疾病的类型和严重程度可能会极大地帮助临床治疗决策的制定。

胎盘发育的关键步骤

　　胚胎植入后，胚胎被一个外部滋养层外壳包围，该外壳渗透到子宫内膜间质中。在这里，绒毛外细胞滋养层细胞（extravillous cytotrophoblast，EVT）增殖以阻塞附近的母体血管，从而允许胚胎在没有氧化应激信号的缺氧环境中形成，并由子宫内膜腺体内的分泌物维持[15]。原始绒毛膜绒毛在胚胎周围形成，并在被 EVT 有效阻断的子宫壁最缺氧区域形成最终胎盘（绒毛膜叶状体）[16]。胚胎周围其余的绒毛膜缺乏 EVT，因此氧合良好并且变薄，形成最终的胎膜（绒毛膜小叶）。在 11～13 周行颈部半透明超声检查时，供给胎盘基底部的螺旋小动脉发生变形和扩张[17]，并且胎盘与胎膜的区别也已确定（图 6-1）。事实上，孕早期的发育对于未来胎盘功能的成功至关重要。EVT 对螺旋动脉的转化程度很大程度上决定了胎盘的大小。该过程中断的临床证据包括持续性阴道出血[18]以及妊娠早期母体血清甲胎蛋白和（或）妊娠相关血浆蛋白 A 水平异常。这些

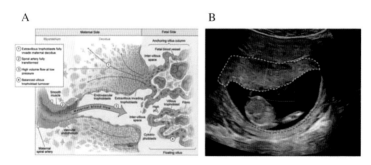

图 6-1　妊娠前 3 个月末期的母体胎儿界面的示意图。（A）胎盘床中的螺旋动脉转化，并灌注发育中的胎盘绒毛。（B）妊娠 13 周时超声显示胎盘（白色虚线）和胎膜（红色虚线）之间的明确区别（修改自 Kingdom JC, Drewlo S. Is heparin a placental anticoagulant in high-risk pregnancies? Blood 2011；118（18）：4781；获得许可）

因素结合起来是导致胎盘功能障碍引起的后续并发症的重要生物化学危险因素[19-21]。

胎儿生长受限相关的胎盘疾病类型

母体血管灌注不良

与 FGR 相关的最常见的胎盘疾病是母体血管灌注不良（MVM）（见最近的综述[22]）。基于近期发表的文章的综合意见[23,24]，包括我们自己的工作[25]，我们在表 6-1 中给出了定义 MVM 的诊断标准。除了分娩时胎盘尺寸和（或）重量小外，还需要一种或多种大体和组织学特征来确定 MVM 的诊断。大

表 6-1　MVM 的胎盘病理诊断特征	
类型	定义
大体所见	
胎盘发育不全	胎盘重量小于相应胎龄第 10 百分位数和（或）脐带直径小于相应胎龄第 10 百分位数
胎盘梗死	任何早期的胎盘梗死，或任何胎龄 > 5% 的非边缘区域梗死。应注意慢性梗死和（或）多个胎龄段的梗死
胎盘后出血	母体胎盘表面淤血，上覆的胎盘实质充血和（或）受压
组织学所见	
DVH*	相对于周围的干绒毛，绒毛减少，通常是细长的，可以是局灶性或弥漫性的
绒毛成熟加速	相对于胎龄而言，出现小而短的绒毛
合体滋养细胞结节	合体滋养细胞核在绒毛周围聚集，呈现 DVH 和绒毛成熟加速的特征
蜕膜血管病	底板、蜕膜卷或两者的血管病变 特征包括：急性动脉粥样硬化、纤维蛋白样坏死、血管壁增厚、慢性血管周围炎和动脉血栓形成

DVH，远端绒毛发育不全（distal villous hypoplasia）。来自 Refs 的数据[24-26,85]。

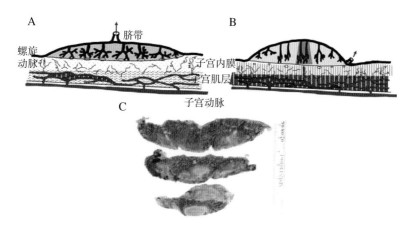

图 6-2　胎盘 MVM 病理发展的图示。(A) 在正常情况下，EVT 可在更大范围内转化螺旋动脉，占子宫表面积的 25%。需要注意的是，正常情况下，螺旋动脉在胎盘床中心和绒毛分支的区域转化最大。(B) 在 MVM 疾病中，EVT 不能与螺旋动脉正常地相互作用，尤其是在胎盘床的中心。胎盘表面积退化，脐带可能处于边缘且只有一根脐动脉。(B) 病变的中央螺旋动脉可能阻塞并导致中央区域出现楔形梗死区域，而这些区域 (C) 要在胎盘的大体检查连续切片中才能被确定

体病变包括多灶性梗死或出血，而组织学病变见于蜕膜血管和（或）胎盘绒毛内。图 6-2 显示了具有多个诊断特征的胎盘 MVM 的示例。图 6-3 显示了 1 例典型的严重 MVM 疾病，由不断发展的慢性早剥而导致早产剖宫产。MVM 的组织病理学特征见图 6-4。

从临床角度来看，目前 MVM 的诊断标准非常宽泛。除一些特殊情况外 [26-27]，通常不考虑疾病的影响。胎盘尺寸小反映了疾病的严重程度 [21,28]，尽管在大于相应胎龄第 10 百分位数的胎盘中也可以发现多种 MVM 的大体和组织学特征，但在一些文献 [24,25] 中胎盘大小是诊断 MVM 的先决条件。在妊娠小于 32 周的分娩中，大多数 MVM 胎盘的重量小于相应胎龄第 10 百分位

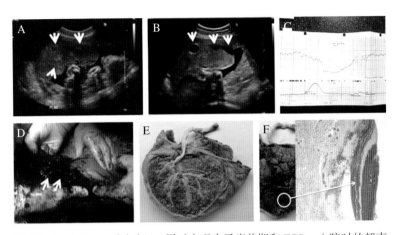

图 6-3　重度 MVM 在妊娠 33 周时表现为子痫前期和 FGR。入院时的超声检查显示不对称性 FGR，子宫和脐动脉多普勒检查异常。（A）一个小的胎盘底板区域怀疑有几处梗死灶（箭头）。胎儿多普勒检查和心率正常。应用类固醇激素促胎儿肺成熟。（B）2 天后，由于隐匿性腹痛再次进行超声检查，显示有几个黑色区域，怀疑有胎盘后出血（箭头）。（C）胎心率记录显示，由于 Braxton-Hicks 收缩，胎心率出现较大的延迟减速。（D）急诊剖宫产时发现陈旧性胎盘后出血（箭头）。（E）胎盘重 225 g（第 3 至第 5 百分位数），脐带偏心附着（距边缘 1.7 cm）。（F）经苏木精和伊红染色（箭头）证实的胎盘后出血（圆圈）的局灶性黑色区域。（[A-D] 修改自 Kingdom JC，Audette MC，Hobson SR，et al. A placenta clinic approach to the diagnosis and management of fetal growth restriction. Am J Obstet Gynecol 2018；218（2S）：S803-S817；获得许可；and [E, F] Courtesy of E.K. Morgen，MD，MPH，FRCPC，Richmond，CA.）

数 [29,30]。在妊娠后期，尽管其 MVM 表现不那么明显，并且 FGR 与胎盘 MVM 疾病之间的整体关系不大 [31]，但 FGR 的胎盘可能符合 MVM 的诊断标准。由于 MVM 与 FGR 之间的关联 [10,33,34]，MVM 疾病最严重的表现形式可能是所谓的可预防死产 [4,32]。

　　作为 MVM 疾病定义宽泛的一个例证，我们最近在一个低风险的未产妇队列中对胎盘疾病进行的前瞻性研究发现，有

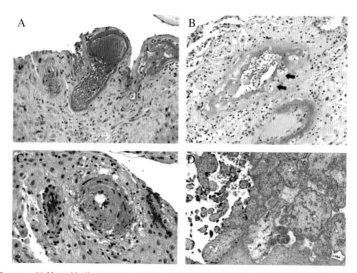

图 6-4 母体血管灌注不良。(A) 纤维蛋白样坏死。该螺旋动脉管壁已被致密、透亮的嗜酸性纤维蛋白所取代（HE 染色，×20）。(B) 纤维蛋白样坏死伴动脉粥样硬化。这 2 条螺旋动脉横截面的管壁已被致密的嗜酸性纤维蛋白替代。左侧的血管壁中也可见散在的泡沫状巨噬细胞，以箭头显示。(HE 染色，×20)。(C) 血管壁增厚。右侧的螺旋动脉显示血管壁的平滑肌明显增厚（HE 染色，×20）。(D) 周围伴梗死。该图像的右半部分显示了胎盘实质的陈旧性梗死，用星号标示。图像左侧显示受损但仍存活的绒毛（HE 染色，×10）

MVM 病理变化的占 12%，但有一半没有症状[25]。从理论上讲，构成 MVM 疾病的各种胎盘异常对制定有效的筛查方案提出了挑战[35]。这一点在 DIGITAT 试验中得到了证实。在该试验中，各研究组中有很大比例的受试者没有出生后 FGR 的证据[36]。与 FGR 密切相关的是，筛查早发性子痫前期比筛查近期疾病具有更高的敏感性[37]。这些研究共同表明 FGR 与 MVM 疾病之间的严重程度与胎龄密切相关。

　　MVM 的诊断大致可分为两个部分，第一部分是明确的胎盘发育不良（我们称为"绒毛膜退化"），第二部分是由于螺旋动脉异常导致子宫胎盘血流受损（我们称为"子宫胎盘血管功能不全"）。这两种情况都会导致胎盘的重量小于相应胎龄的第 10 百分位数[25]。

绒毛膜退化　图 6-5 显示绒毛膜退行性变的特征，其中包括作为疾病早期发展特征的 2 条血管索。妊娠早期筛查时，妊娠相关血浆蛋白 -A 偏低可能先于这种类型的 FGR 相关疾病[20]出现，这反映了胎盘尺寸的减小[21]。更明显的绒毛膜退化的例子可在妊娠 11 ～ 13 周的超声检查中使用三维方法[38]确定，并随着妊娠的进展，可使用常规二维超声方法[39-41]或三维成像来确定所减少的胎盘尺寸[42]。有时，由于有缺陷的锚定绒毛的逐渐破裂，这些胎盘类型可能会变成一个膨胀的球，主要由母体血液构成。这种现象被描述为胎盘过度膨胀，是重度 MVM 疾病的特征[43]。胎盘绒毛的典型组织学表现为远端绒毛发育不全[44]，其特征是用于气体交换的绒毛形成不良[45]。覆盖在远端绒毛发育不全的绒毛上的合体滋养层细胞通常非常薄，其特征是波浪状的合体滋养细胞结节和下面的细胞滋养层细胞的缺失，这意味着新的合体滋养层细胞形成的停滞[46]。单纯的绒毛膜退行性变可能导致重度的 FGR，但在这种情况下，子宫动脉多普勒检查通常是正常的，同时患有子痫前期的风险很低[21,43]。当正常子宫动脉多普勒检查出现绒毛膜退行性变时，胎儿可能会缺氧，因为经胎盘气体传输的损伤发生在气体交换胎盘绒毛的远端水平[47]。

子宫胎盘血管功能不全　与子宫胎盘血管功能不全相反，缺血性病理特征主要由于着床生物学缺陷引起，即 EVT 无法转化子宫胎盘远端螺旋动脉[48]。在正常情况下，漏斗状的远端螺旋小动脉产生文丘里效应，将母体血液以低压形式喷射到胎盘绒毛周围的绒毛间隙，更近端的小动脉受雌激素作用而扩张并失

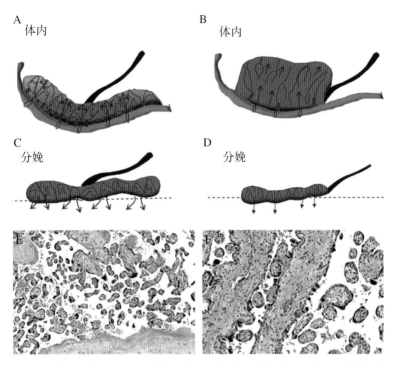

图 6-5 绒毛膜伴膨大和远端绒毛发育不良的退行性变。（A）正常胎盘由于绒毛间隙中的母体血液压力而膨胀。（B）分娩后由于母体血液从底板静脉漏出而收缩。在严重的绒毛膜退行性变中，通常保持胎盘表面平行的锚定绒毛丢失，因此，（C）胎盘扩张成球状，（D）分娩后塌陷。在远端发育不全的绒毛中，绒毛细长，分支少（HE 染色，×4）。（F）妊娠中期胎盘中的波浪状合体滋养细胞结节增加，呈灶性分布以及沿绒毛干表面排列（HE 染色，×20）（[A–D] 修改自 Kingdom JC，Audette MC，Hobson SR，et al. A placenta clinic approach to the diagnosis and management of fetal growth restriction. Am J Obstet Gynecol 2018；218（2S）：S811；获得许可）

去神经支配。因此，子宫胎盘血流在没有低血压的情况下是灌注依赖并且稳定的。组织病理学术语"蜕膜血管病"（见综述[49]）是指由绒毛外滋养层细胞侵入失败导致的螺旋动脉节段的一组病变[17,50]。这导致未转化的血管可能因纤维蛋白样坏死而受损，因动脉粥样硬化而变窄，并导致闭塞性血栓形成。这些病变血管产生不稳定的高速血流，导致缺血再灌注损伤、胎盘结构破坏和绒毛节段局灶性梗死。正常胎盘可能表现出较小范围的近边缘处梗死，因为外周螺旋动脉很小。然而，多发性梗死，特别是位于中心或不同时期的多发性梗死，意味着严重的子宫胎盘血管疾病的发生（图 6-2C），病变的螺旋动脉也有剥离的风险[51]，可以导致出血和潜在的胎盘早剥[52]。不同实质部位的出血是 MVM 的诊断特征。

　　胎盘发育过程中绒毛的慢性缺血与其发育过程中的结构改变有关，尤其是在其上覆盖的绒毛滋养层。它们被描述为发育加速（绒毛成熟加速），合体滋养细胞结节形成区域称为 Tenney-Parker 变化[53]。绒毛滋养层显示如图 6-6 所示的几种改变。首先，由于细胞死亡导致细胞滋养层细胞过早丧失[46]，增生的细胞滋养层细胞数量减少[54]。这些细胞不对称分裂，有丝分裂后子代细胞融合到靠外侧的合体滋养细胞层，从而保留了祖细胞滋养层细胞。转录因子胶质细胞缺失因子 -1（GCM-1）介导了这种不对称分裂[55]，而 GCM-1 的下游伙伴——合胞体蛋白则形成合体滋养细胞结节。在重度子痫前期或 FGR[56] 患者的胎盘中 GCM-1 和合胞体蛋白表达不足。GCM-1 介导的融合通路缺陷的临床意义是，在正常情况下，GCM-1 可以促进胎盘生长因子（PIGF）的合成和释放进入母体血液循环[57]，因此 PIGF 现在已成为严重 FGR、子痫前期或两者兼有的关键诊断标志物。

　　血管源性生长因子和胎儿生长受限胎盘　FLGF 主要来源于胎盘绒毛。在妊娠 11 ~ 13 周建立子宫胎盘循环时可在母体血液中检测到该蛋白，此后在整个妊娠中期血液中水平升高[37]，在妊娠 28 周达到峰值（中位数 240 pg/ml）。妊娠 36 周时，血

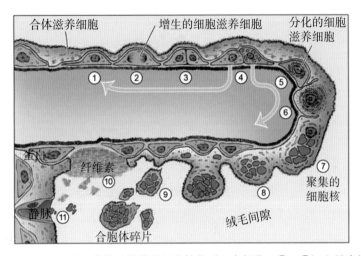

图 6-6 MVM 中正常绒毛滋养层细胞转化（上半部分，①—④）和异常绒毛滋养层细胞表面伴有过多的合体滋养细胞结节形成（下半部分）。在严重的 MVM 疾病中，合体滋养细胞融合事件减少（⑤—⑥），并形成包含致密的细胞核的合体滋养细胞结节（⑦—⑧）。这些可能会分离成小结节或更小的碎片进入母体血液循环（⑨—⑪）。（修改自 Kingdom JC, Drewlo S. Is heparin a placental anticoagulant in high-risk pregnancies? Blood 2011；118（18）：4784；获得许可）

液水平下降至中位数 100 pg/ml 的水平[5]。FGR 妊娠中 PlGF 水平较低（< 100 pg/ml）[58]，其浓度与胎盘疾病的严重程度有关[59]。最近一项对 274 名可疑子痫前期女性的回顾性队列研究探讨了 PlGF 在盲法检测 FGR 方面的诊断潜力[60]。所有 6 例死产均有 FGR 证据，其中 5 例 PlGF 水平低于第 5 百分位数。这些低水平的 PlGF 在死产前至少 10 天出现，这意味着有一个潜在的窗口期可以防止这种结局的发生。

胎盘绒毛在缺氧或缺氧 - 再复氧损伤时全面抑制蛋白质转录和翻译[61]。这种反应已在 PlGF 产生的背景下得到明确证实[57]。具有重度的子痫前期和 FGR 的孕妇的胎盘绒毛组织培养显示

PlGF 分泌明显受损[62]。重度 MVM 的胎盘也会分泌过量的抗血管生成蛋白——可溶性 fms 样酪氨酸激酶 -1[63,64]，并在胎盘绒毛形成合体滋养细胞结节的区域大量产生。可溶性 fms 样酪氨酸激酶 -1 与 PlGF 的比值实验可以提高 FGR 的诊断精准度，并识别具有更严重 MVM 病理改变的妊娠[26]。绒毛形态改变与异常血管生成生长因子表达与分泌之间的关系如图 6-7 所示。

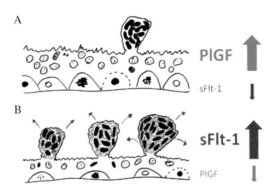

图 6-7　妊娠晚期开始时绒毛滋养层表面的图示。（A）正常妊娠和（B）胎盘 MVM 妊娠表现为早发性子痫前期伴 FGR 和母体血清 sFlt-1/PlGF 比值升高。（A）绒毛细胞滋养层细胞经历不对称分裂，产生子细胞，在细胞核（黑色圆圈表示细胞核）中表达 GCM-1，从而促进合体滋养细胞融合（虚线为细胞边界）；融合的合体滋养层细胞核聚集成合体滋养细胞结节，甚至可能流入母体血液，并在母体内仍保持功能活性。（B）要注意细胞滋养层细胞数量减少，这意味着合体滋养细胞融合事件减少和合体滋养层细胞体积减少。尽管合体转化减少，但该层的特征是合体滋养细胞结节形成增加，在合体滋养细胞结节中发现可溶性 fms 样酪氨酸激酶 -1 的合成。在这种异常的背景下，组织培养的胎盘绒毛分泌较少的 PlGF 和更多的可溶性 fms 样酪氨酸激酶 -1[62]

大量绒毛周围纤维蛋白沉积、慢性组织细胞性绒毛间隙炎和病因不明的绒毛炎

大量绒毛周围纤维蛋白沉积（massive perivillousfibrin deposition，MPVFD）和慢性组织细胞性绒毛间隙炎（chronic histiocytic intervillositis，CHIV）是比 MVM 更罕见的胎盘疾病。它们可能共存，并与重度的 FGR 密切相关，且可能表现为没有先兆临床危险因素的死产。MPVFD 和 CHIV 均以复发风险高（> 30%）而著称[66,67]。如图 6-8 所示，MPVFD 在分娩时可表现为坚硬的黄色胎盘（图 6-8）。在早发性 FGR 的情况下，MPVFD 的典型超声特征是胎盘纹理明显不均匀，而子宫动脉多普勒检查正常，如图 6-9 所示[30]。

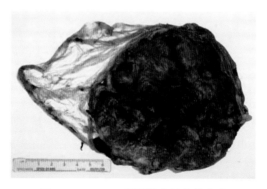

图 6-8　MPVFD 侵犯胎盘的大体表现

病因不明的绒毛炎（villitis of unknown etiology，VUE）是另一种炎症性胎盘疾病。当 VUE 弥漫性影响整个胎盘时，通常与迟发性 FGR 相关。在一项研究中，VUE 影响了 5% 的妊娠。这部分病例在超过 37 周后因出生时可疑 FGR 提交病理检查而发现。VUE 和 CHIV 的典型组织学图像如图 6-10 所示。

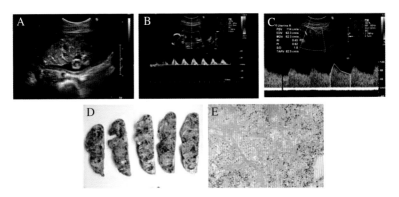

图 6-9 既往血压正常的孕妇在 28 周时可疑 FGR，并且之前有 22 周死产
的病史。超声检查显示 FGR 呈不对称性，（A）伴有胎盘增厚，质地广泛
异常。（B）脐动脉舒张末期血流速度波形消失。（C）而双侧子宫动脉多
普勒波形正常。（D）经固定的胎盘连续切片的大体结果显示，绒毛组织
被蕾丝状苍白的纤维蛋白样物质广泛替代，与胎盘绒毛周围大量纤维蛋白
样沉积（母体底板梗死）并伴有 CHIV 一致。（E）绒毛周围大量纤维蛋
白沉积。在整个图像中可见广泛的绒毛周围纤维蛋白带，它包裹着多个绒
毛（HE 染色，×10）[A-D 引自 Kingdom JC，Audette MC，Hobson SR，et
al. A placenta clinic approach to the diagnosis and management of fetal growth
restriction. Am J Obstet Gynecol 2018；218（2S）：S812；获得许可]

胎儿血栓性血管病变

　　一些研究 MVM 胎盘病理学与 FGR 之间关系的报道显示其
是混合型疾病模式，尽管 MVM 占主导地位，但也可能存在与
胎儿血管灌注不良共存的组织学特征[29,30,70,71]。一项对 435 例子
痫前期胎盘的相关研究显示，MVM 的发病率是胎儿血管灌注不
良的 2 ～ 3 倍。一项 132 例的单中心研究通过对胎儿血栓性血
管病变更严格的诊断[24]，发现胎儿血栓性血管病变与 FGR 和神
经损伤均存在相关性，并伴有脐动脉多普勒检查异常[72]。典型
示例如图 6-11 所示。

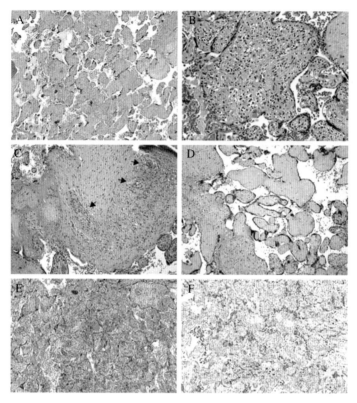

图 6-10 慢性绒毛炎和 CHIV。(A) 慢性 VUE。这张低倍图像中几乎所有的绒毛都被大量慢性炎症细胞浸润（HE 染色，×4）。(B) 慢性 VUE。这张高倍图像显示绒毛内慢性炎症细胞的弥漫性浸润，所有绒毛内血管都被侵犯破坏（HE 染色，×20）。(C) 绒毛干血管闭塞。该图像中慢性炎症细胞选择性地侵入并破坏绒毛干血管。箭头指示为受累的绒毛干血管（HE 染色，×10）。(D) 由慢性绒毛炎引起的无血管绒毛。随着慢性绒毛炎对血管的频繁破坏，下游的绒毛经常变成无血管绒毛（HE 染色，×10）。(E) CHIV。该胎盘中的绒毛间隙被大量组织细胞堵塞。在很大程度上绒毛看起来不明显，没有慢性绒毛炎的证据（HE 染色，×10）。(F) CHIV-CD68 免疫染色。CD68 免疫染色证实绒毛间隙的细胞是巨噬细胞。绒毛中也存在中等量的巨噬细胞（CD68 染色，×10）

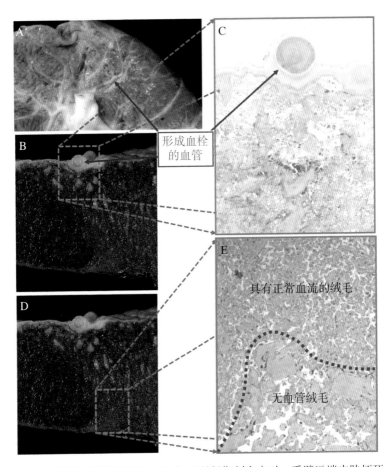

图 6-11 胎儿血管灌注不良。(A)足月择期剖宫产时,手臂远端皮肤坏死明显,检查胎盘时发现胎儿面绒毛膜板表面血管可疑有血栓形成。(B)胎盘横截面。(C)相应的苏木精和伊红染色(HE 染色)组织学显示绒毛膜板血管内血栓形成。(D)相同胎盘横截面的基底区略苍白(注意中央红带是固定伪影)提示由近端血管血栓形成引起的远端血管疾病。(E)基底区相应的 HE 组织学显示,绒毛树部分由于灌注的绒毛膜板血管闭塞而形成无血管绒毛 [引自 Kingdom JC,Audette MC,Hobson SR,et al. A placenta clinic approach to the diagnosis and management of fetal growth restriction. Am J Obstet Gynecol 2018;218(2S):S813;获得许可]

引起胎儿生长受限的胎盘疾病的产前诊断

子宫动脉多普勒

MVM 的病理与双侧子宫动脉多普勒异常密切相关。在 196 例妊娠不到 32 周且脐动脉多普勒波形异常的单胎重度 FGR 妊娠队列研究中，80% 患有该疾病的胎盘来自双侧高阻力子宫动脉波形的女性[30]。其他团队也有类似的研究结果[73-76]。将子宫动脉多普勒检查纳入早发子痫前期[37]和早中期[77]筛查计划可能反映了这种关联。

胎盘形态学成像 肉眼可见的胎盘大小、形状和大体解剖的变化，均是基于分娩后 MVM 胎盘的大体发现。二维超声测量胎盘的最大长度和厚度，结合脐带附着位置，可以将 MVM 看作 FGR 的胎盘基础，尤其是在伴有子宫动脉多普勒异常的早发性 FGR 中（进一步回顾见[1]）[21,39,43]。在早发性 FGR 的背景下，其中一些超声异常实际上可以诊断 MVM 疾病。然而，如果将其纳入妊娠中期低风险女性的筛查计划，其作用有限[25]。除 MPVFD 和 CHIV 外，其他与 FGR 相关的罕见胎盘疾病可通过超声形态学识别，包括 Breus 胎块[78]、三倍体[79]和间质发育不良[80]。在妊娠 11 ~ 13 周时，三维胎盘评估在技术上比晚期妊娠更容易，并且可以确定绒毛膜板表面[38]。来自孕早期三维超声检查的信息已被纳入筛查算法[81,82]，但这些方法尚未纳入临床实践中。

MRI 在胎盘介导的胎儿生长受限诊断中的作用

MRI 方法越来越多地用于高危妊娠，以改善 FGR 的产前诊断，提高胎盘病理在 FGR 中的功能意义。最近有报道称正常妊娠胎盘体积增加[83]。在比较正常妊娠和 FGR 妊娠中，观察到区域性的血流速度、氧气输送和消耗存在差异[13]。一项对 59 例出生后证实为 MVM 的妊娠进行的研究显示有 82% 的阳性预测值[84]，远高于先前使用二维超声检查报告的预测值[39]。

小　结

胎盘功能障碍是 FGR 的主要原因。尽管 FGR 的定义在世界范围内各不相同，但最能接受的诊断标准包括预估的胎儿体重小于胎龄的第 10 百分位数，有或无病理表现。胎盘介导的 FGR 是由于胎盘灌注不良通过多种机制导致的慢性胎儿缺氧所致。MVM 是导致 FGR 最常见的胎盘疾病，但不应忽视其他罕见胎盘疾病（如 MPVFD、CHIV 和 VUE）的作用。尽管 MVM 的大体和镜下特征在胎盘病理学上是明确的，但产前诊断方法仍在不断发展。胎盘成像和子宫动脉多普勒与血管生成生长因子（特别是 PlGF 和 sFlt-1）联合应用，在识别和处理胎盘介导的 FGR 风险妊娠方面发挥着越来越重要的作用。

参考文献

1. Kingdom JC, Audette MC, Hobson SR, et al. A placenta clinic approach to the diagnosis and management of fetal growth restriction. Am J Obstet Gynecol 2017;1–15. https://doi.org/10.1016/j.ajog.2017.11.575.
2. Flenady V, Wojcieszek A, Middleton P, et al. Series ending preventable stillbirths 4 stillbirths: recall to action in high-income countries. Lancet 2016;1–12. https://doi.org/10.1016/S0140-6736(15)01020-X.
3. You JJ, Alter DA, Stukel TA, et al. Proliferation of prenatal ultrasonography. CMAJ 2010;182(2):143–51.
4. Ptacek I, Sebire NJ, Man JA, et al. Systematic review of placental pathology reported in association with stillbirth. Placenta 2014;35(8):552–62.
5. Gaccioli F, Sovio U, Cook E, et al. Screening for fetal growth restriction using ultrasound and the sFLT1/PlGF ratio in nulliparous women: a prospective cohort study. Lancet Child Adolesc Health 2018;2(8):569–81.
6. McCowan LM, Figueras F, Anderson NH. Evidence-based national guidelines for the management of suspected fetal growth restriction: comparison, consensus, and controversy. Am J Obstet Gynecol 2018;218(2S):S855–68.
7. Lausman A, Kingdom J. Intrauterine growth restriction: screening, diagnosis, and management. J Obstet Gynaecol Can 2013;35(8):741–8.

8. Figueras F, Caradeux J, Crispi F, et al. Diagnosis and surveillance of late-onset fetal growth restriction. Am J Obstet Gynecol 2018;218(2S):790–802.e1.

9. Sovio U, white IR, Dacey A, et al. Articles Screening for fetal growth restriction with universal third trimester ultrasonography in nulliparous women in the Pregnancy Outcome Prediction (POP) study: a prospective cohort study. Lancet 2015;1–9. https://doi.org/10.1016/S0140-6736(15)00131-2.

10. Iliodromiti S, Mackay DF, Smith GC, et al. Customised and noncustomised birth weight centiles and prediction of stillbirth and infant mortality and morbidity: a cohort study of 979,912 term singleton pregnancies in Scotland. PLoS Med 2017;14(1). e1002228.

11. Chang KTE, Keating S, Costa S, et al. Third-trimester stillbirths: correlative neuropathology and placental pathology. Pediatr Dev Pathol 2011;14(5):345–52.

12. Pardi G, Cetin I, Marconi AM, et al. Diagnostic value of blood sampling in fetuses with growth retardation. N Engl J Med 1993;328(10):692–6.

13. Zhu MY, Milligan N, Keating S, et al. The hemodynamics of late-onset intrauterine growth restriction by MRI. Am J Obstet Gynecol 2016;214(3):367.e1-17.

14. Riyami NA, Walker MG, Proctor LK, et al. Utility of head/abdomen circumference ratio in the evaluation of severe early-onset intrauterine growth restriction. J Obstet Gynaecol Can 2011;33(7):715–9.

15. Burton GJ, Hempstock J, Jauniaux E. Nutrition of the human fetus during the first trimester—a review. Placenta 2001;22:S70–7.

16. Jauniaux E, Hempstock J, Greenwold N, et al. Trophoblastic oxidative stress in relation to temporal and regional differences in maternal placental blood flow in normal and abnormal early pregnancies. Am J Pathol 2003;162(1):115–25.

17. Robson SC, Simpson H, Ball E, et al. Punch biopsy of the human placental bed. Am J Obstet Gynecol 2002;187(5):1349–55.

18. Saraswat L, Maheshwari A, Bhattacharya S. Maternal and perinatal outcome in women with threatened miscarriage in the first trimester: a systematic review. BJOG 2010;117(3):245–57.

19. Smith GC, Shah I, Crossley JA, et al. Pregnancy-associated plasma protein A and alpha-fetoprotein and prediction of adverse perinatal outcome. Obstet Gynecol 2006;107(1):161–6.

20. Hughes AE, Sovio U, Gaccioli F, et al. The association between first trimester AFP to PAPP-A ratio and placentally-related adverse pregnancy outcome. Placenta 2019;81:25–31.

21. Proctor LK, Toal M, Keating S, et al. Placental size and the prediction of severe early-onset intrauterine growth restriction in women with low pregnancy-associated plasma protein-A. Ultrasound Obstet Gynecol 2009;34(3):274–82.

22. Ernst LM. Maternal vascular malperfusion of the placental bed. APMIS 2018;126(7):551–60.

23. Redline RW. Classification of placental lesions. Am J Obstet Gynecol 2015;213(4 Suppl):S21–8.

24. Khong TY, Mooney EE, Ariel I, et al. Sampling and definitions of placental lesions: Amsterdam placental workshop group consensus statement. Arch Pathol Lab Med 2016;140(7):698–713.

25. Wright E, Audette MC, Ye XY, et al. Maternal vascular malperfusion and adverse perinatal outcomes in low-risk nulliparous women. Obstet Gynecol 2017;130(5):1112–20.

26. Korzeniewski SJ, Romero R, Chaiworapongsa T, et al. Maternal plasma angiogenic index-1 (placental growth factor/soluble vascular endothelial growth factor

receptor-1) is a biomarker for the burden of placental lesions consistent with uteroplacental underperfusion: a longitudinal case-cohort study. Am J Obstet Gynecol 2016;214(5):629.e1-17.

27. Parra-Saavedra M, Simeone S, Triunfo S, et al. Correlation between histological signs of placental underperfusion and perinatal morbidity in late-onset small-for-gestational-age fetuses. Ultrasound Obstet Gynecol 2015;45(2):149–55.

28. Toal M, Chan C, Fallah S, et al. Usefulness of a placental profile in high-risk pregnancies. Am J Obstet Gynecol 2007;196(4):363.e1-7.

29. Walker MG, Fitzgerald B, Keating S, et al. Sex-specific basis of severe placental dysfunction leading to extreme preterm delivery. Placenta 2012;33(7):568–71.

30. Levytska K, Higgins M, Keating S, et al. Placental pathology in relation to uterine artery doppler findings in pregnancies with severe intrauterine growth restriction and abnormal umbilical artery doppler changes. Am J Perinatol 2017;34(05):451–7.

31. Parra-Saavedra M, Crovetto F, Triunfo S, et al. Placental findings in late-onset SGA births without Doppler signs of placental insufficiency. Placenta 2013. https://doi.org/10.1016/j.placenta.2013.09.018.

32. Man J, Hutchinson JC, Heazell AE, et al. Stillbirth and intrauterine fetal death: role of routine histopathological placental findings to determine cause of death. Ultrasound Obstet Gynecol 2016;48(5):579–84.

33. Reinebrant HE, Leisher SH, Coory M, et al. Making stillbirths visible: a systematic review of globally reported causes of stillbirth. BJOG 2018;125(2):212–24.

34. Francis A, Hugh O, Gardosi J. Customized vs INTERGROWTH-21st standards for the assessment of birthweight and stillbirth risk at term. Am J Obstet Gynecol 2018;218(2S):S692–9.

35. Smith GC. Best practice & research clinical obstetrics and gynaecology. Best Pract Res Clin Obstet Gynaecol 2016;38(C):71–82.

36. Boers KE, Vijgen SMC, Bijlenga D, et al. Induction versus expectant monitoring for intrauterine growth restriction at term: randomised equivalence trial (DIGITAT). BMJ 2010;341:c7087.

37. Myers JE, Kenny LC, McCowan LME, et al. Angiogenic factors combined with clinical risk factors to predict preterm pre-eclampsia in nulliparous women: a predictive test accuracy study. BJOG 2013;120(10):1215–23.

38. Schwartz N, Mandel D, Shlakhter O, et al. Placental morphologic features and chorionic surface vasculature at term are highly correlated with sonographic measurements at 11 to 14 weeks. J Ultrasound Med 2011;30(9):1171–8.

39. Toal M, Keating S, Machin G, et al. Determinants of adverse perinatal outcome in high-risk women with abnormal uterine artery Doppler images. Am J Obstet Gynecol 2008;198(3):330.e1-7.

40. Costantini D, Walker M, Milligan N, et al. Pathologic basis of improving the screening utility of 2-dimensional placental morphology ultrasound. Placenta 2012;33(10):845–9.

41. Schwartz N, Wang E, Parry S. Two-dimensional sonographic placental measurements in the prediction of small-for-gestational-age infants. Ultrasound Obstet Gynecol 2012;40(6):674–9.

42. Quant HS, Sammel MD, Parry S, et al. Second-trimester 3-dimensional placental sonography as a predictor of small-for-gestational-age birth weight. J Ultrasound Med 2016;35(8):1693–702.

43. Porat S, Fitzgerald B, Wright E, et al. Placental hyperinflation and the risk of adverse perinatal outcome. Ultrasound Obstet Gynecol 2013;42(3):315–21.

44. Mukherjee A, Chan ADC, Keating S, et al. The placental distal villous hypoplasia pattern: interobserver agreement and automated fractal dimension as an objective metric. Pediatr Dev Pathol 2016;19(1):31–6.

45. Krebs C, Macara LM, Leiser R, et al. Intrauterine growth restriction with absent end-diastolic flow velocity in the umbilical artery is associated with maldevelopment of the placental terminal villous tree. Am J Obstet Gynecol 1996;175(6): 1534–42.

46. Fitzgerald B, LEVYTSKA K, Kingdom J, et al. Villous trophoblast abnormalities in extremely preterm deliveries with elevated second trimester maternal serum hCG or inhibin-A. Placenta 2011;32(4):339–45.

47. Kingdom JC, Kaufmann P. Oxygen and placental villous development: origins of fetal hypoxia. Placenta 1997;18(8):613–21 [discussion: 623–6].

48. Burton GJ, Woods AW, Jauniaux E, et al. Rheological and physiological consequences of conversion of the maternal spiral arteries for uteroplacental blood flow during human pregnancy. Placenta 2009;30(6):473–82.

49. Staff AC, Dechend R, Redman CWG. Review: preeclampsia, acute atherosis of the spiral arteries and future cardiovascular disease: two new hypotheses. Placenta 2013;34(Suppl):S73–8.

50. Reister F, Frank HG, Kingdom JC, et al. Macrophage-induced apoptosis limits endovascular trophoblast invasion in the uterine wall of preeclamptic women. Lab Invest 2001;81(8):1143–52.

51. Fitzgerald B, Shannon P, Kingdom J, et al. Basal plate plaque: a novel organising placental thrombotic process. J Clin Pathol 2011;64(8):725–8.

52. Neville G, Russell N, O'Donoghue K, et al. Rounded intraplacental hematoma - A high risk placental lesion as illustrated by a prospective study of 26 consecutive cases. Placenta 2019;81:18–24.

53. Fogarty NME, Ferguson-Smith AC, Burton GJ. Syncytial knots (Tenney-Parker changes) in the human placenta: evidence of loss of transcriptional activity and oxidative damage. Am J Pathol 2013;183(1):144–52.

54. Longtine MS, Chen B, Odibo AO, et al. Villous trophoblast apoptosis is elevated and restricted to cytotrophoblasts in pregnancies complicated by preeclampsia, IUGR, or preeclampsia with IUGR. Placenta 2012;33(5):352–9.

55. Baczyk D, Drewlo S, Proctor L, et al. Glial cell missing-1 transcription factor is required for the differentiation of the human trophoblast. Cell Death Differ 2009; 16(5):719–27.

56. Langbein M, Strick R, Strissel PL, et al. Impaired cytotrophoblast cell-cell fusion is associated with reduced Syncytin and increased apoptosis in patients with placental dysfunction. Mol Reprod Dev 2008;75(1):175–83.

57. Chiu Y-H, Yang M-R, Wang L-J, et al. New insights into the regulation of placental growth factor gene expression by the transcription factors GCM1 and DLX3 in human placenta. J Biol Chem 2018;293(25):9801–11.

58. Benton SJ, Hu Y, Xie F, et al. Can placental growth factor in maternal circulation identify fetuses with placental intrauterine growth restriction? Am J Obstet Gynecol 2012. https://doi.org/10.1016/j.ajog.2011.09.019.

59. Benton SJ, McCowan LM, Heazell AEP, et al. Placental growth factor as a marker of fetal growth restriction caused by placental dysfunction. Placenta 2016; 42(C):1–8.

60. Griffin M, Seed PT, Duckworth S, et al. Predicting delivery of a small-for-gestational-age infant and adverse perinatal outcome in women with suspected pre-eclampsia. Ultrasound Obstet Gynecol 2018;51(3):387–95.

61. Hung T-H, Burton GJ. Hypoxia and reoxygenation: a possible mechanism for placental oxidative stress in preeclampsia. Taiwanese J Obstet Gynecol 2006; 45(3):189–200.
62. O'Brien M, Baczyk D, Kingdom JC. Endothelial dysfunction in severe preeclampsia is mediated by soluble factors, rather than extracellular vesicles. Sci Rep 2017;7(1):5887.
63. Ahmad S, Ahmed A. Elevated placental soluble vascular endothelial growth factor receptor-1 inhibits angiogenesis in preeclampsia. Circ Res 2004;95(9): 884–91.
64. Drewlo S, Levytska K, Sobel M, et al. Heparin promotes soluble VEGF receptor expression in human placental villi to impair endothelial VEGF signaling. J Thromb Haemost 2011;9(12):2486–97.
65. Taché V, LaCoursiere DY, Saleemuddin A, et al. Placental expression of vascular endothelial growth factor receptor-1/soluble vascular endothelial growth factor receptor-1 correlates with severity of clinical preeclampsia and villous hypermaturity. Hum Pathol 2011;42(9):1283–8.
66. Contro E, deSouza R, Bhide A. Chronic intervillositis of the placenta: a systematic review. Placenta 2010;31(12):1106–10.
67. Chen A, Roberts DJ. Placental pathologic lesions with a significant recurrence risk - what not to miss! APMIS 2018;126(7):589–601.
68. Derricott H, Jones RL, Greenwood SL, et al. Characterizing villitis of unknown etiology and Inflammation in Stillbirth. Am J Pathol 2016;186(4):952–61.
69. Kovo M, Ganer Herman H, Gold E, et al. Villitis of unknown etiology - prevalence and clinical associations. J Matern Fetal Neonatal Med 2016;29(19):3110–4.
70. Ravikumar G, Crasta J. Do Doppler Changes reflect pathology of placental vascular lesions in IUGR pregnancies? Pediatr Dev Pathol 2019;204. 1093526619837790.
71. Gluck O, Schreiber L, Marciano A, et al. Pregnancy outcome and placental pathology in small for gestational age neonates in relation to the severity of their growth restriction. J Matern Fetal Neonatal Med 2019;32(9):1468–73.
72. Chisholm KM, Heerema-McKenney A. Fetal thrombotic vasculopathy: significance in liveborn children using proposed society for pediatric pathology diagnostic criteria. Am J Surg Pathol 2015;39(2):274–80.
73. Ferrazzi E, Bulfamante G, Mezzopane R, et al. Uterine Doppler velocimetry and placental hypoxic-ischemic lesion in pregnancies with fetal intrauterine growth restriction. Placenta 1999;20(5–6):389–94.
74. Aardema MW, Oosterhof H, Timmer A, et al. Uterine artery Doppler flow and uteroplacental vascular pathology in normal pregnancies and pregnancies complicated by pre-eclampsia and small for gestational age fetuses. Placenta 2001; 22(5):405–11.
75. Parra-Saavedra M, Crovetto F, Triunfo S, et al. Association of Doppler parameters with placental signs of underperfusion in late-onset small-for-gestational-age pregnancies. Ultrasound Obstet Gynecol 2014;44(3):330–7.
76. Orabona R, Donzelli CM, Falchetti M, et al. Placental histological patterns and uterine artery Doppler velocimetry in pregnancies complicated by early or late pre-eclampsia. Ultrasound Obstet Gynecol 2016;47(5):580–5.
77. Rolnik DL, Wright D, Poon LC, et al. Aspirin versus placebo in pregnancies at high risk for preterm preeclampsia. N Engl J Med 2017;377(7):613–22.
78. Alanjari A, Wright E, Keating S, et al. Prenatal diagnosis, clinical outcomes, and associated pathology in pregnancies complicated by massive subchorionic thrombohematoma (Breus' mole). Prenat Diagn 2013;33(10):973–8.

79. Massalska D, Bijok J, Ilnicka A, et al. Triploidy - variability of sonographic pheno-types. Prenat Diagn 2017;37(8):774–80.
80. Guenot C, Kingdom J, De Rham M, et al. Placental mesenchymal dysplasia: an underdiagnosed placental pathology with various clinical outcomes. Eur J Obstet Gynecol Reprod Biol 2019;234:155–64.
81. Schwartz N, Sammel MD, Leite R, et al. First-trimester placental ultrasound and maternal serum markers as predictors of small-for-gestational-age infants. Am J Obstet Gynecol 2014;211(3):253.e1-8.
82. Papastefanou I, Chrelias C, Siristatidis C, et al. Placental volume at 11 to 14 gestational weeks in pregnancies complicated with fetal growth restriction and preeclampsia. Prenat Diagn 2018;38(12):928–35.
83. León RL, Li KT, Brown BP. A retrospective segmentation analysis of placental vol-ume by magnetic resonance imaging from first trimester to term gestation. Pe-diatr Radiol 2018;48(13):1936–44.
84. Messerschmidt A, Baschat A, Linduska N, et al. Magnetic resonance imaging of the placenta identifies placental vascular abnormalities independently of Doppler ultrasound. Ultrasound Obstet Gynecol 2011;37(6):717–22.
85. Kelly R, Holzman C, Senagore P, et al. Placental vascular pathology findings and pathways to preterm delivery. Am J Epidemiol 2009;170(2):148–58.

第七章　双胎妊娠的胎盘解剖与功能

Matthew A. Shanahan MD、Michael W. Bebbington MD MHSc 著

张　彤 译，张晓波 审校

关键词

- 双胎胎盘 ● 单绒毛膜胎盘 ● 双胎输血综合征
- 选择性宫内生长受限 ● 双胎贫血 - 红细胞增多序列征
- 双胎反向动脉灌注

要 点

- 单绒毛膜双胎因其独特的胎盘结构，常易发生并发症，包括双胎输血综合征、双胎贫血 - 红细胞增多序列征、选择性宫内生长受限及双胎反向动脉灌注序列征。
- 通过双胎间的血管吻合，可形成一胎到另一胎的单向血流，从而导致双胎输血综合征或者双胎反向动脉灌注。
- 双胎共用单绒毛膜胎盘的不均等分配，可以导致其中一胎生长受限，称为选择性宫内生长受限。
- 详细地评估双胎妊娠胎盘，特别是单绒毛膜双羊膜双胎，对了解各种复杂妊娠相关的并发症非常重要。

引 言

随着 40 岁以上女性怀孕人数的增加，以及辅助生殖技术（ART）的日益广泛应用，双胎妊娠发生率持续升高。2017 年，美国大约 3% 的新生儿是双胎妊娠[1]，预计这个数字还会持续上升。随着双胎妊娠发生率的增加，了解与其相关的固有风险对

现代产科的实践至关重要。双胎妊娠会增加早产、低体重儿和先天性畸形的发生率[2]。双胎死亡率比单胎死亡率高，大约是其5倍[1]。双胎妊娠胎盘的独特差异导致其风险增高。

30% 的双胎妊娠为单绒毛膜（monochorionic，MC）胎盘，这很容易发生与胎盘血管结构相关的并发症，包括双胎输血综合征、双胎贫血 - 红细胞增多序列征（twin anemia-polycythemia sequence，TAPS）、选择性宫内生长受限（selective intrauterine growth restriction，sIUGR）和双胎反向动脉灌注（twin reversed arterial perfusion，TRAP）序列征。由于辅助生殖技术应用的增长，单绒毛膜双胎发生率也在上升。诱导排卵或传统的体外受精后，单绒毛膜双胎的发生率增加 3 倍，而胞浆内精子注射后，单绒毛膜双胎的发生率增加了 13 倍[3]。虽然预防不必要的多胎妊娠是辅助生殖技术的一个重要目标，但是单绒毛膜妊娠的管理，无论是双胎还是更高阶的多胎妊娠，都是常规产科实践中的一部分。了解这些疾病的胎盘病理生理学，有助于了解这些疾病的自然病程和最终临床过程，并对指导产前监测、分娩、定向胎儿治疗以及潜在的选择性减胎至关重要。

卵子数、绒毛膜成熟度及其临床意义

双胎妊娠是单个受精卵受精后分裂的结果 [单卵（monozygotic，MZ)]，或者是同时排出的两个单独的卵子同时受精的结果 [双卵（dizygotic，DZ）][4]。双卵双胎妊娠是两次独立排卵的结果，并且两个卵子与正常精子在同一时间段内受精，并同时在子宫内膜着床。同卵双胎的基因不同，约占双胎妊娠的 70%。单卵双胎是一个受精卵分裂的结果，最初由一个卵子和一个精子形成。因此单卵双胎的基因是相同的，约占自然受孕双胎的 30%。在非刺激性体内受孕中，单卵双胎约占 0.4%[5]。

由于双卵双胎妊娠源自两个不同的受精事件，因此每个受精卵都有一个不同的绒毛膜、羊膜和胎盘，称为双绒毛膜双羊膜腔胎盘。双绒毛膜胎盘可以是两个单独的胎盘，也可以是一个融合的胎盘，这取决于囊胚着床部位的靠近程度[4]。融合的胎盘具有独立的胎儿胎盘循环系统，其功能也是独立的，与两个位置分离的胎盘并无差异。

单卵双胎的绒毛膜数是由受精卵分裂的时间决定的[4,6]。总的来说，25% ~ 30% 的单卵双胎是双绒毛膜双羊膜腔的，是由于受精卵在受精后 3 天之内、胚胎细胞分化之前发生分裂（图 7-1）。其余70% ~ 75% 单卵双胎为单绒毛膜双羊膜腔（monochorionic diamniotic，MCDA），是由于内细胞团在受精后4 ~ 8天、胚胎植入前的囊胚阶段发生分裂。如果分裂发生在着床后的囊胚期，通常是受精后的 8 ~ 12 天，就会形成单绒毛膜单羊膜腔（monochorionic monoamniotic，MCMA）双胎。值得注意的是，单卵双胎中只有1% ~ 2% 是 MCMA 双胎。如果受精后超过 12天发生分裂，则会形成连体 MCMA，其发生率约为 1/100 000[4]。

双卵双胎和双绒毛膜单卵双胎的妊娠结局是相同的。单绒毛膜双胎由于其特殊的胎盘结构，常易发生并发症（图 7-2）。由于单卵双胎妊娠的围产期发病率和死亡率更高，因此早期、准确的绒毛膜测量是非常必要的，最好在妊娠早期通过超声进行判断[7]。这是一句经常被重复的格言：没有双胎的诊断，只有单绒毛膜双胎或双绒毛膜双胎的诊断。所有的单绒毛膜胎盘的特征是胎儿循环之间存在血管连接，它们可以是在一对动脉之间、一对静脉之间或者与静脉相连的动脉之间。每次妊娠所涉及的血管数量和类型是不同的。最终的结果是双胎之间的动态双向血液流动。血管连接性质的异常或者胎儿之间血流的平衡可以导致一些 MCDA 妊娠特有的临床问题，包括双胎输

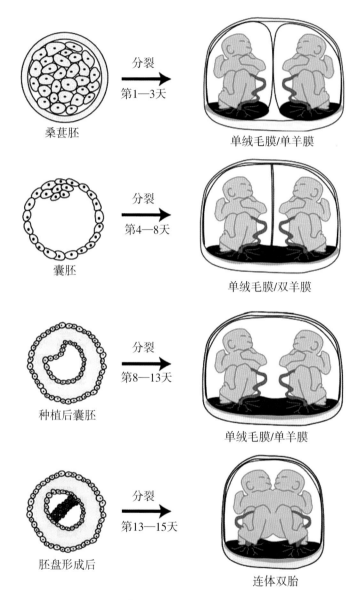

图 7-1　胚胎分裂的时间和随后产生的绒毛膜

（由 K.R. Dufendach，MD，MS，FAAP，Cincinnati，OH. 提供）

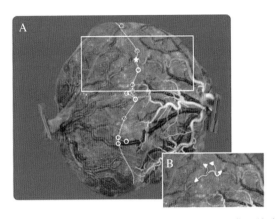

图 7-2　单绒毛膜双胎妊娠的血管吻合。健康的单绒毛膜双羊膜胎盘，35
周分娩，无产前并发症。（A）每个胎儿都有各自的胎盘区域（蓝色静脉为
胎儿 1，棕色静脉为胎儿 2），根据每个胎儿的绒毛膜板静脉血管划分界限
（虚线）。有 1 个动脉 - 动脉吻合（星标），5 个动静脉吻合（胎儿 1 至胎
儿 2）（圆圈），6 个反向静脉动脉吻合（虚线圆圈）。（B）动脉 - 动脉吻合
的放大图。每个动脉 - 动脉吻合都有灵活的动静脉吻合功能。根据血流方
向，可作为胎儿 1 到胎儿 2 的动静脉吻合（实心箭头），也可以作为胎儿 2
到胎儿 1 的静脉动脉吻合（虚线箭头）[引自 Lewi L，Deprest J，Hecher K.
The vascular anastomoses in monochorionic twin pregnancies and their clinical
consequences. Am J Obstet Gynecol 2013；208（1）：21. 获得许可。]

血综合征（twin-to-twin transfusion syndrome，TTTS）、TAPS、sIUGR
和 TRAP 序列征。血管连接也与胎儿的结局具有相关性。一个胎儿
的宫内死亡会增加另一胎儿死亡或脑损伤的风险，这可能是由于
正常胎儿通过胎盘血管吻合对处于低压循环的垂死胎儿进行急性
输血导致的[9-11]。据报道，这种风险率高达 30% ～ 50%。

在单绒毛膜双胎中，一个胎儿自然死亡之后，另一胎儿也
发生死亡的概率要高于双绒毛膜双胎的 2 倍（表 7-1）[12]。即使
另一胎儿存活下来，也有很大的神经系统后遗症风险。低血压
和缺氧会导致另一胎儿低灌注，造成组织损伤。这些高风险说

明了为什么在单绒毛膜双胎妊娠中，有一个胎儿出现异常时，就可能发生胎儿宫内死亡（intrauterine fetal demise，IUFD），可以提倡选择性终止妊娠，提高另一胎儿的生存机会，从而避免整个妊娠的终止[13]。

胎盘评估与胎盘注射研究

在分娩后对新鲜的单绒毛膜胎盘进行胎盘注射研究，可以显示出导致单绒毛膜双胎妊娠临床综合征的潜在血管构筑。这种技术在文献中有很好的描述[14]，可以显示胎盘的血管分布以及与单绒毛膜双胎并发症相关的血管吻合的数量、大小和类型。然而，在发生组织裂解之前有一个敏感的时间窗口期来进行染色，通常单绒毛膜双胎中的一方或双方死亡，会导致形成一个不适合注射的胎盘，限制勾勒致病血管的能力[15]。

双胎输血综合征（TTTS）

TTTS 仅见于单绒毛膜双胎中，通常会有一系列的严重程度。10% ～ 15% 的单绒毛膜妊娠会发生 TTTS[16]，由于在诊断 TTTS 之前可能会出现早期死亡，所以这一数值可能被低估了。TTTS 通常根据 Quintero 发布的标准进行分期（表 7-2）[17]。其典型表现是单绒毛膜妊娠中的一个胎儿出现羊水过少，同时另一个胎儿出现羊水过多。TTTS 可发生于任何胎龄，严重程度可不同，而且从一次评估到下次评估之间会有动态变化。事实上，有些病例进展迅速，而有些病例进展缓慢。有关这些临床变异程度的原因尚不清楚，临床医生无法预测 TTTS 的发生，也无法预测 TTTS 为稳定型或是临床进展迅速型[18]。虽然 Quintero 分期有助于预测 TTTS，并区分轻症和重症，但 TTTS 往往是不呈线性、循序渐进的。

表 7-1　单绒毛膜双胎与双绒毛膜双胎围产结果的比较

双胎不良结局	单绒毛膜发生率	双绒毛膜发生率	MC 与 DC 优势比 [95%，CI]
双胎宫内死亡	41.0% [95% CI，33.7，49.9] I^2=44.2%，32 个研究，379 次妊娠	22.4% [95% CI，16.2，30.9] I^2=21.7%，20 个研究，255 次妊娠	**2.06[95% CI，1.14，3.71] P=0.016，I^2=0，19 个研究，441 次妊娠**
早产	58.5% [95% CI，48.2，70.9] I^2=11.7%，20 个研究 202 次妊娠	53.7% [95% CI，40.8，70.6] I^2=0，12 个研究，107 次妊娠	1.42 [95% CI，0.67，2.99] P=0.356，I^2=1.5%，10 个研究，167 次妊娠
产前 fMRI 异常	20.0% [95% CI，12.8，31.1] I^2=21.0%，6 个研究，116 次妊娠	NP	NP
产后脑成像异常	43.0% [95% CI，32.8，56.3] I^2=12.4%，12 个研究，140 次妊娠	21.2% [95% CI，10.6，42.4] I^2=0.7%，7 个研究，75 次妊娠	**5.41[95% CI，1.03，28.58] P=0.047，I^2=45.8%，7 个研究，142 次妊娠**
神经发育疾病	28.5% [95% CI，19.0，42.7] I^2=0，13 个研究，103 次妊娠	10% [95% CI，3.9，27.7] I^2=0，8 个研究 62 次妊娠	3.06 [95% CI，0.88，10.61] P=0.08，I^2=0，8 个研究，129 次妊娠
新生儿死亡	27.9% [95% CI，21.1，36.9] I^2=0，18 个研究，206 次妊娠	21.2% [95% CI，14.5，31.2] I^2=0，12 个研究，130 次妊娠	1.95 [95% CI，1.00，3.79] P=0.051，I^2=0，11 个研究，232 次妊娠

粗体字表示有统计学意义的结果。

优势比列中的 P 值表示 OR=1 的显著性。

缩写：DC，双绒毛膜（dichorionic）；fMRI，胎儿磁共振成像（fetal magnetic resonance imaging）；MC，单绒毛膜（monochorionic）；NP，无法计算（not possible to calculate）

引自 Mackie FL，Rigby A，Morris RK，et al. Prognosis of the co-twin following spontaneous singleintrauterine fetal death in twin pregnancies：a systematic review and meta-analysis. BJOG2019；126（5）：569-578.

表7-2 双胎输血综合征分期系统	
TTTS 分期	**诊断标准**
1	供体 MVP < 2 cm 和受体 MVP > 8 cm
2	1 期标准以及供体胎儿无膀胱
3	1 期或 2 期标准，并伴有以下任意一条：脐动脉舒张末期血流缺失或逆转，脐静脉搏动性血流或静脉导管血流倒流
4	一胎或双胎水肿
5	一胎或双胎宫内死亡

缩写：MVP，羊水最大垂直深度（maximum vertical pocket of amniotic fluid）

引自 Quintero RA，Morales WJ，Allen MH，et al. Staging of twin-twin transfusion syndrome. J Perinatol 1999；19（8 Pt 1）：550-555.

　　不伴有代偿性动脉 - 动脉（AA）吻合的动静脉（AV）吻合通常有更高的风险发生 TTTS（图 7-3）[19]。这种不伴有动脉 - 动脉吻合的严重的动静脉不平衡占所有 TTTS 胎盘的 14%[20]。胎儿间的输血可能不仅受到潜在的血管构筑的影响，还受到所涉及血管直径和固有胎盘阻力的影响。大约半数的 TTTS 妊娠会伴有脐带边缘附着或帆状附着[20]，通常较小的胎儿占有的胎盘面积也比较小。

　　如果血流改变产生显著的血流动力学意义，供体会变为低血容量、少尿，受体则变为高血容量、多尿。在供体，循环容量的减少会激活肾素 - 血管紧张素系统（renin-angiotensin system，RAS），增加肾小管重吸收和血管紧张素 -2 的产生，从而引起血管收缩以维持循环容量。这会导致供体高血压，而且会产生肾和胎盘灌注减少、恶化性少尿，从而导致生长受限。如果观察到供体脐动脉（umbilical artery，UA）舒张期血流减少或消失，可提示上述内分泌产物对胎盘床血管张力产生了作用。

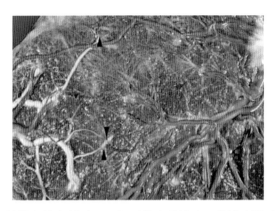

图 7-3 双胎输血综合征（TTTS）对胎盘的影响。单绒毛膜双羊膜腔胎盘，合并 TTTS 伴双胎宫内死亡。左侧为供体胎儿所占的胎盘份额，右侧为受体胎儿所占的胎盘份额。供体胎儿的动脉为红色，静脉为黄色。受体胎儿的动脉为红色，静脉为绿色。黑色箭头为右侧受体和左侧供体之间的动静脉（AV）吻合 [引自 De Paepe ME，Shapiro S，Greco D，et al. Placental markers of twin-to twin transfusion syndrome in diamniotic-monochorionic twins：A morphometric analysis of deep artery-to-vein anastomoses. Placenta，2010；31（4）：272.]

在受体胎儿中，多种介质可能参与了对血容量增加的反应。心房压力的升高会介导心房利钠肽合成的增加。这会引起肾小球滤过率的增加以及肾小管重吸收的减少[21]。抗利尿激素的抑制也会增加受体的尿液产量。RAS 下调是对受体高血容量的一个预期反应。对受体肾的研究显示，其肾改变与高血压微血管病变是一致的，这是由于循环中高水平的 RAS 效应蛋白导致[22]。这些效应蛋白可能是通过胎盘血管吻合，从供体转移到受体的。受体胎盘也可能扮演了受体胎儿 RAS 激活的角色[23]。受体的心血管表现，如心室肥厚、房室瓣反流以及肺动脉和主动脉流出速度增加都可归因于容量负荷过重。然而，如果受体的改变仅仅是由于容量负荷所致，那么应该会伴有心输出量的增加，目前并未观察到这一点。所观察到的心脏肥大似乎是心肌肥厚，而不是心脏扩张的结果 24,25。肺动脉狭窄和右心室流出道梗阻并非容量负荷的预期表现，提示心脏后负荷的增加是继发于系统性高血压的发生 26。

因此，由于血管吻合引起的血容量的不平衡在两个胎儿中都会引起一系列的事件发生，如果不是局限于宫内环境，这些事件是有适应性的。然而，发生在宫内，会导致显著的发病率和死亡率，这也与未经治疗的 TTTS 有关。事实上，未经治疗的 TTTS 预后很差，部分原因是 TTTS 通常发生在胎儿具有存活能力之前。TTTS 妊娠经激光治疗，可以消融胎儿间相关的血管吻合，从而改善其预后。尽管有一些数据表明较小的供体胎儿的存活率比较低 27,28，但是实际上，86% 的妊娠会有一胎存活，74% 的妊娠双胎均会存活 27。值得注意的是，5% 的幸存胎儿会患有脑瘫，多达 10% 的胎儿会有神经认知障碍 15,27。有时，在激光消融 TTTS 血管吻合之后，仍然会有血管吻合残留（图7-4），可能会引起 TTTS 复发或双胎贫血 - 红细胞增多序列征 29。

双胎贫血 - 红细胞增多序列征

TAPS 是单绒毛膜双胎妊娠的一种并发症，其特征是产后双胎间显著的血红蛋白失调，一个胎儿贫血，另一个胎儿红细胞增多 30。TAPS 可以是宫内原发 31，也可以医源性继发于 TTTS 激光治疗之后 30。与 TTTS 妊娠相比，TAPS 妊娠的胎盘往往更小，血管吻合更少，使得供体向受体的净输血速度整体比较慢，从而导致供体贫血、受体红细胞增多，单向血流速度缓慢，让两个胎儿有时间平衡容量的转变。TAPS 本身主要是在双胎间输注红细胞而不是血浆。值得注意的是，双胎中既没有羊水过多，也没有羊水过少，可以将 TAPS 和 TTTS 区分开来，在 TTTS 中

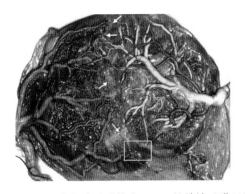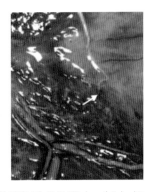

图 7-4 激光消融对伴有 TTTS 的单绒毛膜双羊膜腔胎盘的影响。（左）妊娠 17 周伴有 TTTS 的单绒毛膜双羊膜腔胎盘，激光消融其血管吻合。供体胎盘位于左侧（动脉为蓝色，静脉为橙色）。受体胎盘位于右侧（动脉为绿色，静脉为黄色）。白色箭头为成功消融的吻合口。浅蓝色箭头为残余动静脉吻合。（右）残余动静脉吻合的放大观察（直径＜ 1 mm），位于前供体的动脉（蓝色）和前受体的静脉（黄色）之间 [引自 Lopriore E，Middeldorp JM，Oepkes D，et al. Residual anastomoses after fetoscopic laser surgery in twin-to-twin transfusion syndrome：frequency，associated risks and outcome. Placenta，2007；28（2-3）：205.]

胎儿间会发生显著的血浆和内分泌因子的交换[14,15,30,32-34]。

　　动脉 - 动脉吻合可以防止 TAPS 的发生，因其介导双向血流，可以平衡胎儿间的慢性容量转移（图 7-5）[32,35-38]。合并 TAPS 的胎盘有 10% ～ 20% 的动脉 - 动脉吻合发生率，而未合并 TAPS 的胎盘动脉 - 动脉吻合发生率为 80%[15,32,39]。TAPS 胎盘的动脉 - 动脉吻合口要小于无并发症单绒毛膜胎盘[40]，导致胎盘无法补偿净单向血流[15,35,41]。TAPS 胎盘的另一个有趣特征是，尽管供体通常是较小的胎儿，但供体胎儿所占的胎盘份额通常大于受体胎儿[42]。这与 sIUGR 中观察到的胎盘份额和胎儿生长情况相反（详见下文描述）。这一模式支持了一个理论，即在双胎妊娠合并 TAPS 时，总净血流量是胎儿生长的主要决定因素，

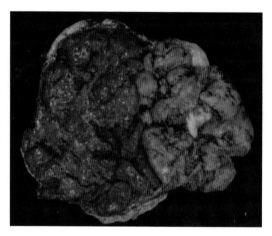

图 7-5 伴有双胎贫血 - 红细胞增多序列征（TAPS）的单绒毛膜双羊膜腔胎盘。左侧胎盘底板呈明显的红细胞增多，代表受体胎儿所占的胎盘份额；右侧胎盘底板苍白，代表供体（贫血）胎儿所占的胎盘份额 [引自 Fitzgerald B. Histopathological examination of the placenta in twin pregnancies. APMIS，2018；126（7）：633.]

而不是所占胎盘份额的百分比[32]。较大的胎盘份额使得贫血的供体胎儿更易存活[43]。与原发性的 TAPS 相比，激光消融后的 TAPS 胎盘中胎儿间吻合和动脉 - 动脉吻合更少[44]。

　　TAPS 的产前诊断是通过多普勒测速仪检测双胎间大脑中动脉收缩峰值速度（MCA-PSV）的差异来进行的。TAPS 的定义为供体胎儿的 MCA-PSV 大于中位数（MoM）1.5 倍，而受体胎儿的 MCA-PSV 小于中位数[45]。TAPS 可根据双胎间 MCA-PSV 差异的严重程度、脐动脉或脐静脉多普勒变化的存在，以及双胎中任一胎儿水肿、死亡来分级（表 7-3）。TAPS 也可以根据双胎间血清血红蛋白浓度在出生后进行分级[45]。

　　原发性 TAPS 占单绒毛膜妊娠的比例≤5%[46-49]，并且在妊娠后期出现超过生存能力阈值，导致围产期发病率和死亡率均低于 TTTS。与 TTTS 中所见的快速液体转移不同，疾病的晚期发生可能正是胎儿间血液的慢性流动、逐渐变化的一个反映，因为这可以获得血流动力学补偿[15,50]。偶尔进展性的 TAPS 需要治疗，会导致早产或 IUFD。在监测 TAPS 时，应进行系列超声监测，从妊娠 16—20 周开始，应每 2 周进行一次胎儿 MCA 多普勒测速[7]。

表 7-3　双胎贫血 - 红细胞增多序列征的产前分期标准	
TAPS 分期	诊断标准
1	供体 MCA-PSV > 1.50 MoM，受体 MCA-PSV < 1.00 MoM
2	供体 MCA-PSV > 1.70 MoM，受体 MCA-PSV < 0.80 MoM
3	符合 1 期或 2 期标准，且有以下任一情况：脐动脉舒张末期血流缺失或反向；脐静脉搏动性血流；脉搏指数增加；静脉导管血流反向
4	供体胎儿水肿
5	1 个或 2 个胎儿宫内死亡

缩写：MCA-PSV，大脑中动脉收缩峰值速度（middle cerebral artery peak systolic velocity）；MoM，中位数的倍数（multiples of the median）

修改自：Slaghekke F, Kist WJ, Oepkes D, et al. Twin Anemia-Polycythemia Sequence: Diagnostic Criteria, Classification, Perinatal Management and Outcome. Fetal Diagn Ther 2010；27（4）：185；获得许可

　　TTTS 不完全激光治疗后产生的 TAPS 占激光治疗后单绒毛膜双胎的 2% ～ 16%[31,51,52]，其范围与已报道的手术方法和诊断标准基本一致[32]。尽管人们试图彻底消除 TAPS，但是只要吻合口仍然存在，TAPS 就会进展。边缘处的吻合可能会因为太小而无法观察到。Solomon 技术可以减少残留的吻合口数目[52]。激光治疗后的 TAPS 通常发生于激光治疗后 1 ～ 5 周，而且常常会出现前供体胎儿的红细胞增多以及前受体胎儿贫血，这与预期

恰恰相反 [32,53,54]。这一机制可能与前受体胎儿的胶体渗透压在激光手术后显著升高有关，渗透压随后驱动液体从母体循环到前受体胎儿循环，从而扩大血容量 [55]。这也可以解释为什么前受体胎儿在成为 TAPS 供体后没有出现羊水过少现象 [32]。目前尚缺乏 TAPS 的长期结果数据。一项小型的队列研究发现，与未受 TAPS 影响的单绒毛膜双胎相比，患有 TAPS 的双胎有相似的围产期死亡率、脑损伤率和严重的新生儿患病率 [56]。

选择性宫内生长受限（sIUGR）

sIUGR 是指单绒毛膜妊娠中双胎的生长方式具有显著差异。其定义为一个胎儿 ≤ 第 10 百分位数胎儿估重（estimated fetal weight，EFW），而且双胎间估重差异 ≥ 25% [7,57,58]。值得注意的是，在双胎具有合适的 EFW 和正常的羊水量时，也就是说没有 TTTS 证据的时候，常用 sIUGR 来描述。sIUGR 和 TTTS 的鉴别是具有挑战性的，因为它们可以共存，这也与生长受限胎儿的不良预后有关。

sIUGR 是由胎盘不均匀分配导致的，通常较大的胎盘区域供给大一点的胎儿 [19,42,57,59-63]。脐带边缘附着或帆状附着会增加 sIUGR 的风险 [61,62,64]。

根据生长受限胎儿的脐动脉多普勒波形 [65]，其可反映单绒毛膜胎盘内双胎间血管吻合的排列和类型。sIUGR 可分为 3 型。1 型 sIUGR 的特点，是在生长受限胎儿的舒张期血液通过脐动脉持续向前流动（正常）（图 7-6）。舒张期血流的存在表明，供应每个胎儿的胎盘面积之间的差异是轻 - 中度的。70% 的 1 型 sIUGR 妊娠有多个动脉 - 动脉胎儿间吻合 [15]，允许双胎间双向血液流动，从而为较小的胎儿提供营养和含氧的血液，同时也减轻了生长受限胎儿可利用的胎盘面积较小的影响。一项最新的

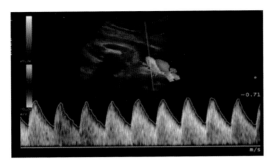

图 7-6　伴有 1 型选择性宫内生长受限的单绒毛膜双羊膜双胎妊娠的脐动脉多普勒测速。注意脐动脉波形中持续存在舒张末期血流（由 M.W. Bebbington，MD，MHSc，St. Louis，MO. 提供）

Meta 分析显示[63]，与 2 型 sIUGR 相比，1 型的出生体重差异较小（23% vs 44%），围产期死亡率较低（4% vs 16%）。双胎间胎盘面积差异较小和动脉 - 动脉吻合可以解释 1 型 sIUGR 有更好的围产期结局。

　　2 型 sIUGR 的特征是生长受限胎儿在舒张末期脐动脉内无血流或出现反向血流（图 7-7）。与 1 型相比，双胎间胎盘面积差异更大，较小的胎儿占据的胎盘份额更少。动脉 - 动脉型胎盘吻合通常较少，而且直径更小[15]，限制了双胎间的双向血液流动，因此，对生长受限胎儿的整体补偿能力下降，更易出现妊娠早期恶化[15,62,65,66]。2 型 sIUGR 的脐动脉多普勒的变化在整个妊娠期呈现进行性改变。由舒张末期无血流进展为舒张末期反向血流，最终需要提前分娩。2 型 sIUGR 的进展比单胎或双绒毛膜 IUGR 进展要慢[67]。与 1 型相比，2 型的围产期结局更差，包括围产期死亡风险比 1 型的高 4 倍、分娩时孕龄更小以及更明显的出生体重差异[63]。

　　3 型 sIUGR 的特点是生长受限胎儿的脐动脉舒张末期出现间歇性无血流或反向血流（图 7-8）。这种类型仅见于单绒毛膜

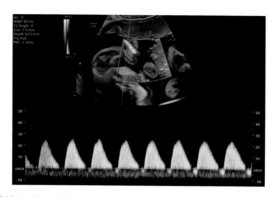

图 7-7　单绒毛膜双羊膜双胎妊娠伴 2 型选择性宫内生长受限（sIUGR）的脐动脉多普勒测速（由 M.W.Bebbington，MD，MHSc，St. Louis，MO. 提供）

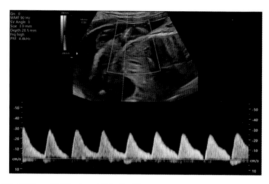

图 7-8　单绒毛膜双羊膜腔双胎妊娠伴 3 型选择性宫内生长受限（sIUGR）的脐动脉多普勒测速（由 M.W. Bebbington，MD，MHSc，St. Louis，MO. 提供）

胎盘，提示动脉 - 动脉吻合数量和直径均较大[68-70]，98% 的 3 型 sIUGR 的胎盘动脉 - 动脉吻合口直径大于 2 mm[15]。间歇性的异常提示较大胎儿的收缩波形通过动脉 - 动脉吻合传送到较小胎儿的脐动脉。两个胎儿从相反的方向泵入相同的血管，当两者之间的血管内压力波动时，平衡点就会发生变化。这个平衡点会受到双胎间心动周期的同步性的影响，在收缩期和舒张期，随胎儿心率和血压的不同而不同。平衡点的不断变化，通过 IUGR 胎儿可变的舒张末期血流反映在脐动脉多普勒波形中，伴有正常血流期和舒张末期血流混合，即血流缺乏或血流逆转。重要的是，3 型的多普勒波形与单胎 IUGR 妊娠相对比，反映了总的血管阻力，而不仅仅是胎盘阻力。

在生长受限胎儿脐动脉内观察到的血液逆流程度会受到胎儿间生长不一致程度、胎盘脐带附着点之间的距离的影响（距离越小，则逆流程度越重）以及吻合口的数量和大小的影响[62,68,69]。在 3 型中，双胎间的胎盘份额不均是不可预测的。大的动脉 - 动脉连接允许双胎之间持续的双向血液流动，这可以补偿胎盘份额不均。在这种情况下，无生长受限的胎儿可以通过巨大的动脉 - 动脉网为较小胎儿供血，这也解释了为什么 3 型妊娠中有 20% 正常体型的胎儿出现肥厚型心肌病性的心脏改变，而在 1 型或 2 型妊娠中只有 2%[62,71]。

大量的动脉 - 动脉血流也是有风险的。较小胎儿的低血压或心动过缓会使得两个胎儿之间的血流动力学压力梯度增大，导致正常胎儿向生长受限胎儿的容量转移。这种快速的容量转移可导致较大胎儿因低血容量死亡或缺血性神经损伤死亡，并可导致生长受限胎儿因急性高血容量死亡[42,65]。由于这些事件的突发性和不可预测性，3 型 sIUGR 的临床病程是不可预测的。即使近期超声多普勒显示正常，也有发生 IUFD 的可能，这对这些妊娠的临床管理提出了挑战[62,63]。

双胎反向动脉灌注序列征

TRAP 序列征在所有单绒毛膜妊娠中占 2.6%，在所有妊娠中占 1/11000 ～ 1/9500[72]。TRAP 序列征只影响单绒毛膜妊娠，当一个正常的供体（即泵胎儿）为另一胎儿提供所有的循环支持时才会出现，而且第二个胎儿是畸形的，要么没有心脏，要么有一个不成熟的、无功能的心脏，被称为"无心畸胎"[73]。一般来说，要形成 TRAP 序列征，必须具备两个条件。首先，是要存在一个大的动脉 - 动脉吻合，连接两个胎儿在胎盘内的循环（图 7-9）。其次，双胎中第二个胎儿存在心脏畸形或心脏发育不全，或者存在 IUFD，即循环系统中没有功能性的心脏来维持血压[73-75]。这两个标准的满足允许血液直接从正常胎儿的脐动脉以逆行方式进入无心畸胎的脐动脉，被称为反向动脉灌注[34]。值得注意的是，无心畸胎通常为单脐动脉[4]。由于血液是从正常胎儿的脐动脉流出，无心畸胎的血液供应为缺氧血。此外，由于无心畸胎通过脐动脉（髂内动脉的一个分支）接受逆流的血液，胎儿的尾部接受了大部分血供。畸形胎儿通常保有下肢，但上半身、心脏和中枢神经系统发育异常（图 7-10）[4,15]。

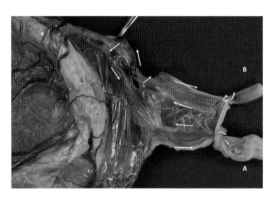

图 7-9　双胎反向动脉灌注（TRAP）序列征的动脉吻合。受 TRAP 序列征影响的单绒毛膜双羊膜腔双胎妊娠中两条脐带之间的动脉 - 动脉吻合。白色箭头指示动脉血流的方向，从泵胎儿（B）的脐动脉直接进入 TRAP 胎儿（A）。黄色箭头显示 TRAP 胎儿静脉血返回至泵胎儿（由 M.W. Bebbington，MD，MHSc，St. Louis，MO. 提供）

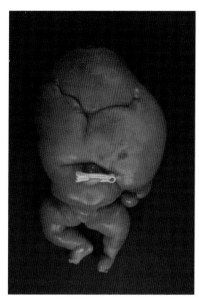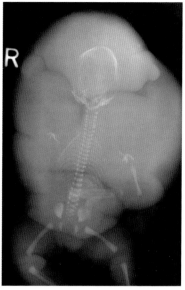

图 7-10　受 TRAP 序列征影响的单绒毛膜双羊膜腔双胎无心畸胎。(左)
明显畸形的无心胎儿(受体)的大体照片。(右)同一胎儿的平片显示骨
骼系统相对完好(由 M.W. Bebbington，MD，MHSc，St. Louis，MO. 提供)

　　血液通常通过静脉 - 静脉吻合从无心畸胎返回到正常胎儿。
无心畸胎完全依赖正常胎儿的血液供应，因此正常胎儿存在高
输出量型心力衰竭、羊水过多、早产和 IUFD 的风险[15]。值得
注意的是，未经治疗的 TRAP 中正常胎儿的围产期死亡率接近
50%[75,77]。

小　结

　　双胎妊娠特别是对单绒毛膜双胎妊娠的详细胎盘评估，对
于了解与这些复杂妊娠相关的并发症非常重要。了解这些妊娠
过程中胎盘解剖和功能与临床相关性，有助于围产期病理学家

进行更全面的胎盘评估，从而为产科医生和新生儿科医生了解每个病例的情况提供更全面的信息，最终使得母亲和胎儿得到更好的照顾。

公开说明

作者没有利益冲突。

参考文献

1. Martin JA, Hamilton BE, Osterman MJK, et al. Births: final data for 2017. National vital statistics reports: from the Centers for Disease Control and Prevention, National Center for Health Statistics. Natl Vital Stat Syst 2018;67(8):1–50.
2. Chauhan SP, Scardo JA, Hayes E, et al. Twins: prevalence, problems, and preterm births. Am J Obstet Gynecol 2010;203(4):305–15.
3. Schachter M. Monozygotic twinning after assisted reproductive techniques: a phenomenon independent of micromanipulation. Hum Reprod 2001;16(6): 1264–9.
4. Paepe MED. Examination of the twin placenta. Semin Perinatol 2015;39(1):27–35.
5. Derom C, Vlietinck R, Derom R, et al. Increased monozygotic twinning rate after ovulation induction. Lancet 1987;1(8544):1236–8.
6. Hall JG. Twinning: mechanisms and genetic implications. Curr Opin Genet Dev 1996;6(3):343–7.
7. Khalil A, Rodgers M, Baschat A, et al. ISUOG practice guidelines: role of ultrasound in twin pregnancy. Ultrasound Obstet Gynecol 2016;47(2):247–63.
8. Moise KJ Jr, Johnson A. There is NO diagnosis of twins. Am J Obstet Gynecol 2010;203(1):1–2.
9. Rossi AC, D'Addario V. Umbilical cord occlusion for selective feticide in complicated monochorionic twins: a systematic review of literature. Am J Obstet Gynecol 2009;200(2):123–9.
10. Moise KJ Jr, Johnson A, Moise KY, et al. Radiofrequency ablation for selective reduction in the complicated monochorionic gestation. Am J Obstet Gynecol 2008;198(2):198.e1-5.
11. Roman A, Papanna R, Johnson A, et al. Selective reduction in complicated monochorionic pregnancies: radiofrequency ablation vs. bipolar cord coagulation. Ultrasound Obstet Gynecol 2010;36(1):37–41.
12. Mackie FL, Rigby A, Morris RK, et al. Prognosis of the co-twin following spontaneous single intrauterine fetal death in twin pregnancies: a systematic review and meta-analysis. BJOG 2019;126(5):569–78.
13. Bebbington M. Selective reduction in complex monochorionic gestations. Am J Perinatol 2014;31(Suppl 1):S51–8.
14. Zhao D, de Villiers SF, Oepkes D, et al. Monochorionic twin placentas: injection technique and analysis. Diagnóstico Prenatal 2014;25(2):35–42.

15. Lewi L, Deprest J, Hecher K. The vascular anastomoses in monochorionic twin pregnancies and their clinical consequences. Am J Obstet Gynecol 2013; 208(1):19–30.

16. Sebire NJ, Snijders RJ, Hughes K, et al. The hidden mortality of monochorionic twin pregnancies. Br J Obstet Gynaecol 1997;104(10):1203–7.

17. Quintero RA, Morales WJ, Allen MH, et al. Staging of twin-twin transfusion syndrome. J Perinatol 1999;19(8 Pt 1):550–5.

18. Bebbington M. Twin-to-twin transfusion syndrome: current understanding of pathophysiology, in-utero therapy and impact for future development. Semin Fetal Neonatal Med 2010;15(1):15–20.

19. Denbow ML, Cox P, Taylor M, et al. Placental angioarchitecture in monochorionic twin pregnancies: relationship to fetal growth, fetofetal transfusion syndrome, and pregnancy outcome. Am J Obstet Gynecol 2000;182(2):417–26.

20. De Paepe ME, Shapiro S, Greco D, et al. Placental markers of twin-to-twin transfusion syndrome in diamniotic–monochorionic twins: a morphometric analysis of deep artery-to-vein anastomoses. Placenta 2010;31(4):269–76.

21. Bajoria R, Ward S, Sooranna SR. Atrial natriuretic peptide mediated polyuria: pathogenesis of polyhydramnios in the recipient twin of twin-twin transfusion syndrome. Placenta 2001;22(8–9):716–24.

22. Mahieu-Caputo D, Meulemans A, Martinovic J, et al. Paradoxic activation of the renin-angiotensin system in twin-twin transfusion syndrome: an explanation for cardiovascular disturbances in the recipient. Pediatr Res 2005;58(4):685–8.

23. Galea P, Barigye O, Wee L, et al. The placenta contributes to activation of the renin angiotensin system in twin–twin transfusion syndrome. Placenta 2008; 29(8):734–42.

24. Wohlmuth C, Boudreaux D, Moise KJ Jr, et al. Cardiac pathophysiology in twin-twin transfusion syndrome: new insights into its evolution. Ultrasound Obstet Gynecol 2018;51(3):341–8.

25. Barrea C, Alkazaleh F, Ryan G, et al. Prenatal cardiovascular manifestations in the twin-to-twin transfusion syndrome recipients and the impact of therapeutic amnioreduction. Am J Obstet Gynecol 2005;192(3):892–902.

26. Mahieu-Caputo D, Salomon LJ, Le Bidois J, et al. Fetal hypertension: an insight into the pathogenesis of the twin-twin transfusion syndrome. Prenat Diagn 2003;23(8):640–5.

27. Snowise S, Moise KJ, Johnson A, et al. Donor death after selective fetoscopic laser surgery for twin-twin transfusion syndrome. Obstet Gynecol 2015;126(1): 74–80.

28. Rossi AC, D'Addario V. Comparison of donor and recipient outcomes following laser therapy performed for twin-twin transfusion syndrome: a meta-analysis and review of literature. Am J Perinatol 2009;26(1):27–32.

29. Lopriore E, Middeldorp JM, Oepkes D, et al. Residual anastomoses after fetoscopic laser surgery in twin-to-twin transfusion syndrome: frequency, associated risks and outcome. Placenta 2007;28(2–3):204–8.

30. Lopriore E, Middeldorp JM, Oepkes D, et al. Twin anemia–polycythemia sequence in two monochorionic twin pairs without oligo-polyhydramnios sequence. Placenta 2007;28(1):47–51.

31. Robyr R, Lewi L, Salomon LJ, et al. Prevalence and management of late fetal complications following successful selective laser coagulation of chorionic plate anastomoses in twin-to-twin transfusion syndrome. Am J Obstet Gynecol 2006; 194(3):796–803.

32. Tollenaar LSA, Slaghekke F, Middeldorp JM, et al. Twin anemia polycythemia sequence: current views on pathogenesis, diagnostic criteria, perinatal management, and outcome. Twin Res Hum Genet 2016;19(3):222–33.
33. Moaddab A, Nassr AA, Espinoza J, et al. Twin anemia polycythemia sequence: a single center experience and literature review. Eur J Obstet Gynecol Reprod Biol 2016;205:158–64.
34. Couck I, Lewi L. The placenta in twin-to-twin transfusion syndrome and twin anemia polycythemia sequence. Twin Res Hum Genet 2016;19(03):184–90.
35. De Villiers S, Slaghekke F, Middeldorp JM, et al. Arterio-arterial vascular anastomoses in monochorionic twin placentas with and without twin anemia-polycythemia sequence. Placenta 2012;33(3):227–9.
36. Lopriore E, van den Wijngaard JP, Middeldorp JM, et al. Assessment of feto-fetal transfusion flow through placental arterio-venous anastomoses in a unique case of twin-to-twin transfusion syndrome. Placenta 2007;28(2–3):209–11.
37. Suzuki S. Twin anemia-polycythemia sequence with placental arterio-arterial anastomoses. Placenta 2010;31(7):652.
38. van Meir H, Slaghekke F, Lopriore E, et al. Arterio-arterial anastomoses do not prevent the development of twin anemia-polycythemia sequence. Placenta 2010;31(2):163–5.
39. Fitzgerald B. Histopathological examination of the placenta in twin pregnancies. APMIS 2018;126(7):626–37.
40. Zhao DP, de Villiers SF, Slaghekke F, et al. Prevalence, size, number and localization of vascular anastomoses in monochorionic placentas. Placenta 2013; 34(7):589–93.
41. Lopriore E, Deprest J, Slaghekke F, et al. Placental characteristics in monochorionic twins with and without twin anemia-polycythemia sequence. Obstet Gynecol 2008;112(4):753–8.
42. Lewi L, Cannie M, Blickstein I, et al. Placental sharing, birthweight discordance, and vascular anastomoses in monochorionic diamniotic twin placentas. Am J Obstet Gynecol 2007;197(6):587.e1-8.
43. Zhao D, Slaghekke F, Middeldorp JM, et al. Placental share and hemoglobin level in relation to birth weight in twin anemia-polycythemia sequence. Placenta 2014; 35(12):1070–4.
44. De Villiers SF, Slaghekke F, Middeldorp JM, et al. Placental characteristics in monochorionic twins with spontaneous versus post-laser twin anemia-polycythemia sequence. Placenta 2013;34(5):456–9.
45. Slaghekke F, Kist WJ, Oepkes D, et al. Twin anemia-polycythemia sequence: diagnostic criteria, classification, perinatal management and outcome. Fetal Diagn Ther 2010;27(4):181–90.
46. Gucciardo L, Lewi L, Vaast P, et al. Twin anemia polycythemia sequence from a prenatal perspective. Prenat Diagn 2010;30(5):438–42.
47. Lewi L, Jani J, Blickstein I, et al. The outcome of monochorionic diamniotic twin gestations in the era of invasive fetal therapy: a prospective cohort study. Am J Obstet Gynecol 2008;199(5):514.e1-8.
48. Lopriore E, Slaghekke F, Middeldorp JM, et al. Residual anastomoses in twin-to-twin transfusion syndrome treated with selective fetoscopic laser surgery: localization, size, and consequences. Am J Obstet Gynecol 2009;201(1):66.e1-4.
49. Yokouchi T, Murakoshi T, Mishima T, et al. Incidence of spontaneous twin anemia-polycythemia sequence in monochorionic-diamniotic twin pregnancies: single-center prospective study. J Obstet Gynaecol Res 2015;41(6):857–60.
50. Tollenaar LSA, Zhao DP, Middeldorp JM, et al. Can color difference on the

maternal side of the placenta distinguish between acute peripartum twin–twin transfusion syndrome and twin anemia–polycythemia sequence? Placenta 2017;57:189–93.

51. Habli M, Bombrys A, Lewis D, et al. Incidence of complications in twin-twin transfusion syndrome after selective fetoscopic laser photocoagulation: a single-center experience. Am J Obstet Gynecol 2009;201(4):417.e1-7.

52. Slaghekke F, Lewi L, Middeldorp JM, et al. Residual anastomoses in twin-twin transfusion syndrome after laser: the Solomon randomized trial. Am J Obstet Gynecol 2014;211(3):285.e1-7.

53. Lewi L, Jani J, Cannie M, et al. Intertwin anastomoses in monochorionic placentas after fetoscopic laser coagulation for twin-to-twin transfusion syndrome: is there more than meets the eye? Am J Obstet Gynecol 2006;194(3):790–5.

54. Yamamoto M, El Murr L, Robyr R, et al. Incidence and impact of perioperative complications in 175 fetoscopy-guided laser coagulations of chorionic plate anastomoses in fetofetal transfusion syndrome before 26 weeks of gestation. Am J Obstet Gynecol 2005;193(3 Pt 2):1110–6.

55. van den Wijngaard JP, Lewi L, Lopriore E, et al. Modeling severely discordant hematocrits and normal amniotic fluids after incomplete laser therapy in twin-to-twin transfusion syndrome. Placenta 2007;28(7):611–5.

56. Lopriore E, Slaghekke F, Oepkes D, et al. Clinical outcome in neonates with twin anemia-polycythemia sequence. Am J Obstet Gynecol 2010;203(1):54.e1-5.

57. Lewi L, Gucciardo L, Huber A, et al. Clinical outcome and placental characteristics of monochorionic diamniotic twin pairs with early- and late-onset discordant growth. Am J Obstet Gynecol 2008;199(5):511.e1-7.

58. Valsky DV, Eixarch E, Martinez JM, et al. Selective intrauterine growth restriction in monochorionic diamniotic twin pregnancies. Prenat Diagn 2010;30(8):719–26.

59. Fick AL, Feldstein VA, Norton ME, et al. Unequal placental sharing and birth weight discordance in monochorionic diamniotic twins. Am J Obstet Gynecol 2006;195(1):178–83.

60. Chang Y-L, Chang S-D, Chao A-S, et al. Clinical outcome and placental territory ratio of monochorionic twin pregnancies and selective intrauterine growth restriction with different types of umbilical artery Doppler. Prenat Diagn 2009;29(3):253–6.

61. Lopriore E, Pasman SA, Klumper FJ, et al. Placental characteristics in growth-discordant monochorionic twins: a matched case-control study. Placenta 2012;33(3):171–4.

62. Bennasar M, Eixarch E, Martinez JM, et al. Selective intrauterine growth restriction in monochorionic diamniotic twin pregnancies. Semin Fetal neonatal Med 2017;22(6):376–82.

63. Buca D, Pagani G, Rizzo G, et al. Outcome of monochorionic twin pregnancy with selective intrauterine growth restriction according to umbilical artery Doppler flow pattern of smaller twin: systematic review and meta-analysis. Ultrasound Obstet Gynecol 2017;50(5):559–68.

64. Machin GA. Velamentous cord insertion in monochorionic twin gestation. An added risk factor. J Reprod Med 1997;42(12):785–9.

65. Gratacós E, Lewi L, Muñoz B, et al. A classification system for selective intrauterine growth restriction in monochorionic pregnancies according to umbilical artery Doppler flow in the smaller twin. Ultrasound Obstet Gynecol 2007;30(1):28–34.

66. Ishii K, Murakoshi T, Takahashi Y, et al. Perinatal outcome of monochorionic twins with selective intrauterine growth restriction and different types of umbilical artery

Doppler under expectant management. Fetal Diagn Ther 2009;26(3):157–61.

67. Vanderheyden TM, Fichera A, Pasquini L, et al. Increased latency of absent end-diastolic flow in the umbilical artery of monochorionic twin fetuses. Ultrasound Obstet Gynecol 2005;26(1):44–9.

68. Wee LY, Taylor MJ, Vanderheyden T, et al. Transmitted arterio-arterial anastomosis waveforms causing cyclically intermittent absent/reversed end-diastolic umbilical artery flow in monochorionic twins. Placenta 2003;24(7):772–8.

69. Gratacós E, Lewi L, Carreras E, et al. Incidence and characteristics of umbilical artery intermittent absent and/or reversed end-diastolic flow in complicated and uncomplicated monochorionic twin pregnancies. Ultrasound Obstet Gynecol 2004;23(5):456–60.

70. Gratacós E, Antolin E, Lewi L, et al. Monochorionic twins with selective intrauterine growth restriction and intermittent absent or reversed end-diastolic flow (type III): feasibility and perinatal outcome of fetoscopic placental laser coagulation. Ultrasound Obstet Gynecol 2008;31(6):669–75.

71. Muñoz-Abellana B, Hernandez-Andrade E, Figueroa-Diesel H, et al. Hypertrophic cardiomyopathy-like changes in monochorionic twin pregnancies with selective intrauterine growth restriction and intermittent absent/reversed end-diastolic flow in the umbilical artery. Ultrasound Obstet Gynecol 2007;30(7):977–82.

72. Van Gemert MJC, Van Den Wijngaard JPHM, Vandenbussche FPHA. Twin reversed arterial perfusion sequence is more common than generally accepted. Birth Defects Res A Clin Mol Teratol 2015;103(7):641–3.

73. Van Allen MI, Smith DW, Shepard TH. Twin reversed arterial perfusion (TRAP) sequence: a study of 14 twin pregnancies with acardius. Semin Perinatol 1983; 7(4):285–93.

74. Gembruch U, Viski S, Bagamery K, et al. Twin reversed arterial perfusion sequence in twin-to-twin transfusion syndrome after the death of the donor co-twin in the second trimester. Ultrasound Obstet Gynecol 2001;17(2):153–6.

75. Moore TR, Gale S, Benirschke K. Perinatal outcome of forty-nine pregnancies complicated by acardiac twinning. Am J Obstet Gynecol 1990;163(3):907–12.

76. Van Gemert MJC, Ross MG, Nikkels PGJ, et al. Acardiac twin pregnancies part III: model simulations. Birth Defects Res A Clin Mol Teratol 2016;106(12): 1008–15.

77. Healey MG. Acardia: predictive risk factors for the co-twin's survival. Teratology 1994;50(3):205–13.

第八章 胎盘植入性疾病

Eric Jauniaux MD PhD FRCOG、Ashley Moffett MD MRCP MRCPath
FRCOG、Graham J. Burton MD DSc 著
王　陈 译，张晓波 审校

关键词

- 胎盘　● 前置胎盘　● 胎盘粘连　● 轮状胎盘
- 帆状胎盘　● 剖宫产　● 体外受精

要　点

- 主要的胎盘种植性疾病与产妇和胎儿的高发病率和高死亡率相关。
- 胎盘种植性疾病通常是医源性的，有超过90%的病例与多次剖宫产及体外受精相关。
- 体外受精与着床时胚囊旋转不良相关，从而导致低位胎盘／前置胎盘和脐带的帆状附着。
- 剖宫产瘢痕已成为后续妊娠中前置胎盘植入的主要诱因。

引　言

　　原发性胎盘种植异常在100年前就已被助产士及产科医师所认识。总体而言，这些异常只在人类怀孕时被描述过，并与产前和围产期并发症的高风险相关。因此，它们不能被认为是一种进化出来的生殖优势。其发病机制尚不完全清楚，但医源性因素可能会直接或间接影响子宫内膜功能的完整性，从而增加其患病率和发病率。

最常见的先天性异常是前置胎盘，此病可能在"De Superfoeratione"和"De Morbis Mulierum"被希波克拉底（公元前 460—370）最先描述[1]。在他的次经著作里曾写道，强调前置胎盘的主要症状是"产妇临产前无痛性大出血"和"胎盘早于胎儿娩出"。这两种方法都被用于该病的临床诊断。若分娩前未诊断此病，前置胎盘与孕产妇和胎儿的高死亡率相关。1878 年，苏格兰著名的产科医生 Charles Bell 将前置胎盘描述为"助产术中最可怕的并发症"[2]。毫不足奇，放射学在产科实践中的最早应用之一就是前置胎盘的产前诊断[3]。随着超声成像技术的发展，前置胎盘筛查已成为妊娠中期胎儿常规检查的重要组成部分。

其他原发性胎盘种植异常包括胎盘粘连疾病谱（placenta accreta spectrum，PAS）、脐带附着异常和胎盘形状异常。产科医生在 20 世纪上半叶首次描述了这些异常，当时这些疾病仍然极其罕见[4-6]。PAS 和帆状脐带附着（velamentous cord insertion，VCI）都与围产期并发症的高风险相关。在过去的 20 年里，随着剖宫产和辅助生殖技术应用的增加，特别是体外受精（in vitro fertilization，IVF），使得它们的发病率迅速上升。因此，原发性胎盘种植异常是现代产科和生殖医学作用的结果，随着女性生育时间的推迟、需要生殖协助和带有合并症进入妊娠，这种现象很可能变得越来越普遍。本文旨在描述和讨论目前关于原发性宫内胎盘种植异常的流行病学和病理生理学的知识。胎盘血肿和胎盘早剥是由一个或多个螺旋动脉破裂引起的继发性胎盘异常。由于其流行病学具有异质性，其发病机制不同于原发性异常种植过程导致的胎盘异常，本文未纳入它们。

低置胎盘和前置胎盘

目前前置胎盘的患病率为 5/1000（1/200），是由胎盘完全或部分植入子宫下段引起的[7]。只有当胎盘直接位于宫颈内口正上方时才使用前置胎盘这个术语。如果胎盘边缘距离内口小于2 cm，但未覆盖，在妊娠 20 周的详细解剖扫描中，应将胎盘标记为低置胎盘。随着妊娠晚期子宫下段发育，胎盘下缘与宫颈之间的距离增加，导致 90% 的低置胎盘在 37 周前消失[7]。

前置胎盘与剖宫产史、辅助生殖技术的使用和母亲吸烟有关（表 8-1）。在大多数中高收入国家，剖宫产率在 20% ~ 50%，既往剖宫产史是再次妊娠中前置胎盘最常见的危险因素。这一相关性的研究已被多个系统回顾和 Meta 分析证实，在有多次剖宫产的女性中存在显著的剂量 - 反应模式[9-12]。剖宫产导致的主要结构变化是子宫下段瘢痕组织形成，这可能会改变生理性子宫蠕动波的方向性，从而改变子宫内膜分泌物的流动。多次剖宫产也经常与较大的瘢痕或憩室的形成有关[20]，这也会影响宫内血流，导致更多的囊胚植入下段瘢痕周围或其内部区域。

辅助生殖技术，特别是体外受精，也与前置胎盘的高发率相关，而这与多胎妊娠无关[13-16]。一个基于瑞典人群的大宗回顾性研究分析发现，囊胚移植后妊娠发生前置胎盘的风险高于卵裂期移植后妊娠（调整后的优势比 2.08，95% CI 1.70 ~ 2.55）和自发妊娠（调整后的优势比 6.38，95% CI 5.31 ~ 7.66）[21]。这些结果表明，经宫颈胚胎移植技术，即使导管插入子宫腔的位置较高，也会改变囊胚与子宫内膜和（或）子宫内血流之间的生理相互作用。与剖宫产后妊娠或由辅助生殖技术引起的妊娠相比，关于多胎妊娠中前置胎盘的发生率有相互矛盾的报道。人们认为，额外增大的胎盘体积会增加胎盘位置异常的风险。然而，一项对 1989—1998 年美国 1 172 405 名双胞胎活产和死产进行的全国性回顾性队列研究发现，双胞胎产妇发生前置胎盘的风险并没有增加[22]。最近的一项关于 67 895 例单胎和双胎妊娠的回顾性队列研究发现，与单羊膜双胎相比，双绒毛膜双胎和单绒毛膜双胎发生前置胎盘的风险均有所增加（调整后的优势比分别为 1.54，95% CI 1.15 ～ 2.06，相对危险度 3.29，95% CI 1.32 ～ 8.21）[23]。

表 8-1　大型流行病学研究和系统回顾中与前置胎盘相关的临床变量		
变量	作者，年份 / 研究类型	前置胎盘的危险度计算
剖宫产史	Ananth 等 [8]，1997/SR & MA 在 370 万孕妇中有 170 640 人次有剖宫产史	总 RR：2.6（95% CI 2.3 ～ 3.0） 1 次剖宫产的 RR：4.5（95% CI 3.6 ～ 5.5） 2 次剖宫产的 RR：7.4（95% CI 7.1 ～ 7.7） 3 次剖宫产的 RR：6.5（95% CI 6.6 ～ 11.6） 3 次以上剖宫产的 RR：44.9（95% CI 13.5 ～ 149.5）
	Getahun 等 [9]，2006/ 队列研究 187 577 例单胎妊娠	1 次剖宫产的 RR：1.5（95% CI 1.3 ～ 1.8） 2 次剖宫产的 RR：2.0（95% CI 1.3 ～ 3.0）
	Marshall 等 [10]，2011/SR & MA 2 282 922 例妊娠	总 OR：1.48 ～ 3.95
	Klar 等 [11]，2014/SR & MA	总 RR：1.47（95% CI 1.44 ～ 1.51） 总 OR：1.62（95% CI 1.42 ～ 1.86）
	Klar 等 [12]，2018/SR & MA	总 OR：1.747（95% CI 1.62 ～ 1.87）
体外受精	Grady 等 [13]，2012/SR & MA 269 例单胚胎移植	RR：6.02（95% CI 2.79 ～ 13.01）
	Ginstrom Ernstad 等 [14]，2016/4819 例胚囊移植术后单胎妊娠	aOR：6.38（95% CI 5.31 ～ 7.66）

续表

变量	作者，年份 / 研究类型	前置胎盘的危险度计算
体外受精	Qin 等 [15]，2016/SR & MA 161 370 例体外生殖技术后单胎妊娠	RR：3.71（95% CI 2.67 ～ 5.16）
	Karami 等 [16]，2018/SR & MA 体外受精技术后单胎或双胎妊娠	单胎 aOR：2.59（95% CI 1.70 ～ 3.48） 双胎 aOR：2.91（95% CI 1.08 ～ 4.73）
吸烟	Aliyu 等 [17]，2011/ 基于人群的 1 224 133 例单胎妊娠的研究	OR：1.34（95% CI 1.27 ～ 1.45） aOR：2.58（95% CI 1.07 ～ 6.24）
	Rombatus 等 [18]，2014/ 4537 辅助生殖技术术后单胎妊娠	OR：1.42（95% CI 1.30 ～ 1.54） RR：1.27（95% CI 1.18 ～ 1.35）
	Shobeiri 等 [19]，2017/SR & MA 909 443 例参与者	

注：aOR：调整后的优势比（adjusted odds ratio）；MA：Meta 分析（meta-analysis）；OR：比值比（odds ratio）；RR：相对危险度（relative risk）；SR：系统回顾（systematic review）

　　孕妇在妊娠前和妊娠期间吸烟是前置胎盘发生的一个独立危险因素[17-19]。吸烟会影响许多器官和组织的上皮细胞发育，特别是子宫内膜上皮。与不吸烟者相比，吸烟女性的调节细胞因子和受体标志物，如 C-X-C 基序趋化因子配体 12（CXCL12）和成纤维细胞生长因子 2（fibroblast growth factor 2，FGF2）的表达降低[24]。吸烟还能抑制骨髓干细胞进入子宫和干细胞分化[25]，增加子宫内膜镉和铅的含量[26]。这些发现表明，吸烟女性的子宫内膜容受性发生了改变，这可以解释初产妇自发性妊娠的前置植入。其他可能影响着床部位的危险因素包括子宫平滑肌瘤（调整后的优势比 2.21，95% CI 1.48 ～ 2.94）[27]和子宫内

膜厚度 [18]。与子宫内膜厚度小于 9 mm 的女性相比，子宫内膜厚度为 9 ～ 12 mm 的女性和子宫内膜厚度大于 12 mm 的女性发生前置胎盘调整后的优势比分别为 2.02（95% CI 1.12 ～ 3.65）和 3.74（95% CI 1.90 ～ 7.34）。作者认为，子宫内膜厚度可能影响宫底至宫颈的蠕动。这解释了子宫内膜较厚的女性子宫下段着床风险增加的原因 [18]。

一些作者推测，附着于子宫下部的胎盘可能与子宫 - 胎盘和脐 - 胎盘循环的血管发育不良有关 [28,29]。这些研究对主动吸烟者和血栓性疾病等的数量控制得很差，而且前置胎盘组的女性平均比非前置胎盘对照组早 3 周分娩，这使得对胎盘重量和胎儿出生体重的评估不准确。一项基于人群的回顾性队列研究显示，诊断为前置胎盘的女性单胎活产中，早产导致的低出生体重（low birth weight，LBW）发生率较高。在根据分娩时的胎龄调整后，其发生率的增加并不显著 [30]。最近一项对 724 名产前诊断为前置胎盘的女性的回顾性大的队列研究发现，胎儿生长受限（FGR）的发生率没有增加 [31]。出血的存在和胎盘类型 [即低置胎盘（部分前置）和前置胎盘（边缘或完全）] 不影响 FGR 的风险。这些数据和作者最近的研究显示，低置胎盘和前置胎盘的 FGR 率没有差异 [32]，表明在子宫下段着床，不影响子宫 - 胎盘循环的正常发育和（或）正常的胎盘功能。

粘连性胎盘

1966 年，Luke 等首次使用胎盘粘连疾病谱（placenta accreta spectrum，PAS）一词 [33] 来描述胎盘不同程度异常黏附和侵袭性胎盘的不同级别。当胎盘黏附但不具有侵入性时（图 8-1A），即为胎盘粘连。当绒毛侵入肌层时，则发生胎盘植入（图 8-1B）。当绒毛侵入肌壁全层进入子宫浆膜表面和超出浆膜

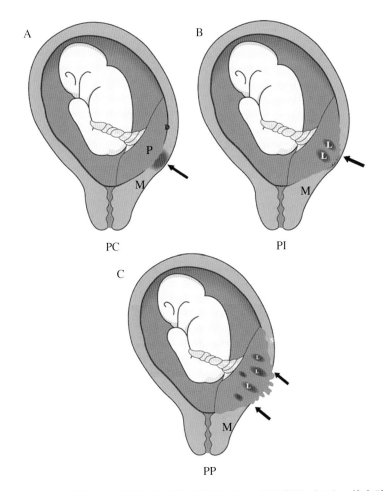

图 8-1 不同程度的前置胎盘黏附示意图。(A) 胎盘粘连 (PC)，其中胎盘 (P) 绒毛直接黏附于蜕膜 (D，深红色层) 至子宫肌层 (M)，而没有蜕膜插入于剖宫产瘢痕区域 (箭头)。(B) 胎盘植入 (PI)，绒毛侵入瘢痕区域内及其周围的肌层 (箭头)。(C) 穿透性胎盘植入 (PP)，绒毛侵入整个肌层并穿透子宫浆膜层 (S，黑色层)。注意在胎盘植入和穿透性胎盘植入中都存在腔隙 (L) (由 E. Jauniaux，MD，PhD，FRCOG，London，UK 提供)

表面时（图 8-1C），则发生穿透性胎盘植入。Irving 和 Hertig 在 1937 年发表了第一批大宗的关于胎盘异常植入的报道[34]。他们在临床上将其病例描述为"在胎儿娩出后 60 分钟内胎盘未出现自发性分离，产后全部或部分异常黏附于子宫壁上"，组织学上表现为"绒毛和肌层之间的底蜕膜完全或部分缺失"。虽然在 20 世纪早期侵袭性 PAS 已被描述，许多 21 世纪的作者使用 Irving 和 Hertig 的定义来描述异常粘连和侵入性胎盘类型，包括病态黏附胎盘。这个定义在 19 世纪被用来描述粘连性胎盘[21、35、36]。现代作者也对 PAS 使用了其他的临床术语描述，包括：

难以人工或零星清除胎盘；

阴道分娩后存在需要刮除的胎盘部分残留碎片；

阴道分娩 30 分钟后没有自发的胎盘分离，尽管进行积极的处理，包括双手按摩子宫，使用催产素，牵拉脐带；

剖宫产术中胎盘剥离后胎盘床大出血[37-40]。

这些临床描述类似于胎盘滞留，由于目前大多数研究者不按照出生时病情和详细的病理组织学证实的临床标准报告 PAS，因此不奇怪 PAS 的发病率在 1/10 000 和 1/100 的比例之间变化不定[41]。此外，现代研究之间的方法不一致性以及胎盘粘连和侵袭性胎盘之间缺乏鉴别诊断，限制了对诊断标准、结果数据和不同治疗策略的影响的分析。为了缓解这些几十年来阻碍 PAS 流行病学数据分析的方法学问题，FIGO 最近提出了一种分类和基本数据集来报告新数据[42]。

与前置胎盘一样，与 PAS 相关的主要危险因素是既往剖宫产和体外受精手术史（表 8-2），在随后妊娠中发生 PAS 的风险随着既往剖宫产次数的增加而增加。毫无疑问，在既往曾经历剖宫产并伴有前置胎盘表现的女性中，PAS 的发生率呈指数级增长[44]。英国国家病例对照研究[45]发现，既往有前置胎盘和剖

宫产史的女性,PAS 发病率从 1.7/10 000 上升到 577/10 000（aOR
65.02，95% CI 16.58，254.96）。基于北欧国家人群的队列研究
发现，最重要的单一危险因素是前置胎盘（OR 可发生在 49%
的病例中，292.02，95% CI 196 400），而既往有剖宫产史的女
性的风险加倍（OR 614，95% CI 372 844）[46]。既往有 1 次剖宫
产且产前诊断为前置胎盘的女性 PAS 的发病率为 4.1%，而有 2
次以上剖宫产史的女性的发病率上升到 13.3%[43]。与自然妊娠相
比，体外受精使 PAS 的发生风险增加了 4 ~ 13 倍[45-47]。与前置
胎盘不同的是，PAS 的发生风险不受母亲吸烟的直接影响，但
是在宫腔镜、刮宫术、手术终止妊娠、子宫肌瘤剔除术和子宫
内膜消融术等微创子宫手术后，PAS 的发生风险也会增加[45,48]。
PAS 还与子宫病理性改变，如双角子宫、子宫腺肌病和强直性肌
营养不良有关[49]。

　　在 20 世纪，关于 PAS 是如何发生的，有两种相反的观点
盛行。第一个也是最古老的概念，是滋养层存在原发性缺陷，
即从植入开始就具有异常的侵袭性[49]。这一概念可以追溯到很
少进行剖宫产的年代，与产妇高发病率和死亡率有关。大多数
女性在家中分娩，与胎盘植入相关的主要危险因素是既往的子
宫内膜炎和（或）胎盘人工剥离。1937 年由 Irving 和 Hertig 亲
自治疗的 18 例患者中，只有 1 例发生在剖宫产后，所有病例均
为异常黏附，无肌层绒毛组织侵犯的肉眼或组织学证据[34]。第
二个也是最近的概念是，滋养层是正常的，但由于植入解剖异
常的子宫床，如手术瘢痕造成损伤的子宫而导致滋养细胞产生
过度的侵袭性[20,50]。这一概念得到了现代流行病学数据的支持。
该数据显示，超过 90% 被诊断为侵袭性 PAS 的女性有剖宫产病
史，并合并存在前置胎盘[35,45,46,51]。

表8-2	大型流行病学研究和系统评价中与胎盘粘连疾病谱相关的临床变量	
变量	**作者，年份/研究类型**	**危险度计算**
剖宫产史	Wu 等[43]，2005/64 359 例新生儿病例对照研究	1 次剖宫产后 OR：2.16（95% CI 9.0 ~ 4.86） 2 次或 2 次以上剖宫产后 OR：8.6（95% CI 3.53 ~ 21.07）
	Silver 等[44]，2006/378 063 例新生儿和 83 754 例剖宫产队列研究	1 次剖宫产后 OR：17.4（95% CI 9.0 ~ 31.4） 3 次以上剖宫产后 OR：55.9（95% CI 25.0 ~ 110.3）
	Klar 等[11]，2014/剖宫产史 SR & MA 研究	总 RR：1.38（95% CI 1.35 ~ 1.42），总 OR：2.19（95% CI 1.09 ~ 4.43）
	Keag 等[12]，2018/705 108 例有剖宫产史的 SR & MA 研究	OR：2.95（95% CI 1.32 ~ 6.60）
	Fitzpatrick 等[45]，2012/134 例 PAS 病例对照研究	aOR：14.41（95% CI 5.63 ~ 36.85）
	Thurn 等[46]，2016/605 362 例新生儿队列研究	总 OR：8.8（95% CI 6.1 ~ 12.6） 1 次剖宫产后 OR：6.6（95% CI 4.4 ~ 9.8） 2 次剖宫产后 OR：17.4（95% CI 9.0 ~ 31.4） 3 次以上剖宫产后：55.9（95% CI 25.0 ~ 110.3）
体外受精	Fitzpatrick 等[45]，2012/134 例 PAS 病例对照研究	aOR：32.13（95% CI 2.03 ~ 509.23）
	Thurn 等[46]，2016/605 362 例新生儿队列研究	OR：3.1（95% CI 1.6 ~ 5.8）
	Roque 等[47]，2018/胚胎移植 SR & MA 研究	aOR：3.51（95% CI 2.04 ~ 6.05）

续表

变量	作者，年份 / 研究类型	危险度计算
其他手术	Fitzpatrick 等[45]，2012/134 例 PAS 病例对照研究	aOR：3.40（95% CI 1.30 ~ 8.91）
	Baldwin 等[48]，2018/380 775 例新生儿队列研究	1 次手术 RR：1.5（99% CI 1.1 ~ 1.9）
		2 次手术 RR：2.7（99% CI 1.7 ~ 4.4）
		3 次以上手术 RR：5.1（95% CI 2.7 ~ 9.6）

注：aOR，调整后优势比；MA，Meta 分析；OR，比值比；RR，相对危险度；SR，系统回顾

　　在由多次剖宫产引起的大而深层的肌层缺损中，瘢痕区域常常缺乏再上皮化[52]。子宫内膜厚度较薄与体外受精后的低妊娠率相关[53]，表明一个较大的瘢痕区域并不是一个理想的着床环境。剖宫产瘢痕处的囊胚植入与前置胎盘的发生有直接的联系[54-56]。由于并发症的风险较高，剖宫产瘢痕妊娠很少会保守处理，因此国际文献中的预后数据仅限于 69 例，只有 40 例进展到妊娠晚期[56]。研究设计的高变异性和出生时组织病理学表现的低相关性，包括由于瘢痕裂开导致的前置胎盘过度诊断，进一步限制了对这些数据的分析。这些发现表明，囊胚可能被困在子宫瘢痕内，并可能在其边缘植入，那里有足够的蜕膜，允许进一步发育和胎盘形成。由此而论，异位妊娠时囊胚在输卵管上皮细胞的植入和宫内瘢痕处的植入之间有相似之处。

　　这表明 PAS 的继发性缺陷是缺乏正常的蜕膜信号来调节胎盘形成，并影响绒毛外滋养层（extravillous trophoblast，EVT）的侵袭和分化[57]。组织病理学研究表明，EVT 细胞侵入输卵管血管[58]，但随后输卵管内胎盘的发展与子宫不同，因为输卵管

组织的侵袭不受限制，滋养细胞穿透浆膜。最近的一项免疫组化研究表明，与宫内妊娠相比，输卵管妊娠中的 EVT 细胞表现出更强的增殖性和侵袭性特征[59]。同样，在 PAS 中，EVT 细胞的大小和数量都增加了，其浸润肌层的深度更深[60]。非妊娠和妊娠的输卵管中均不存在 NK 细胞，而异位妊娠病例中 CD8[+] 淋巴细胞、CD68[+] 巨噬细胞和 CD11c[+] 树突状细胞的数量高于非妊娠病例[61]。白细胞受瘢痕组织的影响，在分泌期向子宫内膜募集[52]。在输卵管异位妊娠和宫内粘连胎盘中，多核巨细胞数量较低或完全缺失[60]，这表明 EVT 未经历正常的终末分化[62]。这些数据表明，胎盘粘连不是由天生更具侵袭性的滋养层引起的，其生理机制通常是由于缺乏限制侵袭的母体蜕膜细胞（包括免疫细胞）引起，因此滋养细胞迁移是不受控制的。其结果是超出蜕膜和绒毛膜尿囊胎盘交界处形成异常的种植较深的胎盘。因此，需要解决的一个关键问题是，蜕膜如何诱导 EVT 形成巨细胞并限制入侵的深度？

　　PAS 中侵犯子宫深肌层至子宫浆膜的大血管肯定也是由异常通路决定的，而不是因为滋养细胞功能障碍，这表明了滋养层侵犯动脉的固有能力，这也是绒毛膜癌的特征。EVT 侵入螺旋动脉周围以及壁内，甚至弓状动脉，导致其过度扩张，并导致高速血流进入绒毛间隙[62]。胎盘下血管增生和胎盘内腔隙的存在是产前超声上浸润性 PAS 最突出的特征[20, 35, 62]。在早期妊娠的末期，当绒毛间循环建立时，异常高速的血流进入胎盘，永久地破坏了最终胎盘的正常解剖结构，特别是破坏小叶和小叶间隔的结构（图 8-2）。PAS 中绒毛组织与非粘连性胎盘相比无形态学变化，甚至在侵入区也无形态学差异[49, 50]。PAS 绒毛组织中，合体滋养细胞的多种不同的表型变化已有报道，但研究设计、粘连定义、被研究的病例数、被调查的组织类型和形

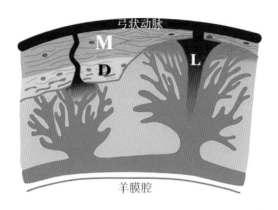

图 8-2　正常胎盘小叶（左）、蜕膜（D）、正常子宫肌层（M）和植入性小叶（右）。植入性小叶解剖结构扭曲，绒毛到达子宫深层肌层循环，形成腔隙（L）（由 E. Jauniaux，MD，PhD，FRCOG，London，UK 提供）

态学变化的量化程度等因素的广泛变化限制了对它们的解释[50]。这些变化很可能是继发于绒毛间隙和侵袭部位上方胎盘组织的局灶性氧化应激和（或）机械剪切应力。一些作者已经发现螺旋动脉重塑是局部减少的[60,63,64]。这种现象在无局灶性蜕膜的 PAS 病例中表现得更多，有时在粘连区完全没有螺旋动脉重塑。因为胎盘床的正常血管结构可能在瘢痕区发生扭曲，因此其病理和表型变化难以确定。此外，胎盘植入中子宫 - 胎盘循环重构的这些变化对胎盘或胎儿生长无任何影响，也与子痫前期的发生率无关[32]。

脐带插入异常

　　脐带可以中央、偏心或边缘式插入胎盘，帆状脐带附着（VCI）是指脐带附着于胎膜上[65,66]。当胎儿血管穿过胎膜、越过子宫颈内口并位于胎先露前方时，就会发生前置血管（vasa previa，VP）（图 8-3）。大约 1% 的新生儿伴发 VCI，而 3% ～ 4%

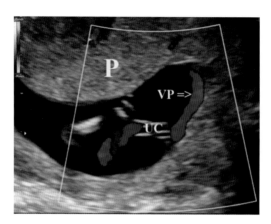

图 8-3 经腹 13 周时纵向超声检查显示脐带（UC）插入胎盘（P）外，用前置血管（VP）将脐带连接到胎盘（由 E. Jauniaux，MD，PhD，FRCOG，London，UK 提供）

的 VCI 女性也伴有前置血管[67-68]。相反，90% 的患有前置血管的女性患有 VCI[65-68]。VP 在一般人群中相对少见。据报道，VP 在新生儿的发生率是 1/5000 ~ 1/2000[67]。脐带插入异常可能被低估了，因为与助产士在出生时系统记录的单脐动脉带不同，它们只有在与围产期并发症相关时才被记录。

在双胎妊娠中，其中一条脐带的 VCI 的发生率是单胎妊娠的 8 倍。与双绒毛膜相比，单绒毛膜使 VCI 的发生风险增加了 1 倍[69]。与自然受孕的单胎妊娠相比，IVF 单胎妊娠的脐带边缘性插入、VCI 和 VP 的发生率更高[70]。自发性双胎妊娠与 IVF 双胎妊娠相比 VP 发生率没有差异[71]。在单胎妊娠和双胎妊娠中，不伴有 VP 的边缘妊娠和 VCI 妊娠均与小于胎龄儿相关[72-75]。非中央脐带插入与稀疏的绒毛膜血管分布有关，这可能通过影响胎儿 - 胎盘循环的血流动力学而导致运输效率显著降低[76]。尚不确定脐带插入异常的病理生理机制，但 IVF 中较高的发生率提示可能是植入时囊胚旋转不良的结果[77-87]。尚不完全清楚控制囊胚定向的分子机制，但这可能与随着囊胚增大，表达的 FGFR1 局限于覆盖在内细胞团上的滋养外胚层有关[77]。这一发现表明，有一些滋养层亚群可能具有不同的黏附特性。这种分化是否受到辅助生殖技术的影响，或所采用的激素方案是否引起子宫内膜容受性的变化，目前尚不清楚。

胎盘形状异常和绒毛膜外胎盘

　　成熟的胎盘通常被描述为盘状。然而，对于大多数胎盘到底是圆形的还是椭圆形的，一直有相当大的争议[65,66]。胎盘也可以是双叶状或多叶状的（图 8-4），可伴有副叶。如果附着在主胎盘上，定义为副叶胎盘；如果没有，则定义为假胎盘。妊娠早期末的胎盘形状与足月的胎盘形状之间有很强的相关性[78]，表明妊娠早期的事件是至关重要的。随着母体循环的开始，早期胎盘会发生深刻的重塑，过度或不对称的退化可导致胎盘形状异常和脐带边缘性插入[79]。因此，其异常形状可能是由母体

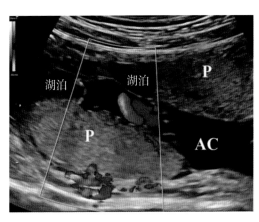

图 8-4　妊娠 20 周的经腹纵向超声图，胎盘底部双叶（P），脐带插入前叶边缘。注意湖泊的存在。AC，羊膜腔（amniotic cavity）（由 E. Jauniaux, MD，PhD，FRCOG，London，UK 提供）

循环的异常引起的，这反过来可能反映了穿过胎盘床的绒毛外滋养层细胞侵袭程度的局部差异。

绒毛外胎盘的特征是从丛密绒毛膜过渡到胎膜，它不在胎盘的边缘，而是在胎儿表面的一段距离内[65]。如果过渡区是由一个扁平的胎膜环组成，胎盘被归为环状；而如果胎盘有复杂的凸起并卷边，则被归为轮状胎盘。如果植入和胎盘太浅，可发生绒毛膜外胎盘[65]。

双叶胎盘和绒毛膜外胎盘与脐带异常插入的高发生率有关[80,81]。双叶胎盘伴 VCI 和副叶胎盘在 IVF 妊娠中更常见[82,83]。与单胎妊娠相比，副叶胎盘在双胎妊娠中更常见，而绒毛膜外胎盘在单胎妊娠和双胎妊娠中的发生率相同[83]。在单胎妊娠中，胎盘形状异常与胎盘早剥、前置血管和胎盘滞留的高发生率有关，而双胎妊娠中则没有此现象[83]。根据胎儿与胎盘重量的比值估计，形状异常的增加与胎盘效率的降低有关[79]，但没有流行病学数据支持这一假设。轮状胎盘与早产的高发生率有关[84]，可能是因为妊娠晚期子宫下段形成时胎膜边缘缺乏生理弹性。

小结和未来的研究

虽然对胎盘种植时发生的事件尚未完全了解，但显然对胎盘的形成和妊娠结局有深远的影响。为了评估这些过程在病例中是如何被干扰的，了解决定着床发生地点的因素，以及在正常妊娠中如何调节囊胚的方向是至关重要的。同样，我们对抑制滋养层侵袭的分子机制知之甚少，但在异位妊娠和 PAS 中的发现均表明蜕膜和母体免疫细胞发挥着关键作用。临床前期动物模型的缺乏限制了系统的研究，但最近人类子宫内膜和滋养细胞类器官的衍生[85,86]，以及在胚胎着床期以后培养类囊胚的能力[87]提供了新的机会去探索这些不可接近的事件。

在拥有良好资源的卫生保健系统和专科中心的国家，前置胎盘和 PAS 应在分娩前通过产前筛查得到诊断。然而，在全球范围内，它们仍对孕产妇和胎儿 / 新生儿健康构成相当大的风险，其发病率正随着剖宫产率的上升而上升。胎盘形状和脐带插入的各种情况在临床上不太具有挑战性，但表明植入和胎盘安置并不是最理想的。当变异过大时，应提醒医护专业人员注意胎儿发育受损、前置血管的可能性，以及再次妊娠时复发的风险。

致　谢

感谢伦敦大学学院数字媒体高级平面设计师 Angela Scott 女士在制作本文中所包含的图表时给予的支持。

公开说明

作者无利益冲突。

参考文献

1. Marr JP. Historical background of the treatment of placenta praevia. Bull Hist Med 1941;9:258–93.
2. Bell C. Placenta praevia. Trans Edinb Obstet Soc 1878;5:73–91.
3. Kerr JMM, Mackay WG. The diagnosis of placenta praevia with special reference to the employment of X-rays for this purpose. Trans Edinb Obstet Soc 1933;53: 21–32.
4. McNair AJ. Placenta praevia, with vasa praevia: caesarean section. Proc R Soc Med 1921;14:195–6.
5. Forster DS. A case of placenta accreta. Can Med Assoc J 1927;17:204–7.
6. Hunt AB, Mussey RD, Faber JE. Circumvallate placenta. New Orleans Med Surg J 1947;100:203–7.
7. Jauniaux E, Alfirevic Z, Bhide AG, et al, Royal College of Obstetricians and Gynaecologists. Placenta praevia and placenta accreta: diagnosis and management: green-top guideline no. 27a. BJOG 2019;126:e1–48.
8. Ananth CV, Smulian JC, Vintzileos AM. The association of placenta previa with history of cesarean delivery and abortion: a meta-analysis. Am J Obstet Gynecol 1997;177:1071–8.
9. Getahun D, Oyelese Y, Salihu HM, et al. Previous cesarean delivery and risks of

placenta previa and placental abruption. Obstet Gynecol 2006;107:771–8.

10. Marshall NE, Fu R, Guise JM. Impact of multiple cesarean deliveries on maternal morbidity: a systematic review. Am J Obstet Gynecol 2011;205:262.e1-8.

11. Klar M, Michels KB. Cesarean section and placental disorders in subsequent pregnancies —— a meta-analysis. J Perinat Med 2014;42:571–83.

12. Keag OE, Norman JE, Stock SJ. Long-term risks and benefits associated with cesarean delivery for mother, baby, and subsequent pregnancies: systematic review and meta-analysis. PLoS Med 2018;15:e1002494.

13. Grady R, Alavi N, Vale R, et al. Elective single embryo transfer and perinatal outcomes: a systematic review and meta-analysis. Fertil Steril 2012;97:324–31.

14. Ginström Ernstad E, Bergh C, Khatibi A, et al. Neonatal and maternal outcome after blastocyst transfer: a population-based registry study. Am J Obstet Gynecol 2016;214:378.e1-10.

15. Qin J, Liu X, Sheng X, et al. Assisted reproductive technology and the risk of pregnancy-related complications and adverse pregnancy outcomes in singleton pregnancies: a meta-analysis of cohort studies. Fertil Steril 2016;105:73–85.e1-6.

16. Karami M, Jenabi E, Fereidooni B. The association of placenta previa and assisted reproductive techniques: a meta-analysis. J Matern Fetal Neonatal Med 2018;31:1940–7.

17. Aliyu MH, Lynch O, Wilson RE, et al. Association between tobacco use in pregnancy and placenta-associated syndromes: a population-based study. Arch Gynecol Obstet 2011;283:729–34.

18. Rombauts L, Motteram C, Berkowitz E, et al. Risk of placenta praevia is linked to endometrial thickness in a retrospective cohort study of 4537 singleton assisted reproduction technology births. Hum Reprod 2014;29:2787–93.

19. Shobeiri F, Jenabi E. Smoking and placenta previa: a meta-analysis. J Matern Fetal Neonatal Med 2017;30:2985–90.

20. Jauniaux E, Bhide A, Burton GJ. Pathophysiology of accreta. In: Silver R, editor. Placenta accreta syndrome. Portland (OR): CRC Press; 2017. p. 13–28.

21. Jauniaux E, Ayres-de-Campos D, FIGO Placenta Accreta Diagnosis and Management Expert Consensus Panel. FIGO consensus guidelines on placenta accreta spectrum disorders: introduction. Int J Gynaecol Obstet 2018;140:261–4.

22. Ananth CV, Demissie K, Smulian JC, et al. Placenta praevia in singleton and twin births in the United States, 1989 through 1998: a comparison of risk factor profiles and associated conditions. Am J Obstet Gynecol 2003;188:275–81.

23. Weis MA, Harper LM, Roehl KA, et al. Natural history of placenta previa in twins. Obstet Gynecol 2012;120:753–8.

24. Sahin Ersoy G, Zhou Y, Inan H, et al. Cigarette smoking affects uterine receptivity markers. Reprod Sci 2017;24:989–95.

25. Zhou Y, Gan Y, Taylor HS. Cigarette smoke inhibits recruitment of bone-marrow-derived stem cells to the uterus. Reprod Toxicol 2011;31:123–7.

26. Rzymski P, Rzymski P, Tomczyk K, et al. Metal status in human endometrium: relation to cigarette smoking and histological lesions. Environ Res 2014;132:328–33.

27. Jenabi E, Fereidooni B. The uterine leiomyoma and placenta previa: a meta-analysis. J Matern Fetal Neonatal Med 2017;21:1–5.

28. Weiner E, Miremberg H, Grinstein E, et al. The effect of placenta previa on fetal growth and pregnancy outcome, in correlation with placental pathology. J Perinatol 2016;36:1073–8.

29. Weiner E, Miremberg H, Grinstein E, et al. Placental histopathology lesions and

pregnancy outcome in pregnancies complicated with symptomatic vs. non symptomatic placenta previa. Early Hum Dev 2016;101:85–9.

30. Ananth CV, Demissie K, Smulian JC, et al. Relationship among placenta previa, fetal growth restriction, and preterm delivery: a population-based study. Obstet Gynecol 2001;98:299–306.

31. Harper LM, Odibo AO, Macones GA, et al. Effect of placenta previa on fetal growth. Am J Obstet Gynecol 2010;203:330.e1-5.

32. Jauniaux E, Dimitrova I, Kenyon N, et al. Impact of placenta previa with placenta accreta spectrum disorder on fetal growth. Ultrasound Obstet Gynecol 2019;54:643–9.

33. Luke RK, Sharpe JW, Greene RR. Placenta accreta: the adherent or invasive placenta. Am J Obstet Gynecol 1966;95:660–8.

34. Irving C, Hertig AT. A study of placenta accreta. Surg Gynecol Obstet 1937;64:178–200.

35. Jauniaux E, Bhide A. Prenatal ultrasound diagnosis and outcome of placenta previa accreta after caesarean delivery: a systematic review and meta-analysis. Am J Obstet Gynecol 2017;217:27–36.

36. Collins SL, Chantraine F, Morgan TK, et al. Abnormally adherent and invasive placenta: a spectrum disorder in need of a name. Ultrasound Obstet Gynecol 2018;51:165–6.

37. Gielchinsky Y, Rojansky N, Fasouliotis SJ, et al. Placenta accreta——summary of 10 years: a survey of 310 cases. Placenta 2002;23:210–4.

38. Sheiner E, Levy A, Katz M, et al. Identifying risk factors for peripartum cesarean hysterectomy. A population-based study. J Reprod Med 2003;48:622–6.

39. Woodring TC, Klauser CK, Bofill JA, et al. Prediction of placenta accreta by ultrasonography and color Doppler imaging. J Matern Fetal Neonatal Med 2011;24:118–21.

40. Klar M, Laub M, Schulte-Moenting J, et al. Clinical risk factors for complete and partial placental retention: a case-control study. J Perinat Med 2014;41:529–34.

41. Jauniaux E, Bunce C, Grønbeck L, et al. Prevalence and main outcomes of placenta accreta spectrum: a systematic review and metaanalysis. Am J Obstet Gynecol 2019;221:208–18.

42. Jauniaux E, Ayres-de-Campos D, Langhoff-Roos J, et al, FIGO Placenta Accreta Diagnosis and Management Expert Consensus Panel. FIGO classification for the clinical diagnosis of placenta accreta spectrum disorders. Int J Gynaecol Obstet 2019;146:20–4.

43. Wu S, Kocherginsky M, Hibbard JU. Abnormal placentation: twenty-year analysis. Am J Obstet Gynecol 2005;192:1458–61.

44. Silver RM, Landon MB, Rouse DJ, et al, National Institute of Child Health and Human Development Maternal-Fetal Medicine Units Network. Maternal morbidity associated with multiple repeat cesarean deliveries. Obstet Gynecol 2006;107:1226–32.

45. Fitzpatrick KE, Sellers S, Spark P, et al. Incidence and risk factors for placenta accreta/increta/percreta in the UK: a national case-control study. PLoS One 2012;7:e52893.

46. Thurn L, Lindqvist PG, Jakobsson M, et al. Abnormally invasive placenta-prevalence, risk factors and antenatal suspicion: results from a large population-based pregnancy cohort study in the Nordic countries. BJOG 2016;123:1348–55.

47. Roque M, Valle M, Sampaio M, et al. Obstetric outcomes after fresh versus

frozen-thawed embryo transfers: a systematic review and meta-analysis. JBRA Assist Reprod 2018;22:253–60.

48. Baldwin HJ, Patterson JA, Nippita TA, et al. Antecedents of abnormally invasive placenta in primiparous women: risk associated with gynecologic procedures. Obstet Gynecol 2018;131:227–33.

49. Jauniaux E, Jurkovic D. Placenta accreta: pathogenesis of a 20th century iatrogenic uterine disease. Placenta 2012;33:244–51.

50. Jauniaux E, Burton GJ. Pathophysiology of placenta accreta spectrum disorders: a review of current findings. Clin Obstet Gynecol 2018;61:743–54.

51. Jauniaux E, Chantraine F, Silver RM, et al, FIGO Placenta Accreta Diagnosis and Management Expert Consensus Panel. FIGO consensus guidelines on placenta accreta spectrum disorders: epidemiology. Int J Gynaecol Obstet 2018;140: 265–73.

52. Ben-Nagi J, Walker A, Jurkovic D, et al. Effect of cesarean delivery on the endometrium. Int J Gynaecol Obstet 2009;106:30–4.

53. Mahajan N, Sharma S. The endometrium in assisted reproductive technology: how thin is thin? J Hum Reprod Sci 2016;9:3–8.

54. Zosmer N, Fuller J, Shaikh H, et al. Natural history of early first-trimester pregnancies implanted in Cesarean scars. Ultrasound Obstet Gynecol 2015;46:367–75.

55. Cali G, Forlani F, Timor-Tritsch IE, et al. Natural history of Cesarean scar pregnancy on prenatal ultrasound: the crossover sign. Ultrasound Obstet Gynecol 2017;50:100–4.

56. Cali G, Timor-Tritsch IE, Palacios-Jaraquemada J, et al. Outcome of cesarean scar pregnancy managed expectantly: systematic review and meta-analysis. Ultrasound Obstet Gynecol 2018;51:169–75.

57. Pollheimer J, Vondra S, Baltayeva J, et al. Regulation of Placental extravillous trophoblasts by the maternal uterine environment. Front Immunol 2018;13:2597.

58. Randall S, Buckley CH, Fox H. Placentation in the fallopian tube. Int J Gynecol Pathol 1987;6:132–9.

59. Gao T, Liang Y, Tang H, et al. The increased level of Tspan5 in villi suggests more proliferation and invasiveness of trophoblasts in tubal pregnancy. Eur J Obstet Gynecol Reprod Biol 2018;228:38–42.

60. Khong TY, Robertson WB. Placenta creta and placenta praevia creta. Placenta 1987;8:399–409.

61. Shaw JL, Fitch P, Cartwright J, et al. Lymphoid and myeloid cell populations in the non-pregnant human Fallopian tube and in ectopic pregnancy. J Reprod Immunol 2011;89:84–91.

62. Jauniaux E, Collins SL, Burton GJ. Placenta accreta spectrum: pathophysiology and evidence-based anatomy for prenatal ultrasound imaging. Am J Obstet Gynecol 2018;218:75–87.

63. Tantbirojn P, Crum CP, Parast MM. Pathophysiology of placenta creta: the role of decidua and extravillous trophoblast. Placenta 2008;29:639–45.

64. Hannon T, Innes BA, Lash GE, et al. Effects of local decidua on trophoblast invasion and spiral artery remodeling in focal placenta creta —— an immunohistochemical study. Placenta 2012;33:998–1004.

65. Fox H, Sebire NJ. Pathology of the placenta. 3rd edition. Philadelphia: : Saunders-Elsevier; 2007.

66. Benirschke K, Burton GJ, Baergen RN. Pathology of the human placenta. 6th edition. Berlin: Springer-Verlag; 2012.

67. Jauniaux E, Alfirevic Z, Bhide AG, et al, Royal College of Obstetricians and Gynaecologists. Vasa praevia: diagnosis and management: green-top guideline

no. 27b. BJOG 2019;126:e49-61.
68. Melcer Y, Maymon R, Jauniaux E. Vasa previa: prenatal diagnosis and management. Curr Opin Obstet Gynecol 2018;30:385-91.
69. Jauniaux E, Melcer Y, Maymon R. Prenatal diagnosis and management of vasa previa in twin pregnancies: a case series and systematic review. Am J Obstet Gynecol 2017;216:568-75.
70. Ruiter L, Kok N, Limpens J, et al. Incidence of and risk indicators for vasa praevia: a systematic review. BJOG 2016;123:1278-87.
71. Gavriil P, Jauniaux E, Leroy F. Pathologic examination of placentas from singleton and twin pregnancies obtained after in vitro fertilization and embryo transfer. Pediatr Pathol 1993;13:453-62.
72. Sinkin JA, Craig WY, Jones M, et al. Perinatal outcomes associated with isolated velamentous cord insertion in singleton and twin pregnancies. J Ultrasound Med 2018;37:471-8.
73. Allaf MB, Andrikopoulou M, Crnosija N, et al. Second trimester marginal cord insertion is associated with adverse perinatal outcomes. J Matern Fetal Neonatal Med 2018;26:1-6.
74. Kalafat E, Thilaganathan B, Papageorghiou A, et al. Significance of placental cord insertion site in twin pregnancy. Ultrasound Obstet Gynecol 2018;52:378-84.
75. Ismail KI, Hannigan A, O'Donoghue K, et al. Abnormal placental cord insertion and adverse pregnancy outcomes: a systematic review and meta-analysis. Syst Rev 2017;6:242.
76. Yampolsky M, Salafia CM, Shlakhter O, et al. Centrality of the umbilical cord insertion in a human placenta influences the placental efficiency. Placenta 2009;30:1058-64.
77. Niakan KK, Eggan K. Analysis of human embryos from zygote to blastocyst reveals distinct gene expression patterns relative to the mouse. Dev Biol 2013;375:54-64.
78. Salafia CM, Yampolsky M, Shlakhter A, et al. Variety in placental shape: when does it originate? Placenta 2012;33:164-70.
79. Burton GJ, Jauniaux E, Charnock-Jones DS. The influence of the intrauterine environment on human placental development. Int J Dev Biol 2010;54:303-12.
80. Nordenvall M, Sandstedt B, Ulmsten U. Relationship between placental shape, cord insertion, lobes and gestational outcome. Acta Obstet Gynecol Scand 1988;67:611-6.
81. Baulies S, Maiz N, Muñoz A, et al. Prenatal ultrasound diagnosis of vasa praevia and analysis of risk factors. Prenat Diagn 2007;27:595-9.
82. Suzuki S, Igarashi M. Clinical significance of pregnancies with succenturiate lobes of placenta. Arch Gynecol Obstet 2008;277:299-301.
83. Suzuki S, Igarashi M, Inde Y, et al. Abnormally shaped placentae in twin pregnancy. Arch Gynecol Obstet 2010;281:65-9.
84. Taniguchi H, Aoki S, Sakamaki K, et al. Circumvallate placenta: associated clinical manifestations and complications-a retrospective study. Obstet Gynecol Int 2014;2014:986230.
85. Turco MY, Gardner L, Hughes J, et al. Long-term, hormone-responsive organoid cultures of human endometrium in a chemically defined medium. Nat Cell Biol 2017;195:568-77.
86. Turco MY, Gardner L, Kay RG, et al. Trophoblast organoids as a model for maternal-fetal interactions during human placentation. Nature 2018;564:263-7.
87. Haider S, Meinhardt G, Saleh L, et al. Self-renewing trophoblast organoids recapitulate the developmental program of the early human placenta. Stem Cell Reports 2018;11:537-51.

第九章　主要的胎盘部位感染

Maria Laura Costa MD PhD、Guilherme de Moraes Nobrega、Arthur Antolini-Tavares MD　著

尹秀菊　殷复粉 译，张晓红 审校

关键词

- 胎盘 • 先天性宫内感染 • TORCH

要　点

- 在世界范围内，先天性宫内感染是导致胎儿及新生儿发病和死亡的重要原因。充分了解宫内感染病原体的特征、传播途径和经胎盘感染可以有效地指导干预措施，降低疾病带来的负担，对于资源匮乏地区的意义更为重大。
- 近期出现的寨卡病毒流行是对可能出现新的导致宫内感染的病毒的一种警告。科学家和政策制定者都应该准备好面对新的挑战。
- 胎盘滋养细胞感染可诱导促炎反应、细胞死亡和蜕膜螺旋动脉重构受损，影响子宫胎盘血流量。

引　言

在过去的几十年间，对胎盘在妊娠期感染中的作用和宫内感染垂直传播机制的认识有了很大的变化。多年来，生殖免疫学的经典范例认为，与孕妇接触的外来胎儿的抗原性是建立在"母胎分离的解剖学、胎儿抗原的不成熟性和母亲的免疫惰性"的基础上的 [1]。这些概念被经胎盘导致的感染机制所挑战。尽管

有许多信号通路被建议用来解释免疫调节和对感染的反应是如何相互作用的[2]，仍有许多未知的新问题出现，因为新的流行病学情况带来了许多不可预测的结果[2,3]。

几个世纪以来，人们已经知道了胎盘感染的后果，包括流产、早产、胎盘功能障碍和新生儿发育异常。然而，直到19世纪末、20世纪初，随着人类医学的进步[2]，人们才认识到这些胎盘感染的不良后果与一系列病原体感染之间的联系。从那时起，研究一直在揭示这些感染对孕期以及胎盘造成的影响[4-6]。胎盘作为一个复杂的器官对感染有多种反应，这些反应取决于病原体的内在特性[7,8]。

在怀孕期间，胎盘作为一个免疫和物理屏障，可阻挡许多分子、粒子，甚至部分微生物，如真菌和细菌。这一特征是由于胎盘的组织学结构形成了母胎屏障[2,4,7]。然而，一些病毒、细菌、寄生虫和其他微生物可以通过某种方式显著影响胎盘，扰乱自然稳态，并导致胎盘屏障的破坏[4]。

为了充分理解上述胎盘感染的后果，时刻谨记胎盘结构是很关键的。胎盘是分枝状绒毛状结构的器官。绒毛由两层特殊的滋养细胞组成，内层是单核的细胞滋养细胞，它可以复制并融合到外层多核的合体滋养细胞。外层多核的合体滋养细胞覆盖在绒毛胎盘的整个表面并浸泡在母亲的血液中。胎盘在子宫着床的位置会发生重大修饰和蜕膜化，形成致密的细胞基质。此处绒毛外滋养层浸润并最终穿透母体小动脉壁，改变螺旋动脉，促进母体血液流向绒毛间隙[9]。

在世界范围内，先天性宫内感染是导致胎儿及新生儿发病和死亡的重要原因，在低收入地区中尤甚[2]。本章旨在讨论包括寨卡病毒（ZIKV）和TORCH病原体在内的胎盘感染的主要途径和相关的不良母婴结局。TORCH病原体包括弓形虫

（toxoplasma，Toxo）、其他（梅毒螺旋体、李斯特菌、细小病毒 B19 和塞卡病毒等）、风疹（rubella virus，RV）、巨细胞病毒（cytomegalovirus，CMV）、1 型单纯疱疹病毒（HSV-1）和 2 型单纯疱疹病毒（HSV-2）。

TORCH——刚地弓形虫

弓形虫病是全世界最常见的原虫感染，也是一个公共卫生问题，特别是在资源不足的地区。欧洲大陆、中美洲和南美洲报告的感染率为 30% ～ 90%[10]。刚地弓形虫是球虫原生动物，其最终宿主是猫科动物。人类感染弓形虫是由于食用这些动物粪便污染的水、土壤或食物中含有孢子的卵囊。大多数弓形虫感染没有症状或症状轻微（流感样），对易感人群（如孕妇）可产生一定的后果，只有 10% ～ 20% 受感染的孕妇有症状。弓形虫被滋养层表面受体识别，然后侵入滋养层细胞，在绒毛间质中繁殖并进一步扩散，导致胎盘和胎儿感染。体外研究表明，绒毛外滋养细胞是最易被感染的，其次是绒毛细胞滋养细胞，合体滋养细胞很少被感染[7]。

在妊娠早期，很大可能是由于合体滋养细胞对弓形虫传染的抵抗性，经胎盘感染弓形虫的风险约为 1/6；然而，一旦发生感染，可能会产生毁灭性的后果。在妊娠中期和晚期，传染率较高，为 1/3 ～ 2/3，但产生的后果往往不那么严重。妊娠早期感染可引起流产和高度破坏性的病变。这些病变可导致胎儿颅内钙化、脑室宽大、小头畸形、脑积水、脉络膜视网膜炎、肝和脾大以及心脏肥大，通常伴有心衰和水肿，以及出生后的后遗症，如失明、认知缺陷和耳聋[12]。尽管妊娠晚期感染可能导致远期的出生缺陷，如眼部疾病，但是妊娠晚期感染往往是间断的或在出生时新生儿症状并不明显[10]。

虽然刚地弓形虫有 3 种基因型，但在欧洲和美国最常见的是 II 型，是导致先天性感染的主要基因型[13]。在这些刚地弓形虫感染病例中，在普通显微镜下通过碘酸 - 希夫（PAS）染色，可在活动性炎症区域和低细胞组织（如大脑和脐带）分别发现速殖子和假性囊肿[7]。胎盘可呈现淋巴组织细胞性慢性绒毛炎并伴随严重的弥漫性炎症和肉芽肿（图 9-1）。这种现象也可在其他寄生虫（T cruzi）、病毒（水痘）和分枝杆菌感染中发现。这种感染可导致绒毛不成熟，绒毛间质、绒毛膜和华通胶中 Hofbauer 细胞增多[7]。

孕妇感染的主要诊断方法是血清学检测：检测感染后 2 周内的免疫球蛋白（Ig）M 和 IgG 滴度，并测定其各自的动态变化。建议对弓形虫病高风险的女性进行检测，在流行地区的女性，如果怀疑有急性感染，应立即开始螺旋霉素的胎儿预防治疗，以防止其通过胎盘感染。对于高度怀疑或确诊胎儿感染的女性，如羊水聚合酶链反应（PCR）阳性的女性，应考虑采用乙胺嘧啶、磺胺嘧啶和叶酸联合治疗[14]。

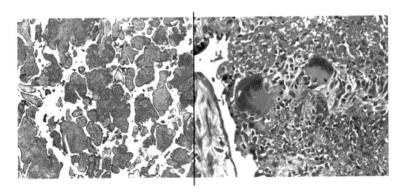

图 9-1　弓形虫感染。孕 16 周死胎分娩后胎盘，可见绒毛结构破坏的慢性肉芽肿性绒毛炎［左图］（4× 物镜），可见大量免疫性多核巨细胞［右图］（4× 物镜）（由 A Antolini-Tavares，Sao Paulo，Brazil 提供）

TORCH——其他梅毒

梅毒是由梅毒螺旋体引起的，这是一种会移动的螺旋体，由于缺乏脂多糖和很少暴露脂蛋白的蛋白质外膜，导致低免疫原性识别。然而，这种螺旋体易于黏附宿主细胞，并促进血管周围浸润。组织破坏主要是由宿主对感染的免疫反应引起的[7]。人类是梅毒螺旋体唯一的自然宿主，可通过垂直传播或性接触感染。

苍白密螺旋体在美国常见的性传播疾病中位列第三，沙眼衣原体和淋球菌感染分别为第一和第二[15]。全世界每年有560万梅毒新发病例[16]，这种流行可每年产生200万先天性梅毒新发病例。这种高发病率令人不安，因为如果在分娩前30天进行有效的治疗，可以消除98%的先天性梅毒感染。梅毒不仅仅在美国已成为一种重新出现的先天性感染[17]，而且普遍存在于高收入、中等收入和低收入国家[18]。因此，梅毒感染在世界各地都有发生，东部和南部非洲的疾病负担最重，发病率最高。

怀孕期间的传播风险与梅毒阶段直接相关[16]。未经治疗的二期梅毒母亲最容易引起垂直感染，近100%的定植患者产生垂直感染。这种高外显率的感染是由于继发梅毒的女性血液中螺旋体的数量较多，而梅毒的四个阶段包括一期、二期、潜伏期和第三期。妊娠期间的梅毒可导致早产、低出生体重、死产、新生儿早期死亡或婴儿先天性感染[16]。如果感染发生在妊娠早期，死产的风险高达40%[7]。

胎盘的病理表现可能是微小的和非特异性的。例如，肉眼检查显示胎盘增厚和苍白，这是继发于胎儿贫血，并可发展为水肿[19]。梅毒感染的绒毛膜绒毛组织学三联征包括：

- 肿大、水肿、细胞增多的绒毛和不成熟的绒毛核心组织形态，其中包含显著的间质和 Hofbauer 细胞。

- 胎儿毛细血管有丰富的继发于血管炎的血管内和血管周围结缔组织。光镜下观察后呈洋葱皮样外观，可能与急性和（或）慢性绒毛炎相关 [12,20]。

在足月妊娠中，常见的表现包括慢性淋巴组织细胞性绒毛炎，伴有局部坏死，类似于感染患者其他器官的螺旋体病变。坏死性脐带炎、急性绒毛膜羊膜炎和浆细胞蜕膜炎是由于羊水感染时螺旋体倾向于附着在基底膜和细胞外基质上 [7]。因此，大量未成熟绒毛、大量 Hofbauer 细胞和慢性绒毛炎伴局部急性血管炎提示新生儿需要进行先天性梅毒检查。绒毛组织中螺旋体鉴定方法包括银染色法，如 Warning-Starry 法和 Steiner 法、PCR 法或螺旋体抗原免疫组化法。当存在之前描述过的经典三联征时，只有一半的病例采用银染色法检测到螺旋体阳性 [21]，所以在检测可疑梅毒感染时，应联合使用其他方法。

对于可疑梅毒感染的患者应立即进行诊断，如果是一期或二期梅毒阶段观察到黏膜溃疡，可以使用暗视野显微镜或直接免疫荧光法进行病原体检测。此外，血清学是检测二期和晚期（三期）梅毒非常敏感的一种方法。青霉素是首选治疗药物，青霉素过敏患者应脱敏后再使用青霉素进行治疗。然而，如果患者对青霉素过敏且不能脱敏，一些研究人员建议使用多西环素治疗。患者可以进行安全性行为，并对感染患者的性伴侣进行治疗。目前针对梅毒感染，尚没有疫苗可用 [22]。

TORCH——其他——单核细胞增多性李斯特菌

李斯特菌是革兰氏阳性杆菌，属于厚壁菌门杆菌目，是一种可感染人类的病原体。这种兼性厌氧细菌可引起人类严重的血源性感染，导致李斯特菌病 [23]。这种微生物存在于土壤和腐烂的植物中，当这些微生物污染了我们摄入的食物，如未煮熟的肉类、海鲜、软奶酪、牛奶和其他奶制品以及生蔬菜时，人类就会受到感染[24]。一旦接触病原体，感染通常是在肠道内，在成人中引起轻微症状。肠道李斯特菌病的临床特征是发热、腹泻和流感样症状。然而，李斯特菌也可以是侵入性的。这种细菌通过血行途径传播，到达机体的其他部位[25]。这种疾病在老年人、免疫功能低下的患者，尤其是孕妇中特别严重[24]。

孕妇的症状包括头痛、神志不清，甚至抽搐，此外，还有发热和肌肉疼痛。病原体可通过血行途径到达胎盘，黏附于绒毛合体滋养细胞，穿透绒毛表面，导致胎盘微脓肿形成，最终导致胎儿感染[26]。胎盘感染主要通过细胞间传播，发生在易受李斯特菌感染的胎盘细胞中，包括合体滋养细胞、细胞滋养细胞和蜕膜细胞[2,23]。未经治疗，妊娠期间李斯特菌病可导致胎儿死亡、早产、新生儿感染、败血症和脑膜炎。这些主要是因为胎儿胎盘形成广泛的急性绒毛炎伴脓肿。在疑似或确诊病例中，使用大剂量广谱抗生素进行治疗，如氨苄西林、青霉素和阿莫西林。预防工作的重点是避免食用任何可能受到污染的食品，同时进行食品卫生监督[24,25,27]。

TORCH——其他——疟疾

在世界范围内，疟疾是仅次于肺结核的最常见的死亡原因。因此，疟疾是一个重大的公共卫生问题，在医疗资源不足的情况下会产生很大影响。在撒哈拉以南非洲地区尤其如此，当地的地理生态是有效传播严重疟疾的理想条件。鉴于世界各地所有人口的流动性，从流行地区到发达国家的旅行是不可避免的，因此有必要了解这一疾病的病理生理学和治疗。

人类疟疾寄生虫有4种：间日疟原虫、卵形疟原虫、三日疟原虫和恶性疟原虫。恶性疟原虫是造成该病最危险的原生动物寄生虫，这种寄生虫通过疟疾媒介——冈比亚按蚊有效传播。这种按蚊传播的恶性疟原虫使妊娠期疟疾感染率达到 25% 以上。在高传播地区已确定的危险因素包括初产、低龄和多胎妊娠 [29]。

虽然估计疟疾对人类死亡率的影响是有限的，然而一些研究表明，在流行地区，疟疾感染可能与高达 25% 的孕产妇死亡有关，特别是那些暴露于人类免疫缺陷病毒或获得性免疫缺陷病毒的女性。重要的是，妊娠期严重疟疾的死亡率接近 50%。此外，怀孕期间疟疾感染可导致流产、胎儿生长受限、死产、早产、低出生体重、新生儿死亡和婴儿疟疾风险增加 [31]。疟疾导致的母亲并发症包括严重贫血和多器官功能障碍。

由疟疾引起的胎盘感染可以通过绒毛间隙红细胞中的疟原虫来识别。胎盘血感染概率往往高于外周血，在无外周血寄生虫血症和抗疟治疗后，胎盘感染仍可持续 [28]。胎盘的病理性破坏是由于对红细胞感染的免疫反应导致，包括单核细胞浸润，肿瘤坏死因子 α 和干扰素 γ 释放增加，并通过 Toll 样受体 -4 信号传导。这导致了胎盘灌注不足，减少了滋养层侵袭，改变了血管生成因子。妊娠早期寄生虫血症增加了胎盘感染的风险 [28,32,33]。绒毛的组织病理学表现为绒毛周围过度的纤维蛋白沉积，细胞滋养层细胞增生，滋养层基底膜增厚 [34]。

目前没有办法在疟疾流行地区的孕妇中预防疟疾。建议的主要策略是用杀虫剂处理蚊帐，并间歇性地使用抗疟药物治疗可疑感染。例如，在妊娠 20 周后提供两种或更多剂量的化学药物预防，以减少亚临床疟疾感染。不幸的是，这种策略在女性中依从性很差 [30]。间日疟原虫感染也会对妊娠结局产生不利影响 [35]，但化学预防、间歇治疗或两者并用在治疗中的作用需要进一步研究[36]。

TORCH——其他——细小病毒 B19

细小病毒 B19 在世界各地都有发现，它是已知的最小的单链 DNA 病毒，通过飞沫传播，是儿童传染性红斑的病原体，被称为第五种疾病。幸运的是，2/3 的成年人在 40 岁时就对其免疫了。细小病毒感染依赖于有丝分裂活性细胞的存在，如红系细胞的复制。该病毒具有细胞溶解性，并促进炎症反应，伴有流感样症状和黄斑丘疹。成人的鉴别诊断包括风疹关节痛和伴有循环免疫复合物的晚期关节炎[37-41]。

目前还没有控制或治疗的方法，但可以通过 PCR 或酶联免疫吸附试验（ELISA）检测感染。如果感染发生在妊娠 20 周前，细小病毒 B19 可穿过胎盘屏障引起胎儿贫血和胎儿水肿，其感染率为 25% ～ 50%，胎儿死亡率为 5% ～ 10%。感染的关键时期是从妊娠 13 ～ 16 周，这时胎儿有很强的肝髓外造血。1/9 的感染胎儿由于红细胞的破坏和中心静脉压的增加而出现水肿[12]，10% 的胎儿在没有水肿的情况下进展为死产。在原因不明的死产病例中，免疫组化定位病毒衣壳可以识别病毒。在其他病例中，胎儿的表型类似于胎儿红细胞增多症或免疫水肿，但循环中的有核红细胞含有被称为巨大正常母细胞的病毒包涵体（图 9-2）。胎盘的病理表现为绒毛水肿、成红细胞增多症和 Hofbauer 细胞增生，但淋巴细胞浸润是罕见的，无法检测到绒毛炎[12]。

母亲感染通常通过细小病毒 B19 特异性 IgM 和 IgG 抗体或两者同时检测，胎儿感染则通过羊水或胎儿血液中细小病毒的 PCR 检测得到证实。当怀孕期间诊断出近期细小病毒 B19 感染时，孕妇应咨询母胎医学专家，并就胎儿传播、胎儿死亡和水

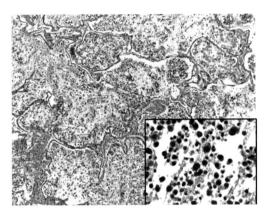

图 9-2　细小病毒。妊娠 20 周时出现皮疹的初产妇 26 周分娩的水肿死胎，胎盘厚重。光学显微镜下，在未成熟的病灶（10× 物镜）内可见有核红细胞和巨大的病毒包涵体［（插图）10× 物镜］（由 A. Antolini-Tavares，São Paulo，Brazil 提供）

肿的风险进行咨询。连续超声检测被推荐用于检测严重胎儿贫血引起的胎儿水肿的发展[42]。

TORCH——其他——寨卡病毒

寨卡病毒是黄病毒科黄病毒属虫媒病毒。像所有的黄病毒科病毒一样，寨卡病毒携带正链单链 RNA 基因[43]，并具有病毒表面糖蛋白的脂质包膜，与该病毒的其他成员具有相似的抗原性，如登革热病毒、黄热病病毒、西尼罗病毒和日本脑炎病毒等[44]。寨卡病毒同时存在于非人类灵长类动物和嗜血蚊子中，如非洲伊蚊和锯齿伊蚊[43]。在城市地区，寨卡病毒主要通过埃及伊蚊叮咬传播给人类，也可通过性交、输血及直接接触等方式传播[3]。

寨卡病毒于 1947 年首次从恒河猴中分离，并于 1948 年从伊蚊属的蚊子中分离，两者均来自乌干达寨卡森林。1952 年，寨卡病毒被描述为人类发病的病原体，第一次特征性暴发是在1954 年的尼日利亚 [45]。此后，寨卡病毒传播到全球多个地区，如亚洲、大洋洲和美洲 [3]。直到 21 世纪初，寨卡病毒仍被描述为一种在非洲和东南亚引起散发的、且大部分为轻度疾病的病原体 [3,46]。直到 2007 年，在密克罗尼西亚的雅浦岛上，一种新的亚洲血统变种的出现，这种情况才发生了变化 [47]。从那时起，至 2013 年传播到法属波利尼西亚，造成 32 000 多起病例，并蔓延至其他太平洋地区岛屿，2014 年传播至巴西。寨卡病毒从巴西东北部传播到该国其他地区和其他美洲国家。2016 年达到高峰，寨卡病毒在巴西和全球 70 多个国家引起大流行，这在很大程度上影响了孕妇的健康 [3]。

多达 80% 的寨卡病毒感染患者无症状 [47]，寨卡病毒感染相关的主要临床特征是出现发热性皮疹，特点是低热、斑丘疹、非化脓性结膜炎、手和脚的小关节疼痛、肌痛和虚脱 [48]。临床表现的潜伏期为 4 ~ 10 天，持续时间为 5 ~ 7 天，出现症状 5天以后才可以检测到病毒血症。

多种并发症可能与母体寨卡病毒感染有关，包括胎儿和新生儿神经系统和眼部异常、胎儿生长受限、死产和围产期死亡。在胎儿神经系统异常表现中，包括伴有明显脑损伤的小头畸形病例，主要特征是皮质发育减少和萎缩、关节僵硬、小脑和小脑蚓部发育不全 [49]。最严重的胎儿神经系统损伤的病例通常与妊娠早期寨卡病毒感染有关，但也有报道在妊娠中期和晚期发生感染相关的小头畸形病例 [3]。与寨卡病毒相关的并发症还包括Guillain-Barre 综合征，会导致成人明显的亚急性弛缓性麻痹 [50]。孕期寨卡病毒感染可导致新生儿先天性畸形和神经系统综合征，称为先天性寨卡综合征 [3]。

胎盘感染发生在对病毒最敏感的细胞中，包括 Hofbauer 细胞、绒毛细胞滋养层、基底蜕膜细胞、内皮细胞和羊膜绒毛膜细胞[8,51]（图 9-3）。寨卡病毒感染在合体滋养细胞中发生的程度较低。一旦感染了寨卡病毒，在最初出现症状的几个月后，病毒 RNA 就可以在胎盘中检测到[52]。在胎盘和其他器官中，寨卡病毒颗粒通过与膜上的 TIM 和 TAM 受体接触而被识别和内化，TIM 和 TAM 已被证明是在胎盘中差异性表达的受体群[53]。

　　这种病原体引起的胎盘组织损伤表现为蜕膜炎、慢性绒毛炎、绒毛周纤维蛋白增多、绒毛水肿和细胞滋养层细胞显著增加（图 9-4）。目前没有可用的治疗方法，建议旨在缓解母体症状、监测胎儿状况以及对不良结局风险进行咨询。疫苗正在研发中，但是只有少数进入一期临床试验[54]。

TORCH——风疹病毒

　　风疹病毒（rubella virus，RV）是先天性宫内感染的病因之一，可通过疫苗预防。风疹病毒是一种来自披甲病毒科（红病毒种）的 RNA 病毒，仅在人类中复制。已知这种病毒结构是球形的，其包膜蛋白 E1 和 E2 可形成刺突[8]。通过气溶胶在人与人

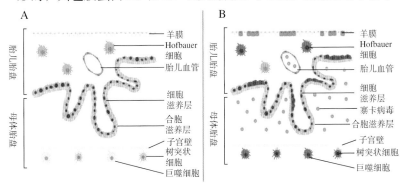

图 9-3　寨卡病毒感染。胎盘绒毛的切面模式图。A 图为正常胎盘的细胞模式图。B 图为寨卡病毒对胎盘不同易感类型细胞的感染途径，图中红色的是感染的细胞（Created with BioRender.com）

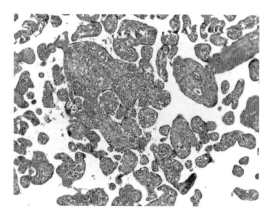

图 9-4 寨卡病毒感染。局灶慢性淋巴细胞性绒毛炎，局灶滋养层细胞破坏和纤维素沉积（10× 物镜）（由 M.L.Costa，MD，PHD，São Paulo，Brazil 提供）

之间传播，病毒从呼吸道传播，感染淋巴细胞和肺泡巨噬细胞、淋巴结、皮肤、关节和其他器官。感染通常表现为轻微的麻疹样皮疹。关节痛和淋巴结病反映了机体对免疫防御的反应，是循环针对 E1 和 E2 抗原介导的风疹病毒特异性免疫复合物形成的结果[8]。

　　孕前或孕期前 10 周内感染可导致高达 90% 的胎儿出现多种缺陷，并可能导致死胎。如果在妊娠 16 周后发生风疹病毒感染，则胎儿感染很少见，而听力缺陷可能会发生在最迟妊娠 20 周的感染。先天性风疹综合征的特点是眼部病变（如白内障、脉络膜视网膜炎、青光眼、小眼症和色素性视网膜病变）、听力缺陷（感音神经性耳聋）、心脏缺陷（如动脉导管未闭或室间隔缺损和外周肺动脉狭窄）和大脑缺陷（小头畸形）。存活下来的新生儿可能会出现发育障碍[55,56]。

　　出生后感染的诊断是通过 ELISA 检测风疹病毒特异性 IgM 抗体。在急性期，风疹病毒特异性 IgG 升高 4 倍也可诊断风疹感染[57]。可以对唾液、咽拭子、鼻咽分泌物或尿液进行病毒检测。

胎盘病理表现为绒毛坏死、血管炎症和肿大的 Hofbauer 细胞，具有广泛的急性和慢性绒毛炎。在蜕膜细胞、绒毛外滋养细胞、内皮细胞和羊膜内可以看到风疹病毒包涵体[7]。受感染的内皮细胞可以促进病毒传播并进一步影响胎盘的转运功能，导致胎儿生长受限[8]。

接种疫苗显然是避免风疹感染的干预措施。在 2011 年，世界卫生组织提供了对加强全球风疹常规免疫接种的指导，包括针对 9 个月至 14 岁儿童的初步疫苗接种。全球合作伙伴制定到 2020 年，在世界卫生组织的 6 个地区中至少有 5 个地区消灭风疹和先天性风疹综合征的目标[58]。不幸的是，这个有价值的目标似乎不切实际。在全球范围内，旅行者使风疹能够进入先前已消灭该病毒的国家，导致新的暴发和地方性传播[59,60]。

TORCH——巨细胞病毒

巨细胞病毒（CMV）是疱疹病毒家族中的一种双链 DNA 病毒，通常会导致无症状感染，但在孕妇等弱势群体中会造成破坏性后果。美国人群中 CMV 的血清阳性率为 60%[61]，而且随着年龄增加逐渐增长。CMV 是全世界新生儿中最常见的先天性感染的原因，高达 2.2%[62,63]。早中孕期巨细胞病毒感染会严重损害大脑发育和造成耳聋[64]。

CMV 传播可通过接触血液和大部分身体分泌物而发生，从而发生上皮细胞、T 细胞和巨噬细胞、蜕膜、绒毛外滋养细胞和绒毛细胞滋养细胞的感染。病毒导致细胞病变的效应在胎盘的毛细血管内皮和基质细胞中产生巨细胞包涵体，称为猫头鹰眼征（图 9-5），导致成熟延迟的巨大绒毛产生。在多达 15% 的胎儿和胎盘组织中可以检测到病毒[65]。随着感染的进展，组织

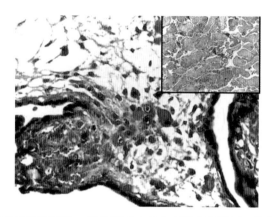

图 9-5　巨细胞病毒感染。胎盘绒毛中的典型猫头鹰眼征，并伴有弥漫性的血管阻塞和慢性绒毛炎（16 周死产）。主图为 40× 物镜，插图为 4× 物镜（由 A.Antolini-Tavares，São Paulo，Brazil 提供）

病理学发现可能会减少，并且包涵体也不容易识别。胎盘损伤的终末期变化包括慢性炎症化、血管间质硬化、血栓形成、含铁血黄素沉着症、多灶性钙化和慢性淋巴浆细胞性绒毛炎。免疫组织化学可能有助于确定这种组织学变化的病因，但免疫组织化学在评估感染方面不如分子技术敏感[7]。

　　血清转化通常作为原发性 CMV 感染的标志物，尽管其他使用培养的成纤维细胞的检测、抗原检测、PCR 或细胞学也可能有用。先天性 CMV 感染最好通过在新生儿出生后第 1 周的尿液中分离 CMV 病毒来确诊[66]。目前没有可用的 CMV 疫苗：严重急性感染的治疗是初始使用更昔洛韦[66]。

TORCH——单纯疱疹病毒

　　单纯疱疹病毒（HSV）HSV-1 和 HSV-2 代表一个大的 DNA 病毒家族，通过上皮黏膜细胞和皮肤破口传播，并潜伏在神经组织中。HSV-1 和 HSV-2 在世界范围内非常流行，尤其是在非洲、东南亚和西太平洋地区[55]。生殖器 HSV-2 是美国育龄女性中最常见的性传播感染[67]。HSV-1 常见于口面部病变，如口交有可能引起生殖器感染。所以，HSV-1 和 HSV-2 均可导致生殖器损伤和病毒排出[55]。这一情况在怀孕期间非常重要，因为大多数新生儿疱疹感染是由于在分娩期间暴露于的 HSV 病毒排出[68]。

虽然新生儿感染 HSV 很少见，但会造成较高的发病率和死亡率，同时会造成神经功能障碍的风险和播散性疾病的风险以及皮肤、眼睛和黏膜疾病的风险[68]。怀孕期间的保护机制在于母体 IgG 抗体的存在。IgG 抗体可以通过胎盘，使胎儿产生对疱疹病毒的免疫。这一现象也解释了为什么当母体初发感染接近足月时，新生儿感染疱疹的风险就更大，是因为病毒可以从生殖道排出而感染新生儿，但是母体 IgG 抗体还没有产生[55]。

疱疹感染的胎盘组织病理学表现可能是非特异性的和轻微的，因为病毒包涵体是罕见的。合体滋养细胞可抵抗 HSV 定植，因为该滋养层细胞表型不表达 HSV 定植的介质 HveA、HveB 和 HveC。相反，绒毛外细胞滋养层表达所有 3 种介质，因此可以被 HSV 感染[69]。

建议对在任何妊娠时期确诊的急性、原发性疱疹病毒感染进行抗病毒治疗。对既往有明确感染史的孕妇，在妊娠最后4 周内进行抗病毒治疗，以减少分娩时的病毒排出和 HSV 复发[70]。剖宫产适用于分娩时复发的病变。对于分娩中无症状的 HSV 感染病例，通常不鼓励侵入性操作。如果在临产前发生胎膜破裂，应考虑积极的干预措施[55]。

公开说明

这项工作得到了以下支持：Grant CNPq#409605/2016-Conselho Nacional de Desenvolvimento Científico e Tecnolo gico（CNPq）.

参考文献

1. Billington WD. The immunological problem of pregnancy: 50 years with the hope of progress. A tribute to Peter Medawar. J Reprod Immunol 2003;60(1):1–11.
2. Arora N, Sadovsky Y, Dermody TS, et al. Microbial vertical transmission during human pregnancy. Cell Host Microbe 2017;21(5):561–7.
3. Proenca-Modena JL, Milanez GP, Costa ML, et al. Zika virus: lessons learned in Brazil. Microbes Infect 2018;20(11–12):661–9.
4. Vinturache AE, Gyamfi-Bannerman C, Hwang J, et al. Maternal microbiome——A pathway to preterm birth. Semin Fetal Neonatal Med 2016;21(2):94–9.
5. Burton GJ, Jauniaux E. Pathophysiology of placental-derived fetal growth restriction. Am J Obstet Gynecol 2018;218(2):S745–61.
6. Phipps EA, Thadhani R, Benzing T, et al. Pre-eclampsia: pathogenesis, novel diagnostics and therapies. Nat Rev Nephrol 2019;15(5):275–89.
7. Heerema-McKenney A. Defense and infection of the human placenta. Apmis 2018;126(7):570–88.
8. Pereira L. Congenital viral infection: traversing the uterine-placental interface. Annu Rev Virol 2018;5(1):273–99.
9. Nelson DM. How the placenta affects your life, from womb to tomb. Am J Obstet Gynecol 2015;213(4):S12–3.
10. Aguirre AA, Longcore T, Barbieri M, et al. The one health approach to toxoplasmosis: epidemiology, control, and prevention strategies. Ecohealth 2019. https://doi.org/10.1007/s10393-019-01405-7.
11. Kim K, Weiss LM. Toxoplasma gondii: the model apicomplexan. Int J Parasitol 2004;34(3):423–32.
12. Faye-Petersen OM, Heller DS, Joshi VV. Handbook of placental pathology. 2nd edition. Oxfordshire (UK): Taylor & Francis; 2006.
13. Lindsay DS, Dubey JP. Toxoplasma gondii: the changing paradigm of congenital toxoplasmosis. Parasitology 2011;138(14):1829–31.
14. Paquet C, Yudin MH. Toxoplasmosis in pregnancy: prevention, screening, and treatment. J Obstet Gynaecol Can 2018;40(8):e687–93.
15. Nelson R. Congenital syphilis and other STIs rise in the USA. Lancet Infect Dis 2018;18(11):1186–7.
16. Peeling RW, Mabey D, Kamb ML, et al. Syphilis. Nat Rev Dis Primers 2017;3:17073.
17. Virginia B, John S, Elizabeth T, et al. Increase in incidence of congenital syphilis — United States, 2012–2014. MMWR Morb Mortal Wkly Rep 2015;64(44):1233–40.
18. Spiteri G, Unemo M, Mårdh O, et al. The resurgence of syphilis in high-income countries in the 2000s: a focus on Europe. Epidemiol Infect 2019;147:e143.
19. Macé G, Castaigne V, Trabbia A, et al. Fetal anemia as a signal of congenital syphilis. J Matern Fetal Neonatal Med 2014;27(13):1375–7.
20. Kitt E, May RM, Steenhoff AP. Rash and hepatosplenomegaly in a newborn. JMM Case Rep 2017;4(6):10–1.
21. Genest DR, Choi-Hong SR, Tate JE, et al. Diagnosis of congenital syphilis from placental examination: comparison of histopathology, steiner stain, and polymerase chain reaction for Treponema pallidum DNA. Hum Pathol 1996;27(4):366–72.
22. Taylor M, Gliddon H, Nurse-Findlay S, et al. Revisiting strategies to eliminate mother-to-child transmission of syphilis. Lancet Glob Health 2018;6(1):e26–8.
23. Vázquez-Boland JA, Krypotou E, Scortti M. Listeria placental infection. MBio

2017;8(3):1–6.

24. Imanishi M, Routh JA, Klaber M, et al. Estimating the attack rate of pregnancy-associated listeriosis during a large outbreak. Infect Dis Obstet Gynecol 2015; 2015:1–5.

25. Centers for Disease Control and Prevention (CDC). Vital signs: listeria death, illnesses, and outbreaks - United States 2009-2011. Morb Mortal Wkly Rep 2013; 62(22):448–52. Available at: http://www.cdc.gov/mmwr/preview/mmwrhtml/mm6222a4.htm?s_cid=mm6222a4_w.

26. Lamond N, Freitag N. Vertical transmission of listeria monocytogenes: probing the balance between protection from pathogens and fetal tolerance. Pathogens 2018;7(2):52.

27. Lamont RF, Sobel J, Mazaki-Tovi S, et al. Listeriosis in human pregnancy: a systematic review. J Perinat Med 2011;39(3):227–36.

28. Uneke CJ. Impact of placental Plasmodium falciparum malaria on pregnancy and perinatal outcome in sub-Saharan Africa: I: introduction to placental malaria. Yale J Biol Med 2007;80(2):39–50.

29. Desai M, TerKuile F, Nosten F, et al. Epidemiology and the burden of malaria in pregnancy. Lancet Infect Dis 2007;7(February):93–104.

30. Schantz-Dunn J, Nour NM. Malaria and pregnancy: a global health perspective. Rev Obstet Gynecol 2009;2(3):186–92.

31. De Beaudrap P, Turyakira E, Nabasumba C, et al. Timing of malaria in pregnancy and impact on infant growth and morbidity: a cohort study in Uganda. Malar J 2016;15:92.

32. Fried M, Duffy PE. Malaria during pregnancy. Cold Spring Harb Perspect Med 2017;7(6).

33. Pandya Y, Penha-Gonçalves C. Maternal-fetal conflict during infection: lessons from a mouse model of placental malaria. Front Microbiol 2019;10:1126.

34. Matteelli A, Caligaris S, Castelli F, et al. The placenta and malaria. Ann Trop Med Parasitol 1997;91(7):803–10.

35. Bardají A, Martínez-Espinosa FE, Arévalo-Herrera M, et al. Burden and impact of Plasmodium vivax in pregnancy: a multi-centre prospective observational study. Plos Negl Trop Dis 2017;11(6):e0005606.

36. World Health Organization. WHO Expert Committee on Malaria. World Health Organ Tech Rep Ser 2000;892:i–v, 1–74. Available at: http://europepmc.org/abstract/MED/10892307.

37. Xiong Y, Tan J, Liu Y, et al. The risk of maternal parvovirus B19 infection during pregnancy on fetal loss and fetal hydrops: a systematic review and meta-analysis. J Clin Virol 2019;114:12–20.

38. Kontomanolis EN, Fasoulakis Z. Hydrops fetalis and the parvovirus B-19. Curr Pediatr Rev 2018;14(4):239–52.

39. Pistorius LR, Smal J, de Haan TR, et al. Disturbance of cerebral neuronal migration following congenital parvovirus B19 infection. Fetal Diagn Ther 2008;24(4):491–4.

40. Klugman D, Berger JT, Sable CA, et al. Pediatric patients hospitalized with myocarditis: a multi-institutional analysis. Pediatr Cardiol 2010;31(2):222–8.

41. Courtier J, Schauer GM, Parer JT, et al. Polymicrogyria in a fetus with human parvovirus B19 infection: a case with radiologic-pathologic correlation. Ultrasound Obstet Gynecol 2012;40(5):604–6.

42. Crane J, Mundle W, Boucoiran I, et al. Parvovirus B19 infection in pregnancy.

J Obstet Gynaecol Can 2014;36(12):1107–16.

43. Musso D, Gubler DJ. Zika virus. Clin Microbiol Rev 2016;29(3):487–524.

44. Turrini F, Ghezzi S, Pagani I, et al. Zika virus: are-emerging pathogen with rapidly evolving public health implications. New Microbiol 2016;39(2):86–90.

45. Macnamara FN. Zika virus: a report on three cases of human infection during an epidemic of jaundice in nigeria. Trans R Soc Trop Med Hyg 1954;48(2).

46. Faye O, Freire CCM, Iamarino A, et al. Molecular evolution of Zika virus during its emergence in the 20th century. PLoS Negl Trop Dis 2014;8(1):36.

47. Duffy MR, Chen TH, Hancock WT, et al. Zika virus outbreak on yap island, federated states of Micronesia. N Engl J Med 2009;360(24):2536–43.

48. Cao-Lormeau VM, Blake A, Mons S, et al. Guillain-Barré syndrome outbreak associated with Zika virus infection in french polynesia: a case-control study. Lancet 2016;387(10027):1531–9.

49. Chimelli L, Melo ASO, Avvad-Portari E, et al. The spectrum of neuropathological changes associated with congenital Zika virus infection. Acta Neuropathol 2017;133(6):983–99.

50. Tiwari SK, Dang J, Qin Y, et al. Zika virus infection reprograms global transcription of host cells to allow sustained infection. Emerg Microbes Infect 2017;6(4):e24.

51. Simoni MK, Jurado KA, Abrahams VM, et al. Zika virus infection of Hofbauer cells. Am J Reprod Immunol 2017;77(2).

52. Driggers RW, Ho CY, Korhonen EM, et al. Zika virus infection with prolonged maternal viremia and fetal brain abnormalities. Obstet Anesth Dig 2017;37(1):51.

53. Tabata T, Petitt M, Puerta-Guardo H, et al. Zika virus targets different primary human placental cells, suggesting two routes for vertical transmission. Cell Host Microbe 2016;20(2):155–66.

54. Poland GA, Kennedy RB, Ovsyannikova IG, et al. Development of vaccines against Zika virus. Lancet Infect Dis 2018;18(7):e211–9.

55. Silasi M, Cardenas I, Kwon J-Y, et al. Viral infections during pregnancy. Am J Reprod Immunol 2015;73(3):199–213.

56. Yazigi A, De Pecoulas AE, Vauloup-Fellous C, et al. Fetal and neonatal abnormalities due to congenital rubella syndrome: a review of literature. J Matern Fetal Neonatal Med 2017;30(3):274–8.

57. Versalovic J, Carroll KC, Funke G, et al, editors. Manual of clinical microbiology. 10th edition. Washington, DC: American Society of Microbiology; 2011. Available at: http://www.asmscience.org/content/book/10.1128/9781555816728.

58. Grant GB, Reef SE, Patel M, et al. Progress in Rubella and congenital rubella syndrome control and elimination —— worldwide, 2000-2016. MMWR Morb Mortal Wkly Rep 2017;66(45):1256–60.

59. Martínez-Quintana E, Castillo-Solórzano C, Torner N, et al. Congenital rubella syndrome: a matter of concern. Rev Panam Salud Publica 2015;37(3):179–86.

60. Zimmerman LA, Muscat M, Singh S, et al. Progress toward measles elimination —— European Region, 2009-2018. MMWR Morb Mortal Wkly Rep 2019;68(17): 396–401.

61. Zhang LJ, Hanff P, Rutherford C, et al. Detection of human cytomegalovirus DNA, RNA, and antibody in normal donor blood. J Infect Dis 1995;171(4):1002–6.

62. Marin LJ, Santos de Carvalho Cardoso E, Bispo Sousa SM, et al. Prevalence and clinical aspects of CMV congenital Infection in a low-income population. Virol J 2016;13(1):148.

63. Barron SD, Pass RF. Infectious causes of hydrops fetalis. Semin Perinatol 1995;

19(6):493–501. https://doi.org/10.1016/S0146-0005(05)80056-4.
64. Weichert A, Vogt M, Dudenhausen JW, et al. Evidence in a human fetus of micrognathia and cleft lip as potential effects of early cytomegalovirus infection. Fetal Diagn Ther 2010;28(4):225–8.
65. Iwasenko JM, Howard J, Arbuckle S, et al. Human cytomegalovirus infection is detected frequently in stillbirths and is associated with fetal thrombotic vasculopathy. J Infect Dis 2011;203(11):1526–33.
66. Rawlinson WD, Hamilton ST, van Zuylen WJ. Update on treatment of cytomegalovirus infection in pregnancy and of the newborn with congenital cytomegalovirus. Curr Opin Infect Dis 2016;29(6):615–24.
67. Looker KJ, Magaret AS, May MT, et al. Global and regional estimates of prevalent and incident herpes simplex virus type 1 infections in 2012. PLoS One 2015; 10(10):e0140765.
68. Looker KJ, Magaret AS, May MT, et al. First estimates of the global and regional incidence of neonatal herpes infection. Lancet Glob Health 2017;5(3):e300–9.
69. Koi H, Zhang J, Makrigiannakis A, et al. Syncytiotrophoblast is a barrier to maternal-fetal transmission of herpes simplex virus1. Biol Reprod 2004;67(5): 1572–9.
70. Sheffield JS, Hollier LM, Hill JB, et al. Acyclovir prophylaxis to prevent herpes simplex virus recurrence at delivery: a systematic review. Obstet Gynecol 2003;102(6):1396–403.

第十章　胎膜不仅是胎盘附属物，也是母胎界面控制分娩的关键部位

Ramkumar Menon PhD MS、John J. Moore MD　著

解珺淑　译，张晓红　审校

关键词

- 绒毛膜羊膜 ● 氧化应激 ● 早产 ● 早产胎膜早破
- 衰老 ● 老化 ● 粒细胞 - 巨噬细胞集落刺激因子（GM-CSF）

要　点

- 胎膜保护胎儿并维持妊娠。
- 胎膜老化（衰老机制）和老化相关炎症与足月分娩有关。
- 妊娠相关危险因素（如感染）引起的未足月的胎膜老化与早产胎膜早破（pPROM）有关。
- 炎症诱导的胎膜减弱需要产生关键的中间产物——粒细胞 - 巨噬细胞集落刺激因子。
- 随着对 pPROM 易感性生物标志物和预防 pPROM 的治疗药物的研究取得成功，未来预防 pPROM 的发生将成为可能。

　　产科医生、新生儿学家和生殖医学家共同对妊娠和分娩进行了大量研究。然而，研究中仍存在不足，特别是对于胎膜的研究，这一不足是导致不良妊娠结局的部分原因，特别是妊娠 37 周前发生的自发早产。早产的发生率约为 10%，诊断和管理

早产的常规方法并未显著降低其风险或影响。除导致早产儿的直接死亡和发病率增加外，早产还与影响早产儿的终身健康问题相关[1]。目前通过进一步识别、诊断和管理高危妊娠，可以更好地获得医疗服务的革命性工作已蓬勃开展，但自发早产的发生率仍然相对较高[1]。

为什么自发早产的发病率居高不下？母胎及子宫组织的结构和功能（机制和途径）已经被深入研究，人们试图通过这些研究来了解维持妊娠的机制和诱导分娩的途径[2-4]。这些知识对于降低妊娠期并发症的风险至关重要。然而，干预和治疗方法通常是针对母体生殖器官的（宫颈、子宫蜕膜和子宫肌层）[2,5-7]。这些方法在减少自发早产方面成效欠佳。

因此我们提出问题，是否有可能我们研究的目标不应该是分娩的初始动因，因为早产发生的原因早在其发生之前就已经起了作用，以至于继发参与该过程的母体组织并不起关键作用？作者认为，在理解参与自发早产的特定机制中存在知识空缺。

在这篇综述中，作者强调了知识中"黑洞"的存在。该部分组织经常被忽略，通常被不准确地称为胎盘的一部分，即胎膜（羊膜）。尽管胎膜最近受到了一些关注，因为人们越来越有兴趣使用胎膜作为模型来了解妊娠和分娩过程中的免疫、内分泌、机械和细胞方面的机制[8,9]。然而，胎膜的研究仍很少，胎膜通常在围产医学和生殖生物学领域被称为"死组织"[10]。因此，它们作为维持妊娠并与分娩密切相关的潜在作用被忽视了。

胎膜，一个经常被忽视的重要部分

胎膜不是胎盘，与胎盘的发育轨迹也不同。胎膜在胚胎形成和宫内生长期间有自己的发育起源。胎膜可能被描述为介于胎儿和母体之间的有机成分，具有不同于胎盘的独特功能。胎膜在宫腔内形成结构框架，并为生长中的胎儿提供免疫、抗菌、内分泌和物理保护[8,9]。胎膜的寿命与子宫内胎儿成熟度相匹配，之后则会衰老（老化机制）。随着胎膜的老化，胎膜还发挥着另一个重要的功能，即产生独特的炎症产物，作为胎儿准备分娩的信号。该信号通过扩散或细胞外小泡（外泌体）从胎儿传播到母体[11-15]。因此，胎膜最初对妊娠起保护作用，而最终以牺牲自己的方式促进分娩。因此，我们可以认为功能失调的胎膜可能对妊娠是有害的。妊娠期间的某些不良事件与胎膜的功能和物理机能失调有关。与胎膜老化相关的胎儿炎症信号也可通过与感染、蜕膜出血或宫颈早熟相关的母胎界面炎症状态而增强[3,15]。本章阐述了胎膜的功能及其老化如何促进足月分娩。此外，还讨论了胎膜可能的早衰及生化、炎症因子诱导的炎症过程，导致其结构和功能破坏，从而导致早产和其他不良妊娠结局。

什么是胎膜？

　　胎膜是为生长中的胎儿提供物理保护、分隔和免疫保护（来自母亲的抗体）的组织，直到分娩时破裂[16,17]（图 10-1）。胎膜主要由面向胎儿的羊膜上皮细胞（AEC）组成的致密层以及母胎界面密集的绒毛细胞滋养细胞层组成。这两层细胞间夹着富含胶原蛋白的细胞外基质（ECM）。ECM 由成纤维细胞构成[18,19]。胶原蛋白是胎膜 ECM 的主要成分。胶原蛋白结构有两种重要的构成方式。第一种：羊膜中 AEC 层正下方有一层胶原蛋白。第二种：胶原带，最初被描述为铆钉[20]，通过胶原层将羊膜细胞与靠近羊膜面向母体面的成纤维细胞相连接。这些胶原蛋白铆钉将羊膜的所有成分固定在一起。胶原蛋白溶解重塑的平衡可调节妊娠期间的膜内稳态[3,10]。宫内氧化还原反应产生

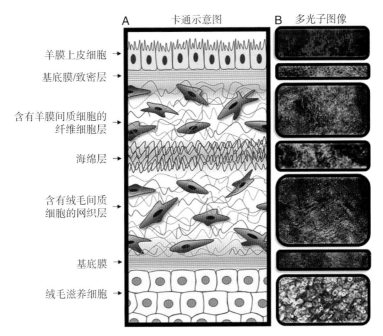

图 10-1　人类胎膜（绒毛膜羊膜）示意图。（A）人类胎膜靠近胎儿面由单层立方上皮细胞组成，并持续沐浴在羊水中。羊膜上皮通过富含Ⅳ型胶原的基底膜与 ECM 相连。胎膜羊膜和绒毛膜由海绵层划分为二。羊膜间充质细胞和绒毛膜间充质细胞散在于 ECM 中。另一层基底膜将绒毛膜 ECM 和绒毛膜滋养层细胞连接起来。（B）人类胎膜的多光子图像。这里显示的是未染色的人胎膜层的非线性光学显微镜图像。使用多光子自体荧光和二次谐波显微镜对未染色的胎膜组织进行实时成像，显示人类胎膜的细胞结构和胶原蛋白含量（绿色）。图中的颜色是细胞和基质的伪彩色显像

的活性氧维持其结构和功能的完整性[21]。简言之，绒毛膜细胞滋养层可保护胎儿免受母亲免疫系统的侵害。羊膜层提供分隔，允许羊水层将胎儿与胎盘和胎膜分开，这使得胎儿在分娩时得以脱离子宫。富含胶原蛋白的 ECM 在妊娠期间将胎膜结构固定在一起，但更重要的是，分娩时 ECM 则会降解。

　　除了免疫保护之外，胎膜的其他功能与胎盘功能是不同的，胎盘的主要功能是运输营养物质和废物。因此，无论在结构上还是功能上，胎膜都不是胎盘的一部分。虽然胎膜附着在胎盘上，但羊膜的胚胎起源与胎盘完全不同，而绒毛膜从妊娠的第一个月起其结构和功能就与胎盘不同。胎膜与胎儿同步发育，在妊娠第 15 周时羊膜和绒毛膜完全融合形成胎膜[22]。

妊娠期胎膜的生理老化及其与正常分娩的关系

　　在妊娠期间，胎膜细胞通过增殖和转化来维持其完整性。胎膜通过活跃的细胞增殖与胎儿共同生长，并通过重塑维持其结构和功能的完整性。胎膜的重塑发生在最近被发现并称为生物微裂缝的部位[17,23]。微裂缝是由于胎膜细胞脱落、间隙形成和胶原基质降解而产生的。微裂缝通过细胞转化和新生胶原基质的产生而愈合[24]。这可能是胎儿镜手术后胎膜愈合机制的部分原因。大多数情况下，在活跃的生长和增殖过程中，膜细胞会产生复制性衰老，这是衰老的一种相关机制。该过程是端粒依赖的，因为在胎膜细胞中端粒长度逐渐减少（细胞老化的生物标志物）。胎膜的衰老与胎儿的生长和成熟密切相关。这已在动物模型和人类妊娠中得到证实[25-29]。衰老的胎膜表现出独特的炎症特征［衰老相关分泌表型（senescence-associated secretory phenotype，SASP）］，同时通过衰老诱导的细胞损伤产生损伤相关分子模式标记（damage-associated molecular pattern marker，DAMP）[30,31]。SASP 和 DAMP 都是早产的炎症介质，通过细胞外小泡从衰老的胎膜传播到母体子宫组织，从而引起分娩相关变化[32-34]。因此，胎膜不仅在妊娠期间保护胎儿，还通过内分泌和（或）旁分泌途径发送生化信号通知母亲胎儿成熟来确保胎儿分娩。通常，胎膜的老化有助于适时的足月分娩和胎膜的破裂。然而当这种情况过早发生时，则会出现重大问题。

早产胎膜早破，一种未被研究的自发早产表型

大约 60% 的早产是原因不明的自发早产。最近的技术进步为预测孕妇的无症状早产提供了大量有前景的诊断标志物[35-38]。然而，没有类似的标志物可用于预测早产胎膜早破（pPROM）的发生。足月时，胎膜要么自然破裂（自发破裂），要么由接生者人工破膜。然而，在妊娠 37 周之前，pPROM 先于约 40% 的自发性早产发生[39-41]。在美国，每年约有 175 000 例 pPROM，使其成为最常见的妊娠并发症，比所有报告的医源性早产病例都多（子痫前期、宫内生长受限、妊娠糖尿病等）[40]。无论分娩时的孕周如何，与 pPROM 相关的患者发病率和死亡率都高于其他自发性早产[42,43]。一些测试，如 pooling、ferning、nitrazine、AmniSure（QIAGEN），可用于确认 pPROM 的发生。尽管有大量试验来验证 pPROM 的发生，但在 pPROM 发生之前，没有可靠的标志物或方法来预测其发生[44-47]。多数文献已确定导致 pPROM 风险相关因素包括生殖道感染、行为因素、环境毒素影响、遗传因素和产科并发症[48-52]。作者认为，由于对 pPROM 的根本原因和发生过程了解甚少，因此开发筛查或干预措施的尝试基本上是不成功的[53]。因为控制胎膜破裂的时机十分重要，特别是在 pPROM 患者中，本章的其余部分将讨论胎膜的这一功能。

早产胎膜早破的发生原因是一个在临床转化医学方面尚未开发的研究领域

pPROM 传统上被认为是由羊膜内感染引起的疾病。大约 70% 的 pPROM 病例因羊水培养阳性或羊水内病原体微生物

DNA 聚合酶链反应阳性而考虑与感染相关[48,51,54,55]。胶原降解使得羊膜 ECM 减弱是导致破裂的关键点之一。内源性和外源性因素均可激活胶原降解。内在因素包括病理性老化、胎膜厚度的局部变化、胶原含量的减少以及母体或胎儿的炎症反应。外在因素包括感染和宫内出血的影响，以及与早产子宫颈变形相关的因素[56]。

内在因素：病理性胎膜老化促进早产和早产胎膜早破

过早激活的胎膜老化和端粒磨损通常见于 pPROM 的胎膜，而在胎膜完整的早产中则不常见（图 10-2）[26,31]。感染、炎症和氧化应激（oxidative stress，OS）可加速胎膜的过早老化。这些不良的炎症信号最终导致胎膜早破或早产。与衰老相关的胎膜研究表明，pPROM 的患者胎膜老化更为明显，且微裂缝的数量远大于早产患者。足月分娩和 pPROM 之间的相似性表明 pPROM 与过早的胎膜老化相关。早产时胎膜的过早老化并非不存在，而是不明显。pPROM 中的胎膜老化可能是由于母体因素产生的氧化应激导致的，因为氧化应激是老化过程的主要加速因素之一。诱发氧化应激的危险因素包括但不限于营养不良、高体重指数（BMI）、行为因素（吸烟、吸毒和酗酒）、环境污染物、心理社会应激源、有毒化学物质暴露、既往病史、双胎妊娠、种族因素和遗传因素[48,57-59]。所有这些危险因素都可以诱发氧化应激，加速 SASP 和 DAMP 介导的胎膜的弱化，使其易于破裂。作者推测，这些危险因素的存在容易导致胎膜过早变弱，进而损害其抗菌防御能力，这为生殖道支原体和其他宫颈阴道定植微生物上行到胎膜、进入羊膜腔并开始定植、感染和炎症反应铺平了道路。虽然细菌定植是一种较弱的氧化应激诱导物，但母体的免疫反应会吸引中性粒细胞和其他引起炎症的

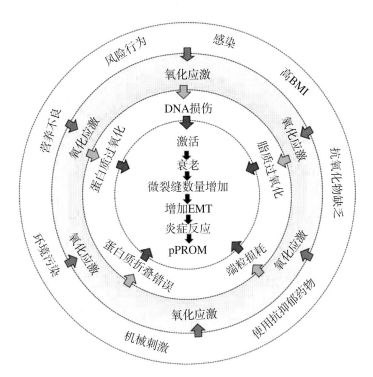

图 10-2 pPROM 老化相关病理途径。妊娠期间的各种危险因素（如外圈所示）可在人类胎膜中诱发氧化应激（黄圈）。如第三圈所示，氧化应激对各种细胞物质和细胞器造成损害，从而影响细胞功能。氧化应激诱导的损伤可导致应激信号通路激活。在胎膜中应激信号由 p38MAPK 激活。各种研究表明，p38MAPK 介导的老化与生物微裂缝增加、AECs 向羊膜间充质细胞（上皮间质转化）的转化及它们在 ECM 中的积累有关。羊膜间充质细胞极易受到氧化应激损伤并加剧局部炎症。细胞的老化也会加重 SASP——一种以细胞因子、趋化因子和 MMP 为标志的炎症反应，导致 ECM 基质降解并削弱胎膜（内层）。因此，pPROM 是由危险因素诱导的氧化应激介导的损伤引起的细胞生物学变化。这些损伤引起炎症，导致 ECM 降解和胎膜的削弱，从而成为导致其破裂的末端通路

免疫细胞（组织学上的绒毛膜羊膜炎）。炎症本质上是氧化应激不可分割的组成部分，因此感染相关炎症可进一步损害胎膜。

该理论解释了部分抗生素未能降低 pPROM 后早产风险的原因：

1．感染可能不是初始原因，而是氧化应激和氧化应激诱导的胎膜抗菌防御功能损害的结果。

2．抗生素不能纠正潜在风险或其引起的持续性的组织损伤。

3．组织中持续的炎症导致不可逆的老化和 SASP 标志物的增加。

然而，作者并不认为感染与 pPROM 无关，或应停止使用抗生素。根据前面列出的要点，作者认为感染可能是胎膜功能受损后导致 pPROM 主要因素外的次要原因。类似地，胎膜弱化因子，如蜕膜出血引起的因凝血酶和老化相关炎症引起的粒细胞 - 巨噬细胞集落刺激因子（GM-CSF），也会导致胎膜的弱化 [43,50]。如果不去研究或忽视潜在的主要原因，抗菌措施则注定会失败。

外界因素

分娩时胎膜破裂通常发生在覆盖宫颈的胎膜区域。生物力学研究表明，覆盖大部分子宫面的胎膜足够坚固，能够承受可能发生的最强子宫收缩而不破裂 [60]。然而，30 余年前，发现覆盖在宫颈上的胎膜区域与其他区域不同。与胎膜的其余区域相比，宫颈处胎膜显示出更多的胶原重塑和细胞死亡的证据 [61-65]。宫颈处胎膜也被证明明显弱于其他地方的胎膜。在许多情况下，宫颈区胎膜的抗裂强度为其他区域的 10% [66,67]。随着足月的临近，整个胎膜发生变化并开始弱化，但宫颈周围区域弱化最为明显 [68]。这种弱化是随着妊娠的发展而持续存在的，特别是在妊娠的最后一个月，如前所述，该变化可能与衰老和老化有关。

宫颈变形与胎膜破裂

最近的生物力学模型研究表明，宫颈变形可能是胎膜宫颈周围区域局灶性无法正常发展的主要原因。这些研究表明，随着宫颈缩短和扩张，宫颈周围区域承受巨大的机械应力。这可能并且通常确实会导致羊膜和绒毛膜分离，并最终从附着于子宫蜕膜的绒毛膜表面剥离[69,70]。这种组织破坏会导致蜕膜出血和炎症，直接导致胎膜减弱和继发的宫颈变形[71]。

外界炎症刺激与胎膜破裂

过去 10 年研究的一个体外模型系统表明，几乎任何来源的对胎膜的炎症刺激都会导致胎膜减弱（图 10-3）[72]。炎症或感染释放细胞因子，如肿瘤坏死因子（TNF）和白细胞介素（IL）-1，或与蜕膜出血相关的炎症，释放凝血酶和其他因子，都会削弱胎膜。有趣的是，炎症在生物化学层面削弱胎膜，其过程类似于宫颈周围区域胎膜的自然弱化过程[73,74]。更重要的是，人们发现 GM-CSF 是所有炎症诱导的胎膜弱化过程中的关键中间产物[75]。GM-CSF 由 TNF、IL-1 或凝血酶以浓度依赖的方式产生。GM-CSF 中和抗体可阻断所有这些因子导致的弱化作用。此外，GM-CSF 以浓度依赖的方式直接削弱胎膜[75]。GM-CSF 作用于绒毛膜，产生特异性蛋白酶，减少特异性蛋白酶抑制剂。这种作用被认为可以直接削弱绒毛膜和羊膜的 ECM。这些炎症诱导的弱化过程可以在妊娠的任何时期发生，叠加在胎膜随着时间而发生的持续变化上。此外，细胞衰老也产生 GM-CSF，从而进入炎症诱导的胎膜弱化途径。

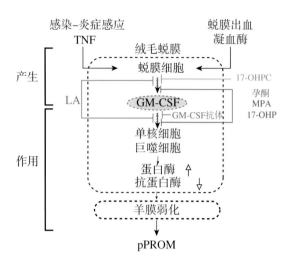

图 10-3 基于作者模型系统研究的胎膜弱化途径。(1) TNF（模拟炎症）和凝血酶（模拟蜕膜出血 / 剥离）在体外削弱胎膜。(2) TNF 和凝血酶诱导蜕膜细胞产生关键的中间产物 GM-CSF。GM-CSF 中和抗体阻断 TNF 和凝血酶诱导的弱化。(3) GM-CSF 募集并激活单核细胞，进而激活巨噬细胞，巨噬细胞产生蛋白酶，导致胎膜减弱。(4) 孕激素（P4、MPA 和 OHP）通过抑制 GM-CSF 产生和 GM-CSF 作用从而抑制胎膜的弱化。然而，17-OHPC 仅通过抑制 GM-CSF 生成（而非 GM-CSF 作用）抑制胎膜的弱化，因此在临床使用中可能不如其他药物有效。(5) LA 通过抑制 TNF/ 血凝酶产生 GM-CSF 和抑制 GM-CSF 下游的弱化作用来抑制胎膜的弱化。17-OHPC，17α- 羟基孕酮己酸酯（17α-hydroxyprogesterone caproate）；LA，醋酸甲羟孕酮（lipoic acid）；OHP，17α- 羟孕酮（17α-hydroxyprogesterone）；P4，孕酮（progesterone）

遗漏了什么？

作者关注是否有未知因素被遗漏了。作者认为以下问题有价值，需要进一步重点研究：

1．胎膜有抑制子宫收缩的潜力吗？Collins 在 30 年前进行过这方面的研究，但在她去世后没有继续进行[76,77]。

2．胎膜如何对抗可能导致胎膜弱化、破裂和分娩发动的轻微炎症刺激的？

3．胎膜如何与胎儿和母体进行沟通以及沟通的程度有多少？最近的胎膜研究表明，细胞外小泡，特别是外泌体，在妊娠和分娩期间可能是胎儿与母体沟通的介质[14,78-82]。胎膜外泌体携带 SASP 和 DAMPs 以响应氧化应激，并穿过组织，到达母体子宫引起其功能的改变[12,79]。外泌体在液体活检中作为生物标志物和功能指标的作用也正在研究中[83]。

作者很高兴地指出，最近的初步研究表明，胎膜具有上述三点功能。

是否可以预测早产胎膜早破？

如前所述，目前的实验室检测是在 pPROM 发生后，而不能预测高风险患者 pPROM 的发生。显然，预测是十分重要的。

静态风险因素，如既往病史、BMI、营养状态、行为以及其他社会经济、地理和遗传因素，在妊娠期间不会发生变化。这些因素可用于建立高风险状态的筛查。这些孕妇可以使用提示 pPROM 发生风险的生物标志物进行随访。需要进一步提出的问题是，是否有值得开发的生物标志物来预测潜在的胎膜弱化。

胎膜是各种生化标志物的来源，其中许多是稳定产生的，而另一部分是可诱导的[84]。胎儿免疫反应通常与羊水中的免疫反应相似[85]，但文献显示，早产和 pPROM 中产生了独特的生物标志物[86]。这进一步揭示了胎膜对自发早产途径的独特作用。作者团队对 1967—2013 年发表的文献进行了全面搜索，得出了研究过的人类胎膜中生物标志物列表 [84]。对胎膜生物标志物和各类生物标志物的广泛研究突出了胎儿反应的重要性，其对维持正常妊娠至关重要。生物标志物的产生突出了胎膜对多种刺激的反应能力，并产生了大量可能决定母体在不良妊娠条件下反应的生化物质。

　　基质金属蛋白酶（MMP）是一种降解胎膜 ECM 的酶，在pPROM 患者的羊水中含量升高；然而，为此来进行诊断性羊膜腔穿刺术并不实际。pPROM 患者的唾液 MMP 活性升高，并与胎膜的 MMP 升高水平和活化程度密切相关。研究表明，pPROM 患者唾液蛋白酶的增加与牙周病情况无关，可作为生物标志物开发 [87]。如前所述，氧化应激标志物（F2 异前列腺素、促氧化剂和抗氧化剂）和氧化应激诱导的组织损伤标志物（如8- 氧鸟嘌呤）、GM-CSF、HMGB1、无细胞端粒片段等，根据纵向样本研究可作为 pPROM 的潜在生物标志物进行开发。其中许多标志物还表明母体存在风险或正处于病理状态中 [57]。如前所述，细胞外小泡（外泌体）有望作为最新的生物标志物。衰老的胎膜细胞产生载有独特炎症物质的外泌体，胎儿外泌体可在母体循环中检测到。尽管这些外泌体的胎膜特异性尚未得到证实，但这方面的研究正在取得进展。最近的多篇文章表明，预测自发早产的外泌体最早可在妊娠 12 周的孕妇血液中检测到 [35]。类似地，还开发了基于 microRNA 和蛋白质组的标志物在妊娠早期、中期来预测自发早产。同样，可以在 pPROM 出现前就早期检测出来的生物标志物也被开发出来了。了解pPROM 的基本病理学机制是开发生物标志物和介入靶点的关键。

如果预测早产胎膜早破的方法可行，那么胎膜是否可以作为治疗的靶点？

通过近期的研究进展，作者推测，通过临床情况（既往 pPROM 病史等）和生物标志物的组合，可以识别出因 pPROM 导致早产的可能性较大（30% ~ 50%）的患者。同时，可以更好地明确导致 pPROM 的机制。这样，如果由此导致晚期流产或极早期早产，则使用药物干预是合理的。在治疗方面，尽管缺乏 pPROM 的动物模型，但也取得了一些进展。使用体外人类胎膜外植体模型，作者检查了几种药物抑制炎症（由 TNF/IL-1β 模拟）或蜕膜出血（由凝血酶模拟）诱导的胎膜弱化的能力[72]。最近，作者使用相同的模型系统检查了已被证明是导致胎膜弱化的 TNF 和凝血酶途径中的关键中间体 GM-CSF 对胎膜弱化的抑制作用。如前所述，GM-CSF 对胎膜弱化作用既是必要的，也是充分的[75]。一些孕酮类似物已经过试验，在阻止炎症诱导的胎膜弱化方面取得了一些成效[87]。具有讽刺意味的是，作用最弱的孕酮类似物是 17- 羟基孕酮己酸盐[42]。在该体外模型中还试验了另外两种抗炎剂，α- 硫辛酸结果显示有效，而维生素 C 则没有效果[88]。Lappas 小组以产生蛋白酶为目标研究了其他几种口服抗炎制剂[89,90]。一项小型临床研究探究了另一种抗炎药物 N- 乙酰半胱氨酸的作用[91]。迄今为止，这些药物要么没有在临床研究中进行试验，要么没有作为治疗 pPROM 的药物。

与胎膜研究相关的问题

研究 pPROM 的发生原因、机制、生物标志物和干预策略的项目在很大程度上基础不足，因为：① pPROM 没有相关的动物模型。②胎膜很难获得，特别是可以进行研究的生理条件下的 pPROM 胎膜。pPROM 胎膜在分娩前都不可用，分娩通常在破膜发生后（数小时至数周），此时胎膜已经经历了破膜后的降解、感染和破坏。这种条件下的胎膜是无法进行研究的。此外，避免晚期早产的情况下可以提供可用的胎膜，但这种胎膜很可能质量参差不齐或有胎粪污染。这类胎膜同样无法用于研究。这些情况导致了没有诊断标志物来确定 pPROM 高危受试者或适当干预策略来降低 pPROM 风险的情况持续存在。

　　除前面描述的体外人类胎膜模型系统外，目前也有了新的试验方法 [72]。三维培养的最新进展和新兴领域器官芯片技术为胎膜生物学家带来了希望。在这些模型中，特别是器官芯片技术，可以在裸（无细胞）ECM 上维持各种胎膜细胞类型。这种微流控系统可以通过蜕膜细胞连接到羊水或母体循环中，以重建体外场景。这种模型可用于测试多种细胞和基质生长的硬度、剪切应力和拉伸效应、细胞和基质的弹性、增殖、过渡甚至分化（代表膜细胞的干细胞特性）能力，以及部分模拟 pPROM 的微裂缝的发展情况 [92]。此类模型，目前由国家卫生研究院（NIH）/ 国立儿童健康与人类发展研究院（NICHD）资助，正在研究细胞通信及变化对感染的应答、免疫细胞转运和药物输送反应的变化。与目前使用的仅限于单个细胞类型的二维培养系统相比具有明显优势，因为在旧的系统中交互作用和增殖特征几乎无法实现。

然而，时代在变化

　　本章旨在使人们认识到胎膜在足月妊娠维持和促进分娩中起着重要作用。胎膜虽然附着在胎盘上，但并不只是胎盘的一部分。胎膜功能障碍与不良妊娠结局相关，可能是不良妊娠结局的一个原因。健康的胎膜对于胎儿的健康成长以及孩子未来的健康都十分必要。哪怕仅有一小部分研究人员发现了本章讨论的信息，也可以让大家从新的视角来看待胎膜在早产儿和婴儿死亡率等主要健康问题上的作用。胎膜协会（https：//www.FetalMembraneLub.org/）近期成立，并会作为一个新的组织继续这方面的研究。

致 谢

作者要感谢 Lauren Richardson 博士（Menon 实验室博士后，胎儿胎膜学会秘书长）对图 10-1 和图 10-2 的帮助。

公开声明

R. Menon 由 NIH/NICHD 1R03HD098469-01 提供资助，NIH/1R21AI140249-01A1. J.JMoore 得到了 Burroughs Wellcome 基金会的研究资助 #1015024。

参考文献

1. Beck S, Wojdyla D, Say L, et al. The worldwide incidence of preterm birth: a systematic review of maternal mortality and morbidity. Bull World Health Organ 2010; 88:31–8.
2. Romero R, Dey SK, Fisher SJ. Preterm labor: one syndrome, many causes. Science 2014;345:760–5.
3. Menon R, Bonney EA, Condon J, et al. Novel concepts on pregnancy clocks and alarms: redundancy and synergy in human parturition. Hum Reprod Update 2016;22:535–60.
4. Conde-Agudelo A, Papageorghiou AT, Kennedy SH, et al. Novel biomarkers for the prediction of the spontaneous preterm birth phenotype: a systematic review and meta-analysis. BJOG 2011;118:1042–54.
5. Keelan JA, Coleman M, Mitchell MD. The molecular mechanisms of term and preterm labor: recent progress and clinical implications. Clin Obstet Gynecol 1997; 40:460–78.
6. Elovitz MA. Anti-inflammatory interventions in pregnancy: now and the future. Semin Fetal Neonatal Med 2006;11:327–32.
7. Behrman RE, Butler AS for Institute of Medicine (US) Committee on Understanding Premature Birth and Assuring Healthy Outcomes. Preterm birth: causes, consequences, and prevention. Washington, DC: National Academies Press; 2007.

8. Martin LF, Richardson LS, da Silva MG, et al. Dexamethasone induces primary amnion epithelial cell senescence through telomere-P21 associated pathway. Biol Reprod 2019;100(6):1605–16.

9. Menon R, Richardson LS, Lappas M. Fetal membrane architecture, aging and inflammation in pregnancy and parturition. Placenta 2019;79:40–5.

10. Menon R. Human fetal membranes at term: dead tissue or signalers of parturition? Placenta 2016;44:1–5.

11. Jin J, Menon R. Placental exosomes: a proxy to understand pregnancy complications. Am J Reprod Immunol 2018;79:e12788.

12. Hadley EE, Sheller-Miller S, Saade G, et al. Amnion epithelial cell derived exosomes induce inflammatory changes in uterine cells. Am J Obstet Gynecol 2018;219(5):478.e1-21.

13. Salomon C, Nuzhat Z, Dixon CL, et al. Placental exosomes during gestation: liquid biopsies carrying signals for the regulation of human parturition. Curr Pharm Des 2018;24:974–82.

14. Sheller-Miller S, Trivedi J, Yellon SM, et al. Exosomes cause preterm birth in mice: evidence for paracrine signaling in pregnancy. Sci Rep 2019;9:608.

15. Menon R, Mesiano S, Taylor RN. Programmed fetal membrane senescence and exosome-mediated signaling: a mechanism associated with timing of human parturition. Front Endocrinol (Lausanne) 2017;8:196.

16. Bryant-Greenwood GD. The extracellular matrix of the human fetal membranes: structure and function. Placenta 1998;19:1–11.

17. Richardson L, Vargas G, Brown T, et al. Redefining 3Dimensional placental membrane microarchitecture using multiphoton microscopy and optical clearing. Placenta 2017;53:66–75.

18. Malak TM, Ockleford CD, Bell SC, et al. Confocal immunofluorescence localization of collagen types I, III, IV, V and VI and their ultrastructural organization in term human fetal membranes. Placenta 1993;14:385–406.

19. Mossman HW. Classics revisited: comparative morphogenesis of the fetal membranes and accessory uterine structures 1. Placenta 1991;12:1–5.

20. Ockleford CD, McCracken SA, Rimmington LA, et al. Type VII collagen associated with the basement membrane of amniotic epithelium forms giant anchoring rivets with penetrate a massive laminina reticularis. Placenta 2013;34:727–37.

21. Burton GJ. Oxygen, the Janus gas; its effects on human placental development and function. J Anat 2009;215:27–35.

22. Jones CJ, Fox H. Ultrastructure of the placenta in prolonged pregnancy. J Pathol 1978;126:173–9.

23. Richardson LS, Vargas G, Brown T, et al. Discovery and characterization of human amniochorionic membrane microfractures. Am J Pathol 2017;187(12): 2821–30.

24. Richardson L, Jeong S, Kim S, et al. Amnion membrane organ-on-chip: an innovative approach to study cellular interactions. FASEB J 2019;33(8):8945–60.

25. Menon R, Behnia F, Polettini J, et al. Placental membrane aging and HMGB1 signaling associated with human parturition. Aging (Albany NY) 2016;8(2): 216–30.

26. Menon R, Yu J, Basanta-Henry P, et al. Short fetal leukocyte telomere length and preterm prelabor rupture of the membranes. PLoS One 2012;7:e31136.

27. Bonney EA, Krebs K, Saade G, et al. Differential senescence in feto-maternal tissues during mouse pregnancy. Placenta 2016;43:26–34.

28. Polettini J, Dutta EH, Behnia F, et al. Aging of intrauterine tissues in spontaneous preterm birth and preterm premature rupture of the membranes: a systematic review of the literature. Placenta 2015;36(9):969–73.

29. Polettini J, Richardson LS, Menon R. Oxidative stress induces senescence and sterile inflammation in murine amniotic cavity. Placenta 2018;63:26–31.

30. Menon R, Boldogh I, Hawkins HK, et al. Histological evidence of oxidative stress and premature senescence in preterm premature rupture of the human fetal membranes recapitulated in vitro. Am J Pathol 2014;184:1740–51.

31. Dutta EH, Behnia F, Boldogh I, et al. Oxidative stress damage-associated molecular signaling pathways differentiate spontaneous preterm birth and preterm premature rupture of the membranes. Mol Hum Reprod 2016;22:143–57.

32. Behnia F, Taylor BD, Woodson M, et al. Chorioamniotic membrane senescence: a signal for parturition? Am J Obstet Gynecol 2015;213(3):359.e1-16.

33. Polettini J, Behnia F, Taylor BD, et al. Telomere fragment induced amnion cell senescence: a contributor to parturition? PLoS One 2015;10:e0137188.

34. Bredeson S, Papaconstantinou J, Deford JH, et al. HMGB1 promotes a p38MAPK associated non-infectious inflammatory response pathway in human fetal membranes. PLoS One 2014;9:e113799.

35. Cantonwine DE, Zhang Z, Rosenblatt K, et al. Evaluation of proteomic biomarkers associated with circulating microparticles as an effective means to stratify the risk of spontaneous preterm birth. Am J Obstet Gynecol 2016;214:631.e1-11.

36. Kearney P, Boniface JJ, Price ND, et al. The building blocks of successful translation of proteomics to the clinic. Curr Opin Biotechnol 2018;51:123–9.

37. Ngo TTM, Moufarrej MN, Rasmussen MH, et al. Noninvasive blood tests for fetal development predict gestational age and preterm delivery. Science 2018;360: 1133–6.

38. D'Silva AM, Hyett JA, Coorssen JR. Proteomic analysis of first trimester maternal serum to identify candidate biomarkers potentially predictive of spontaneous preterm birth. J Proteomics 2018;178:31–42.

39. Mercer BM. Preterm premature rupture of the membranes: diagnosis and management. Clin Perinatol 2004;31:765–82, vi.

40. Ananth CV, Vintzileos AM. Epidemiology of preterm birth and its clinical subtypes. J Matern Fetal Neonatal Med 2006;19:773–82.

41. Mercer BM, Rabello YA, Thurnau GR, et al. The NICHD-MFMU antibiotic treatment of preterm PROM study: impact of initial amniotic fluid volume on pregnancy outcome. Am J Obstet Gynecol 2006;194:438–45.

42. Kumar D, Moore RM, Mercer BM, et al. In an in-vitro model using human fetal membranes, 17-alpha hydroxyprogesterone caproate is not an optimal progestogen for inhibition of fetal membrane weakening. Am J Obstet Gynecol 2017;217: 695.e1-14.

43. Puthiyachirakkal M, Lemerand K, Kumar D, et al. Thrombin weakens the amnion extracellular matrix (ECM) directly rather than through protease activated receptors. Placenta 2013;34:924–31.

44. Kacerovsky M, Musilova I, Hornychova H, et al. Bedside assessment of amniotic fluid interleukin-6 in preterm prelabor rupture of membranes. Am J Obstet Gynecol 2014;211:385.e1-9.

45. Cooper AL, Vermillion ST, Soper DE. Qualitative human chorionicgonadotropin testing of cervicovaginal washings for the detection of preterm premature rupture of membranes. Am J Obstet Gynecol 2004;191:593–6 [discussion: 596–7].

46. Trochez-Martinez RD, Smith P, Lamont RF. Use of C-reactive protein as a predictor of chorioamnionitis in preterm prelabour rupture of membranes: a systematic

review. BJOG 2007;114:796–801.

47. Kalafat E, Yuce T, Tanju O, et al. Preterm premature rupture of membrane assessment via transperineal ultrasonography: a diagnostic accuracy study. J Matern Fetal Neonatal Med 2016;29:3690–4.

48. Goldenberg RL, Culhane JF, Iams JD, et al. Epidemiology and causes of preterm birth. Lancet 2008;371:75–84.

49. Mercer BM, Crouse DT, Goldenberg RL, et al, Eunice Kennedy Shriver National Institute of Child Health and Human Development Maternal-Fetal Medicine Units Network. The antibiotic treatment of PPROM study: systemic maternal and fetal markers and perinatal outcomes. Am J Obstet Gynecol 2012;206:145.e1-9.

50. Romero R, Friel LA, Velez Edwards DR, et al. A genetic association study of maternal and fetal candidate genes that predispose to preterm prelabor rupture of membranes (PROM). Am J Obstet Gynecol 2010;203:361.e1-30.

51. Kacerovsky M, Vrbacky F, Kutova R, et al. Cervical microbiota in women with preterm prelabor rupture of membranes. PLoS One 2015;10:e0126884.

52. Faucett AM, Metz TD, DeWitt PE, et al. Effect of obesity on neonatal outcomes in pregnancies with preterm premature rupture of membranes. Am J Obstet Gynecol 2016;214:287.e1-5.

53. Menon R, Richardson LS. Preterm prelabor rupture of the membranes: a disease of the fetal membranes. Semin Perinatol 2017;41:409–19.

54. Cousens S, Blencowe H, Gravett M, et al. Antibiotics for pre-term pre-labour rupture of membranes: prevention of neonatal deaths due to complications of pre-term birth and infection. Int J Epidemiol 2010;39(Suppl 1):i134–43.

55. Kacerovsky M, Pliskova L, Bolehovska R, et al. The microbial load with genital mycoplasmas correlates with the degree of histologic chorioamnionitis in preterm PROM. Am J Obstet Gynecol 2011;205:213–7.

56. Murtha AP, Menon R. Regulation of fetal membrane inflammation: a critical step in reducing adverse pregnancy outcome. Am J Obstet Gynecol 2015;213:447–8.

57. Menon R. Oxidative stress damage as a detrimental factor in preterm birth pathology 14. Front Immunol 2014;5:567.

58. Behnia F, Peltier MR, Saade GR, et al. Environmental pollutant polybrominated diphenyl ether, a flame retardant, induces primary amnion cell senescence. Am J Reprod Immunol 2015;74(5):398–406.

59. Behnia F, Sheller S, Menon R. Mechanistic differences leading to infectious and sterile inflammation. Am J Reprod Immunol 2016;75(5):505–18.

60. Joyce EM, Diaz P, Tamarkin S, et al. In -vivo stretch of term human fetal membranes. Placenta 2016;38:57–66.

61. Gomez-Lopez N, Hernandez-Santiago S, Lobb AP, et al. Normal and premature rupture of fetal membranes at term delivery differ in regional chemotactic activity and related chemokine/cytokine production. Reprod Sci 2013;20:276–84.

62. Malak TM, Bell SC. Structural characteristics of term human fetal membranes: a novel zone of extreme morphological alteration within the rupture site. Br J Obstet Gynaecol 1994;101:375–86.

63. Reti NG, Lappas M, Riley C, et al. Why do membranes rupture at term? Evidence of increased cellular apoptosis in the supracervical fetal membranes. Am J Obstet Gynecol 2007;196:484.e1-10.

64. Lappas M, Odumetse TL, Riley C, et al. Pre-labour fetal membranes overlying the cervix display alterations in inflammation and NF-kappaB signalling pathways. Placenta 2008;29:995–1002.

65. McLaren J, Taylor DJ, Bell SC. Increased concentration of pro-matrix metallopro-

teinase 9 in term fetal membranes overlying the cervix before labor: implications for membrane remodeling and rupture. Am J Obstet Gynecol 2000;182:409–16.

66. El Khwad M, Stetzer B, Moore RM, et al. Term human fetal membranes have a weak zone overlying the lower uterine pole and cervix before onset of labor. Biol Reprod 2005;72:720–6.

67. El Khwad M, Pandey V, Stetzer B, et al. Fetal membranes from term vaginal deliveries have a zone of weakness exhibiting characteristics of apoptosis and remodeling. J Soc Gynecol Investig 2006;13:191–5.

68. Rangaswamy N, Abdelrahim A, Moore RM, et al. Biomechanical characteristics of human fetal membranes; preterm fetal membranes are stronger than term fetal membranes. Gynecol Obstet Fertil 2011;39:373–7.

69. Arikat S, Novince RW, Mercer BM, et al. Separation of amnion from choriodecidua is an integral event to the rupture of normal fetal membranes and constitutes a significant component of the work required. Am J Obstet Gynecol 2006;194:211–7.

70. Strohl A, Kumar D, Novince R, et al. Decreased adherence and spontaneous separation of fetal membrane layers–amnion and choriodecidua—a possible part of the normal weakening process. Placenta 2010;31(1):18–24.

71. Fernandez M, House M, Jambawalikar S, et al. Investigating the mechanical function of the cervix during pregnancy using finite element models derived from high-resolution 3D MRI. Comput Methods Biomech Biomed Engin 2016;19:404–17.

72. Kumar D, Moore RM, Mercer BM, et al. The physiology of fetal membrane weakening and rupture: insights gained from the determination of physical properties revisited. Placenta 2016;42:59–73.

73. Kumar D, Schatz F, Moore RM, et al. The effects of thrombin and cytokines upon the biomechanics and remodeling of isolated amnion membrane, in vitro. Placenta 2011;32:206–13.

74. Kumar D, Fung W, Moore RM, et al. Proinflammatory cytokines found in amniotic fluid induce collagen remodeling, apoptosis, and biophysical weakening of cultured human fetal membranes. Biol Reprod 2006;74:29–34.

75. Kumar D, Moore RM, Nash A, et al. Decidual GM-CSF is a critical common intermediate necessary for thrombin and TNF induced in-vitro fetal membrane weakening. Placenta 2014;35:1049–56.

76. Collins PL, Idriss E, Moore JJ. Fetal membranes inhibit prostaglandin but not oxytocin-induced uterine contractions. Am J Obstet Gynecol 1995;172(4 Pt 1):1216–23.

77. Collins PL, Moore JJ, Idriss E, et al. Human fetal membranes inhibit calcium L-channel activated uterine contractions. Am J Obstet Gynecol 1996;175:1173–9.

78. Sheller-Miller S, Urrabaz-Garza R, Saade G, et al. Damage-associated molecular pattern markers HMGB1 and cell-Free fetal telomere fragments in oxidative-stressed amnion epithelial cell-derived exosomes. J Reprod Immunol 2017;123:3–11.

79. Sheller-Miller S, Lei J, Saade G, et al. Feto-maternal trafficking of exosomes in murine pregnancy models. Front Pharmacol 2016;7:432.

80. Jin J, Richardson L, Sheller-Miller S, et al. Oxidative stress induces p38MAPK-dependent senescence in the feto-maternal interface cells. Placenta 2018;67:15–23.

81. Sheller-Miller S, Choi K, Choi C, et al. Cre-reporter mouse model to determine exosome communication and function during pregnancy. Am J Obstet Gynecol

2019;221(5):502e1–e12.
82. Menon R, Debnath C, Lai A, et al. Circulating exosomal miRNA profile during term and preterm birth pregnancies —— a longitudinal study. Endocrinology 2018;160 (2): 249–75.
83. Kumar D, Springel E, Moore RM, et al. Progesterone inhibits in vitro fetal membrane weakening. Am J Obstet Gynecol 2015;213:520.e1-9.
84. Menon R, Noda Nicolau N, Bredeson S, et al. Fetal membranes: potential source of preterm birth biomarkers. In: Preedy VR, PV, editors. General methods in biomarker research and their applications. Springer Science Publisher; 2015. p. 483–529.
85. Fortunato SJ, Menon RP, Swan KF, et al. Inflammatory cytokine (interleukins 1, 6 and 8 and tumor necrosis factor-alpha) release from cultured human fetal membranes in response to endotoxic lipopolysaccharide mirrors amniotic fluid concentrations. Am J Obstet Gynecol 1996;174:1855–61.
86. Brou L, Almli LM, Pearce BD, et al. Dysregulated biomarkers induce distinct pathways in preterm birth. BJOG 2012;119:458–73.
87. Menon R, McIntyre JO, Matrisian LM, et al. Salivary proteinase activity: a potential biomarker for preterm premature rupture of the membranes. Am J Obstet Gynecol 2006;194:1609–15 [discussion: 1615].
88. Kumar D, Moore RM, Sharma A, et al. In an in-vitro model using human fetal membranes, α-lipoic acid inhibits inflammation induced fetal membrane weakening. Placenta 2018;68:9–14.
89. Wijesuriya YK, Lappas M. Potent anti-inflammatory effects of honokiol in human fetal membranes and myometrium. Phytomedicine 2018;49:11–22.
90. Morwood CL, Lappas M. The citrus flavone nobiletin reduces pro-inflammatory and pro-labour mediators in fetal membranes and myometrium: implications for preterm birth. PLoS One 2014;9(9):e108390.
91. Shahin AY, Hassanin IM, Ismail AM, et al. Effect of oral N-acetyl cysteine on recurrent preterm labor following treatment for bacterial vaginosis. Int J Gynaecol Obstet 2009;104(1):44–8.
92. Richardson L, Menon R. Proliferative, migratory, and transition properties reveal metastate of human amnion cells. Am J Pathol 2018;188:2004–15.

第十一章 有无辅助生殖受孕女性不良妊娠结局相关的黄体和子宫内膜异常证据

Kirk P. Conrad，MD 著

朱　晔 译，张晓红 审校

关键词

- 蜕膜 • 滋养细胞 • 子痫前期 • 子宫内膜谱系紊乱
- 体外受精 • 冻融胚胎移植 • 松弛素

要　点

- 在一些女性中，子痫前期可能是由于早孕前和早孕期间蜕膜化不足或缺陷引起的，而这反之又会破坏蜕膜免疫细胞群及其活性，从而损害胎盘的形成和（或）功能。

- 重度子痫前期女性在分泌中期活检中获得的脱落细胞和体外培养的子宫内膜间质细胞的转录组学与反复胚胎移植失败、复发性流产和患有子宫内膜异位症女性的分泌中期活检的转录组学显著重叠。

- 采用人工（程序化）体外受精（IVF）方案受孕的女性在早孕期普遍存在心血管功能失调，并增加了一些严重不良妊娠结局的风险，包括妊娠高血压疾病和子痫前期。这些体外受精方案阻碍了黄体的发育，而黄体是子宫内膜功能的关键调节器。

- 缺乏循环黄体产物（如松弛素，一种有效的血管扩张剂和蜕膜化刺激物）可能直接对母体心血管系统产生不利影响和（或）损害蜕膜化，从而增加妊娠高血压疾病和子痫前期的风险。

引　言

　　不良妊娠结局可能在孕前、围孕期和妊娠早期便有先兆表现。这一观点得到了子痫前期（preeclampsia，PE）患者发生分泌期和妊娠早期子宫内膜成熟（蜕膜化）失调相关研究的支持[1-4]。随后出现了子宫内膜谱系紊乱的概念[3]，这个概念可以通过整合公共区域的多个子宫内膜转录组学数据库得到支持[5]。这些生物信息学分析提供了典型子宫内膜疾病中常见的分子途径失调证据，如反复着床失败（recurrent implantation failure，RIF）、复发性流产（recurrent miscarriage，RM）、子宫内膜异位症（OSIS）和一种严重的产科 - 胎盘综合征——子痫前期[5,6]。其他一些不良结局也可能是胎盘病理学引起的，包括正常血压孕妇的宫内生长受限和早产，也属于子宫内膜谱系紊乱的疾病，影响胚胎移植、胎盘形成或同时影响两者，这取决于被破坏的特定分子途径和破坏的严重程度[3]。尽管包括子痫前期在内的产科综合征的发生可能是多因素的，但在一些女性中，这些疾病可能在妊娠早期或甚至在妊娠前就有子宫内膜失调的先兆表现。

　　体外受精是另一种孕前、围孕期以及早孕时可能影响产科结局的因素。在使用人工（程序化）周期体外受精怀孕时，涉及了下丘脑 - 垂体抑制和雌二醇以及孕酮对子宫内膜的发育，黄体不发育[7]。已观察到这些体外受精方案在分泌中期干扰子宫内膜基因表达[8,9]，可引起更高风险的过期产、大于胎龄儿、巨大儿和胎盘植入[10,11]。此外，人工周期与妊娠早期母体血流动力学失调以及妊娠期高血压疾病和子痫前期有关[12,13]。因为黄体是子宫内膜功能的关键调节者，包括分泌期和妊娠早期的内膜蜕膜化，这些不良产科结局发生率增加的一个潜在解释是，尽管外源性雌二醇和孕酮支持黄体，但缺乏其他关键循环黄体因子会对体外受精人工周期中的子宫内膜成熟产生负面影响 [7,10,12]。另一种可能的解释是，尽管并非相互排斥，用于黄体支持的雌二醇和孕酮给药的剂量和时间是次优的 [8,9]。

在这篇综述中，提出了子痫前期蜕膜化受损的分子证据和子宫内膜谱系障碍的新概念，其中子痫前期、反复着床失败、复发性流产和异位症的蜕膜化失调表现出明显的分子病理重叠。此外，在体外受精人工周期的前 3 个月发现的母体血流动力学失调，与妊娠期高血压和子痫前期风险增加的相关性，也在黄体支持的背景下提出，或者更准确地说，在人工周期的情况下，存在这种相关性。

子宫内膜谱系障碍：一个新兴的概念

子痫前期子宫内膜成熟受损的分子证据

一个被广泛接受的理论是，许多女性在怀孕早期，子痫前期起源于胎盘床。正常情况下，来自锚定绒毛尖端的胎儿绒毛外滋养细胞侵入妊娠子宫内膜（蜕膜）和子宫肌层内 1/3，将子宫螺旋动脉从低口径、高阻力血管重塑为高口径、低阻力血管。螺旋动脉的这些生理变化有助于增加进入绒毛间隙的母体血流量。相反，子痫前期通常与受损的滋养细胞浸润和螺旋动脉重塑有关，从而限制血液流入绒毛间隙，导致胎盘缺血。这些胎盘缺陷可能不是子痫前期独有的，尽管并非普遍如此，在晚期偶发流产、正常血压孕妇的胎儿生长受限、胎盘早剥和早产中也会发生 [6]。

如前所述，螺旋动脉重塑或缺失的生物学后果的经典观点最近受到质疑。经修正的计算模型表明，正常妊娠时，螺旋动脉重塑不太可能显著降低子宫血管阻力和增加血流；相反，近

端的放射状动脉是一个更重要的阻力部位[14]。计算模型进一步
显示，正常妊娠中的螺旋动脉重塑降低了流入绒毛间隙的血流
速度，从而保护纤细的绒毛免受机械损伤，并增加血液流经绒
毛间隙的传输时间，允许通过合体滋养细胞层充分交换氧气和
营养[15]。根据该模型，子痫前期螺旋动脉重塑的失败将导致相
反的事件链，即高速血流对绒毛的机械损伤和血流通过绒毛间
隙的传输时间加速阻碍了合体滋养细胞层的氧气和营养物质的
充分释放[15]。然而，无论哪种模型，都预测螺旋动脉重塑失败
会损害胎盘功能。在这两种情况下，缺血 - 再灌注损伤也会由
于未重塑和保留血管平滑肌的螺旋动脉和激素诱导的血管收缩
或舒张而发生。

由于在子痫前期中，滋养细胞对子宫的侵袭和螺旋动脉的
重塑可能是有缺陷的，因此对这种胎儿细胞进行了深入的研究。
此外，父系基因对疾病病因的作用是明显的，至少部分是通过
损害滋养层细胞入侵导致。Fisher 的创造性研究揭示了早发、严
重子痫前期时绒毛外滋养层的广泛分子和功能异常，这与妊娠
末期滋养细胞原位和体外分离培养后的研究结果一致[16]。然而，
对这种方法的一个潜在警示是，妊娠末期的分子病理学可能与
疾病的表型表达更为相关。这种表型通常在疾病当时出现，甚
至可能是疾病的后果（例如，sFLT1 除了对内皮细胞外，还可
能对子宫内膜有害）。因此，分娩时获得的组织的分子病理学可
能与几个月前导致疾病（即子宫滋养层侵入和螺旋动脉重塑的
生理过程）的分子病因学无关。也就是说，在分娩时获取胎盘
组织进行分子研究与妊娠早期发生的滋养层浸润和螺旋动脉重
塑的关键时期之间存在巨大的时间差距，这可能妨碍对子痫前
期分子起源的深入了解。解决这一难题的一个潜在方法是在临
床表现出现前数月前瞻性采集早期胎盘组织 [剩余的绒毛膜绒

毛样本（chorionic villous sample，CVS）]。尽管无创产前筛查的出现显著减少了全世界进行的 CVS 手术的数量，但每年 CVS 病例数量最多的大型医疗中心之间的合作可能获得足够数量的样本，用于针对滋养层的子痫前期病因的分子和功能研究。

另一个与不良妊娠结局相关的潜在组织是母体蜕膜（土壤），受到绒毛外滋养细胞（种子）的侵入（前面讨论过）。可以想象，从分泌期开始并在植入后持续的子宫内膜成熟（蜕膜化）不足或缺陷可能会阻碍滋养细胞浸润和螺旋动脉重塑，从而易于导致子痫前期的发生[1,17]。鉴于胎盘床中子宫内膜间质、腺上皮和母体免疫细胞与滋养细胞和螺旋动脉紧密并置，这一假说可能是更易懂或更显而易见的。此外，子痫前期的母体遗传模式可能通过蜕膜化的失调表现出来，至少部分表现出来。正常情况下，在分泌期和妊娠早期蜕膜化过程中，子宫内膜间质和上皮细胞、螺旋动脉和免疫细胞发生许多分子和功能的变化。着床和形成胎盘取决于合适的蜕膜化时机。在母体血流开始之前的妊娠早期，腺上皮的蜕膜化是获得营养物质的先决条件；子宫自然杀伤（NK）细胞成为胎盘床的主要免疫细胞类型，并呈现免疫调节而非细胞毒性表型，它们启动螺旋动脉重塑并刺激滋养细胞侵袭；子宫巨噬细胞聚集，并采用 M2 或替代性激活而非促炎症表型；而 T 调节细胞有助于母胎界面对胎儿胎盘半同种异体移植的免疫耐受[3,18]。本质上，蜕膜化是为种子准备土壤，即胚胎植入和随后的胎盘形成。这一过程的损害作为子痫前期的病因之一，似乎是一个值得探索的合理假设。

为了研究与蜕膜化、滋养层浸润和螺旋动脉重塑有关的生育相关组织，作者及其同事前瞻性地在对患有重度子痫前期的孕 11.5 周左右的女性或 5 ~ 6 个月后出现正常妊娠结果的患者获得了多余的 CVS[1]。这些组织样本在液氮中快速冷冻，并最终通过 DNA 微阵列进行分析。与假设相反，未检测到与缺血或缺血再灌注一致的分子标记。相反，许多被确定为蜕膜化生物标志物的基因在发生重度子痫前期的女性的 CVS 中下调，与正常妊娠结局相关，包括胰岛素样生长因子结合蛋白 -1（IGFBP-1）、糖蛋白脱蛋白（孕酮相关子宫内膜蛋白）、催乳素和白细胞介素 -15。这些初步观察结果促使了更广泛的分析方法，揭示了许多其他失调的蜕膜化基因，从而为 CVS 微阵列数据获取的原始数据的正式生物信息学再分析提供了根据[2]。

CVS 微阵列数据的生物信息学再分析显示，重度子痫前期和正常妊娠的 CVS 之间有 396 个差异表达基因（differentially expressed gene，DEG），其中 154 个（40%）与 DEG 重叠，在分泌期或妊娠早期子宫内膜成熟期间发生变化（$P=4.7 \times 10^{-14}$），后者是通过重新分析公开的正常蜕膜化微阵列数据集获得的。此外，与正常子宫内膜成熟相比，这 154 个 DEG 中约 73% 的变化方向相反（$P=0.01$），在增生性子宫内膜与晚期分泌性子宫内膜之间的 DEG 或输卵管异位妊娠蜕膜化子宫内膜与非蜕膜化子宫内膜之间的 DEG 有 75% 明显重叠（$P=4.4 \times 10^{-9}$）。这两种子宫内膜组织均不含绒毛外滋养细胞，因此表明了蜕膜化失调的主要原因。此外，与外周 NK 细胞相比，正常情况下子宫中上调的 16 个 DEG 在重度子痫前期患者中与正常妊娠 CVS 相比下调（$P < 0.0001$）。与正常妊娠 CVS 相比，重度子痫前期中 DEG 在子宫中正常上调，而在外周巨噬细胞中则下调（$P=9.5 \times 10^{-13}$），反之亦然（$P=1.1 \times 10^{-6}$）[3]。综上所述，这些观察结果表明，包括子宫 NK 细胞和巨噬细胞在内的子宫内膜成熟不足或缺陷可能先于重度子痫前期的发展。在过去 10 年左右发表的 6 项研究支持了蜕膜化失调可能参与子痫前期发生的概念。这些研究表明妊娠后患子痫前期的女性在怀孕早期循环中 IGFBP-1

浓度降低（Conrad 等综述[3]）。

CVS 微阵列研究的另一个值得注意的发现是，与增殖性子宫内膜相比，在正常分泌晚期唯一上调的 20 个蜕膜基因的平均 mRNA 表达在重度子痫前期患者中较正常 CVS 下调约 2 倍（$P < 0.0001$）[2]。这一观察结果表明，患有严重重度子痫前期女性的子宫内膜成熟失调可能是在妊娠前分泌期开始的。Garrido Gomez 等强烈支持子宫内膜病变可能存在于分泌性子宫内膜的观点[4]，在过去 1～5 年中，从分泌中期子宫内膜活检中分离并培养的子宫内膜间质细胞的体外蜕膜化明显受损。事实上，正如 Rabaglino 和 Conrad 所报道的那样，重度子痫前期 CVS 与正常妊娠 CVS 产生的 DEG 有显著重叠[5]，与 Garrido Gomez 等观察到的相似[4]。这些在体外培养的蜕膜化子宫内膜间质细胞来源于先前经历过重度子痫前期与正常妊娠的女性。

分娩时的蜕膜组织可能与分泌期或妊娠早期的蜕膜组织明显不同（前面讨论过）。因为两者几乎没有重叠，这一重要观点通过对患有重度子痫前期和正常妊娠女性即时脱落的蜕膜组织中基因的差异性表达进行额外的生物信息学分析中得到了证实[5]。由于分娩组织的病变发生于分泌期子宫内膜和（或）孕早期胎盘床，因此解决重度子痫前期分子成因的设计方法可能具有误导性，并不能制定预防或早期纠正措施。

总之，新出现的证据支持这样一个概念，即至少在一些女性中，重度子痫前期可能因蜕膜化失调而出现，包括分泌期和妊娠早期子宫内膜免疫细胞数量和（或）功能异常[1,2,4]（图 11-1）。在分娩的胎盘中，蜕膜功能也受到干扰，这可能产生 sFLT1 等有害循环胎盘因素（Deepak 等[19]；Conrad 等综述[3]）。但是，如前所述，分娩蜕膜的转录组学与发生重度子痫前期的女性早孕或分泌期的蜕膜转录组学不同，因此可能与疾病病

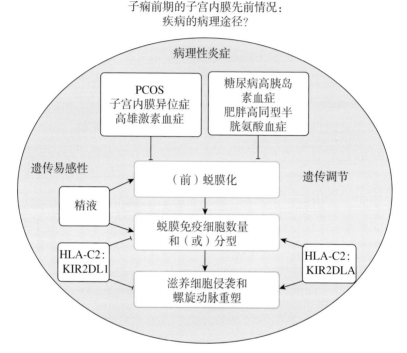

图 11-1　分泌晚期和妊娠早期的蜕膜化异常可能在某些女性的子痫前期发展中起作用。详见参考文献[3,5]（摘自 Conrad KP，Rabaglino MB，Post Uiterweer ED. Emerging role for dysregulated decidualization in the genesis of PE. Placenta 2017；60：125. 获得许可.）

因无关[3,5]。鉴于蜕膜化异常与重度子痫前期之间的潜在联系，Dunk 等最近发表的一项研究，证明了宫内生长受限（另一种归类为产科或胎盘综合征的疾病）也可能起源于蜕膜化受损[20]。

子痫前期、反复着床失败、复发性流产和子宫内膜异位症患者子宫内膜成熟失调的常见分子途径证据

由于蜕膜化失调与子痫前期有关，作者提出了是否与其他子宫内膜疾病存在分子重叠的问题[5]。为此，我们分析了 8 个公

共领域的正常和病理子宫内膜或蜕膜的微阵列数据库。与正常妊娠相比，患有重度子痫前期的女性 CVS 中或来源于与正常妊娠相关的重度子痫前期女性的分泌中期活检组织的体外培养的蜕膜化子宫内膜间质细胞中，（之前讨论过）有相当比例的 DEG 上调或下调。与各自的对照组织相比，反复着床失败、复发性流产和 OSIS 与各自的对照组织的 DEG 显示出重叠和相同的方向性变化。

为了进一步探索这一观点，采用了功能分析和途径驱动的方法[5]。细胞因子 - 细胞因子受体相互作用途径（264 个基因）是正常和病理子宫内膜中最显著和最重要的共同分子通路之一。主成分分析用于比较 8 个微阵列数据库所代表不同的正常和病理子宫内膜组织中该通路的基因表达（图 11-2）。CVS 和体外蜕膜化子宫内膜间质细胞来源于患有 3 种子宫内膜疾病的重度子痫前期女性的分泌中期的内膜活检。相反，患有重度子痫前期的女性分娩时获得的正常子宫内膜蜕膜，表明这些组织的基因表达模式至少在细胞因子受体途径中更类似于正常子宫内膜而非病理子宫内膜。当然，从患有重度子痫前期的女性分娩时获得的蜕膜中的其他分子通路可能是异常的。然而，总的来说在分泌中期，分娩组织中受影响的 DEG 与患有重度子痫前期的女性的 CVS 或分泌中期体外培养的蜕膜化子宫内膜基质细胞中发现的 DEG 不一样。同样，经组织学评估，增殖性子宫内膜和非蜕膜化早孕子宫内膜在细胞因子 - 细胞因子受体相互作用途径的背景下与病理性子宫内膜发生聚集。

综上所述，对来自正常和病理子宫内膜的多个微阵列数据集的整合表明，至少在一些女性中，子痫前期可能是子宫内膜疾病连续体的一部分，涉及影响着床、胎盘化或同时影响两者的不同程度的分子失调。其他被归类为胎盘综合征的疾病也可

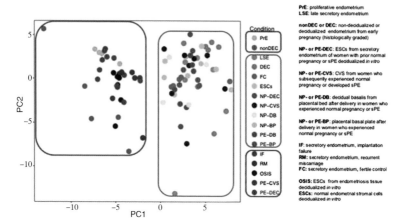

图 11-2 Principal component analysis of genes belonging to the cytokine-cytokine receptor interaction pathway. Principal component plots show that normal endometrial samples obtained from healthy women (shades of green, $n=36$), decidual tissues obtained postdelivery from women with PE (shades of pink, $n=8$), and NP (shades of yellow, $n=8$) formed a distinct cluster. Endometrial samples from women with pathologic endometrium (shades of red, $n=25$) and samples from nondecidualized endometrium (nonDEC) or proliferative endometrium (PrE) (shades of blue, $n=9$) formed another distinct cluster. The analysis was applied to 264 genes belonging to the cytokine-cytokine receptor interaction pathway. LSE, late-secretory endometrium；DEC, approximately 9-week gestational endometrium with confluent decidualization; FC, midsecretory endometrium from fertile controls；ESCs, endometrial stromal cells isolated from midsecretory biopsies of healthy women, cultured, and decidualized in vitro；PE-CVS and NP-CVS, CVSs obtained from women at approximately 11.5 gestational weeks who developed sPE or experienced NP；PE-DEC and NP-DEC, midsecretory endometrial biopsies obtained from women between 1 year and 5 years after a pregnancy either complicated by PE with severe features or an uncomplicated pregnancy；endometrial stromal cells were subsequently isolated, cultured, and decidualized in vitro; PE-DB and NP-DB，decidual tissue obtained by placental bed biopsy after cesarean section；PE-BP and NP-BP，decidual tissue harvested from the basal plate of delivered placentas；IF，secretory endometrium from women with RIF；RM，secretory endometrium from women with RM；and OSIS，endometrial stromal cells isolated from ovarian endometriomas，cultured and decidualized in vitro.（From Rabaglino MB，Conrad KP. Evidence for shared molecular pathways of dysregulated decidualization in PE and endometrial disorders revealed by microarray data integration. FASEB J 2019；33（11）：11682-95；with permission.）

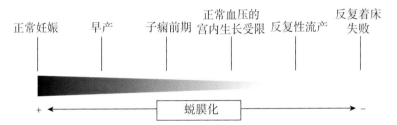

图 11-3 子宫内膜谱系障碍。与正常妊娠相比，患有重度子痫前期的女性 CVS 中有相当数量的 DEG 上调或下调，与反复着床失败、反复性流产和 OSIS 中相对于各自对照组织的 DEG 有重叠，且有相同的变化方向。类似地，在体外蜕膜化培养的来源于患有严重子痫前期的女性的分泌中期子宫内膜间质细胞中，大量 DEG 上调或下调。与正常妊娠相比，这些 DEG 显示出与反复着床失败、反复性流产和 OSIS 中相对于各自的对照组织的 DEG 重叠且方向相同。这些发现提出了子宫内膜谱系障碍的概念，其中疾病表型可能部分取决于子宫内膜分子通路被破坏和破坏的严重程度

能沿着这一子宫内膜谱系障碍连续体下降（图 11-3）。与经典的子宫内膜疾病一样，子痫前期有许多 DEG 和基因通路。这强化了一个概念，即可能至少在某些女性的蜕膜中存在疾病的起源。从这个角度来看子痫前期也可以部分解释为什么一些（但不是所有）研究人员报告的患有 OSIS 的孕妇患子痫前期的风

险增加。同样，RM 也与子痫前期风险增加相关（Rabaglino 和 Conrad[5]）。

体外受精：不良妊娠结局

妊娠高血压疾病与子痫前期

体外受精与妊娠期高血压疾病或子痫前期之间的关联已被充分证实（表 11-3）。几组研究人员报道，冷冻胚胎移植（frozen embryo transfer，FET）与新鲜胚胎移植相比，妊娠期高血压疾病或子痫前期的发生率增加。然而，冷冻胚胎移植方案未被描述，其中只有 1 项研究明确了是否包括供体配子[21-23]。在 Opdahl 等的研究中[23]，在冷冻胚胎移植与自然妊娠者之间妊娠高血压疾病的相对风险（RR）分别为 7.0% 和 4.7% [调整后的 OR 值（AOR）为 1.41，95% CI 为 1.27 ~ 1.56（根据母亲年龄、胎次、出生年份、婴儿性别和国家进行调整）]。研究者还注意到，兄弟姐妹之间，通过冷冻胚胎移植受孕者比新鲜胚胎移植者风险更高（AOR 2.39；95% CI 1.48 ~ 3.86）。最近发现，人工周期中自体冷冻胚胎移植与新鲜胚胎移植相比，子痫前期的风险也有所增加[24-26]。在其中一项研究中，多囊卵巢综合征（PCOS）患者随机分为冷冻胚胎移植 - 人工周期或新鲜胚胎移植周期[24]。在另一项研究中，最后使用了自体冷冻胚胎移植 - 自然周期和冷冻胚胎移植刺激周期。研究人员发现，冷冻胚胎移植自然周期、冷冻胚胎移植刺激周期。新鲜胚胎移植或自然受孕的女性之间高血压疾病发生率无显著差异[27]。综上所述，这些研究表明，冷冻胚胎移植，特别是冷冻胚胎移植 - 人工周期方案可能与妊娠期高血压疾病和子痫前期发病率增加有关，如表 11-1 所示，并分别在表 11-2 和表 11-3 中总结。

表 11-1 冷冻胚胎移植与新鲜胚胎移植的单胎活产比较

研究	注释	体外受精方案	妊娠高血压疾病	子痫前期
Wenneholm 等[27], 1997 瑞典单体外移植中心, 1990—1995	排除供体卵子; 慢速冷冻保存; 单胎和双胎合并的结果	冷冻胚胎移植 NC（82%）或冷冻胚胎移植激素周期（18%）; 新鲜胚胎移植, 自发受孕队列, 每个队列 n=209	[a]冷冻胚胎移植 NC/刺激周期 7.2%; [a]新鲜冷冻胚胎移植 7.7%; [a]自然受孕 6.2%; P = NS	
Wikland 等[21], 2010 斯堪的纳维亚生育中心, 2006—2008	排除供体配子或未指定保存的胚胎; 冷冻胚胎移植 NC 和冷冻胚胎移植 - 人工周期均使用	速冻囊胚, n=106 与新鲜囊胚, n=207, 速冻囊胚与慢速冷冻, 早期卵裂阶段, n=206	11.8% vs 5.4%; P = 0.088 11.8% vs 5.5%; P =0.092	
Sazonova 等[44], 2012, 瑞典 所有体外受精诊所, 2002—2006	排除供体卵子, 未指定保留方法和冷冻胚胎移植方案; 单双胚胎移植	冷冻胚胎移植, n=2348, 与新鲜胚胎移植, n= 8944 冷冻胚胎移植与自然妊娠之比, n=571 914		5.6% vs 4.5%; AOR 1.32; 95% CI 1.07 ~ 1.63 5.6% vs 2.8%; AOR 1.25; 95% CI 1.03 ~ 1.51

续表

研究	注释	体外受精方案	妊娠高血压疾病	子痫前期
Ishihara 等[22]，2014 日本 ART 注册数据库，2008—2010	日本禁止体供配子和胚胎；未指定低温保存方法和冷冻胚胎移植方案	冷冻胚胎移植，$n=31\,249$，vs 新鲜胚胎移植，$n=16\,909$ $n=39\,878$	2.8% vs 1.8%；AOR 1.58；95% CI 1.35 ~ 1.86；$P <$ 0.001	
Opdahl 等[23]，2015 北欧人群—队列研究，1988—2007	排除供体配子或胚胎，未指定保存方法和冷冻胚胎移植方案	冷冻胚胎移植，$n=6444$；新鲜胚胎移植，$n=39\,878$。孕育不同兄弟姐妹时高血压疾病情况和 ART 方法不同的孕妇，$n=100$	[b]FET RR 7.0%；AOR 1.41；95% CI 1.27 ~ 1.56 [b]Fresh ET RR 5.7%；AOR 1.12；95% CI 1.06 ~ 1.18 [c]冷冻胚胎移植 vs 新鲜胚胎移植：AOR 2.39，95% CI 1.48 ~ 3.86	
Chen 等[24]，2016，中国多中心 RCT，2013—2015	排除供体卵子；供体精子包括在内；急速冷冻	多囊卵巢综合征患者随机接受冷冻胚胎移植 AC，$n=368$，vs 新鲜胚胎移植，$n=320$		冷冻胚胎移植 - 人工周期 4.4% vs 新鲜胚胎移植 1.4%；RR=3.12；95% CI 1.26 ~ 7.73；$P =$ 0.009 无严重或早产胚胎移植

续表

研究	注释	体外受精方案	妊娠高血压疾病	子痫前期
Barsky 等[25], 2016, 美国单一体外受精中心, 2009—2014	排除供体卵子; 急速冷冻	冷冻胚胎移植 - 人工周期, n=109, vs 新鲜胚胎移植, n=289		7.6% vs 2.6%; P=0.023; AOR 3.1; 95% CI 1.2 ～ 8.4 重度子痫前期 4.59% vs 1.73% 没有早产
Sites 等[26], 2017, 美国国家辅助生殖技术监测系统 2005—2010	自体卵子; 慢速冷冻保存	冷冻胚胎移植人工周期, n=1052, vs 新鲜胚胎移植, n=7453		7.51% vs 4.29%; P < 0.0001; AOR 2.17; 95% CI 1.67 ～ 2.82; P < 0.0001 早产合并胚胎移植, P= 2.76% vs 1.48%; P= 0.002; AOR 2.19; 95% CI 1.43 ～ 3.35; P=0.0003. 重度子痫前期 2.95% vs 1.41%; P = 0.0002

续表

研究	注释	体外受精方案	妊娠高血压疾病	子痫前期
von Versen-Hoynck 等[12], 2019 单一体外受精中心, 2011—2017	排除供体卵母细胞；未指定低温保存方法	冷冻胚胎移植人工周期, n=94, vs 冷冻胚胎移植, n=127		子痫前期 12.8% vs 3.9%；$P = 0.02$；AOR 3.33；95% CI, $1.20 \sim 11.94$；$P = 0.03$ 重度子痫前期 9.6% vs 0.8%；$P < 0.001$；AOR 15.05；95% CI $2.59 \sim 286.27$；$P = 0.01$ 没有早产
Saito 等[28], 2019 日本 ART 注册数据库, 2004	日本禁止供体配子和胚胎；未规定冷冻保存方法	冷冻胚胎移植人工周期, n=24 225, vs 冷冻胚胎移植 NC, n=10 755 (均 > 96% 单胎)	4.0% vs 3.0%；$P < 0.001$；AOR 1.43；95% CI $1.14 \sim 1.80$	

续表

研究	注释	体外受精方案	妊娠高血压疾病	子痫前期
Ginstrom Ernstad 等[10], 2019, 瑞典 体外受精登记处, 2005—2015	排除捐赠卵子或未指定的胚胎；慢速冷冻和急速冷冻保存（或根据冷冻保存方法进行调整）	冷冻胚胎移植-人工周期, NC=1446, vs 冷冻胚胎移植 NC=6297	10.5% vs 6.1%; aOR 1.78; 95% CI, 1.43 ~ 2.21	8.2% vs 4.4%
		冷冻胚胎移植人工周期 vs 冷冻胚胎移植刺激周期, n=1983	10.5% vs 6.6%; aOR 1.61; 95% CI, 1.22 ~ 2.10	8.2% vs 4.3%
		冷冻胚胎移植刺激周期 vs 冷冻胚胎移植 NC 新鲜胚胎移植, n = 24 365	aOR 1.05; 95% CI, 0.84 ~ 1.31	3.7%
		自发受孕, n = 1 127 566	5.2%	2.8%
			3.9%	

IVF* 胞浆内单精子注射联合，特别注明者除外。

缩写：ART, 辅助生殖技术；ICSI 卵胞浆内单精子注射；NS, 不显著。

A 单胎 + 双胎。

b 参考文献：268 599 例单次自然受孕（1.00）；RR 4.7%。

c 参考：新的周期（1.00）。

表 11-2　根据体外受精方案，妊娠期高血压疾病的发病率（%）			
	体外受精方案或自然受孕		
	冷冻胚胎移植 - 人工周期	冷冻胚胎移植 - 自然周期	新鲜胚胎移植	自然受孕
参考文献			
Wennerholm 等[27]，1997		7.2[a]	7.7	6.2
Wikland 等[21]，2010[b]	11.8[b]		5.5	
Ishihara 等[22]，2014[c]	2.8[c]		1.8	
Opdahl 等[23]，2015[c]	7.0[c]		5.7	4.7
Saito 等[28]，2019	4.0	3.0		
Ginstrom Ernstad 等[10]，2019	10.5	6.1	5.2	3.9
Mean ± SEM（%）	7.2 ± 1.8	5.4 ± 1.3	5.2 ± 1.0	4.9 ± 0.7

由于冷冻胚胎移植的不确定状态，忽略 Wikland 等，2010 年；Ishihara 等，2015 年；和 Opdahl 等的冷冻胚胎移植 - 人工周期数据，2014 年；得出了类似的平均值：7.3%。

[a] 82% 冷冻胚胎移植 NC。

[b] 冷冻胚胎移植人工周期和冷冻胚胎移植 NC 联合应用。

[c] 由于没有指定方案，假设主要为冷冻胚胎移植人工周期。

　　在最近发表的一项前瞻性研究中，von Versen Hoynck 团队招募了早期宫内妊娠单胎的女性。她们使用自体卵子怀孕并分娩活产婴儿（n=878）[12]。其中，没有因卵巢早衰而接受供体卵子或胚胎移植的不孕患者。在对几个子痫前期风险因素 [即母亲年龄、未产妇、高血压病史、体重指数（BMI）、多囊卵巢

表 11-3 根据体外受精方案，先兆子痫的发病率（%）

参考文献	体外受精方案或自然受孕			
	冷冻胚胎移植 - 人工周期	冷冻胚胎移植 - 自然周期	新鲜胚胎移植	自然受孕
Sazonova 等[44]，2012	5.6[a]		4.5	2.8
Chen 等[24]，2016	4.4		1.4	
Barsky 等[25]，2016	7.6		2.6	
Sites 等[26]，2017	7.5		4.3	
von Versen-Höynck 等[12]，2019	12.8	3.9	4.7	4.9
Ernstad 等[10]，2019	8.2	4.4	3.7	2.8
Mean ± SEM（%）	7.7 ± 1.2	4.2	3.5 ± 0.5	3.5 ± 0.7

忽略 Sazonova 2012 年的数据得出一个类似的 mean ± SEM：8.1 ± 1.4。

[a] 未指定冷冻胚胎移植方案。

综合征、妊娠前和妊娠糖尿病]进行调整后，人工周期中，与形成 1 个黄体的女性对比，未形成黄体的冷冻胚胎移植妊娠女性患子痫前期（AOR 2.73；95% CI 1.14 ~ 6.49）和重度子痫前期（AOR 6.45；95% CI 1.94 ~ 25.09）的风险增加。在一项亚组分析中，伴有一个黄体形成的人工周期冷冻胚胎移植与改良自然周期的冷冻胚胎移植患者相对比，其发生子痫前期的 AOR 为 3.55（95% CI 1.20 ~ 11.94），发生重度子痫前期的 AOR 为 15.05（95% CI 2.59 ~ 286.27）。重要的是，在卵巢刺激周期中有多个黄体形成的新鲜胚胎受孕的女性没有表现出子痫前期风险增加。本研究首次从黄体形成状态的角度评估体外受精妊娠者中子痫前期的风险。该发现表明，黄体的缺失可能是子痫前期发展的一个因素（表 11-1 和表 11-3）。

在一项平行研究中，作者连续评估了在控制性卵巢刺激（controlled ovarian stimulation，COS）后怀孕（> 1 个黄体）、自体冷冻胚胎移植或在人工周期中移植新鲜供体卵子衍生胚胎后怀孕（0 个黄体）或自然受孕（1 个黄体）的女性在怀孕之前、妊娠期间和怀孕之后的心血管功能[12,13]。通过体外受精而无黄体形成的女性，许多心血管参数在妊娠早期显著减弱。这些变化大部分在妊娠中期恢复。这些发现与循环黄体因子在自然妊娠的前 3 个月介导心血管系统对妊娠的适应，而在黄体 - 胎盘转化后被胎盘因子逐渐取代的假说一致[7]。伴有多个黄体的体外受精受试者对妊娠的心血管适应与自然受孕女性相似。尽管已确定黄体缺失、妊娠早期心血管适应失调和子痫前期风险增加之间存在关联，但这些因素是否存在因果关系仍有待证实。

瑞典最近的一份综合性出版物基于对自体冷冻胚胎移植后单胎妊娠的回顾性登记研究指出，人工周期患者子痫前期发生率为 8.2%（0 个黄体，$n=1446$），而自然周期（NCs）患者子痫前期发生率为 4.4%（1 个黄体，$n=6297$），AOR 1.78（95% CI 1. ~ 2.21）（根据母亲年龄、BMI、产次、婴儿出生年份、母亲吸烟、慢性高血压、儿童性别、母亲教育水平和不孕年数进行调整）[10]。接受多次新鲜胚胎移植且伴有多个黄体的女性（$n=24\,365$）的子痫前期发生率较低，接近于自然妊娠者（$n=1\,127\,566$），子痫前期发生率分别为 3.7% 和 2.8%。在妊娠期高血压疾病中也观察到类似的趋势[10]。其他已发表的研究表明，与自然周期中的自体冷冻胚胎移植或卵巢刺激周期中的新鲜胚胎移植者相比，人工周期中使用自体冷冻胚胎移植怀孕的女性患妊娠期高血压疾病或子痫前期的风险增加。然而，黄体缺乏在人工周期者中发生妊娠高血压疾病或子痫前期风险升高中的潜在的生物学作用尚不明确（见参考文献 [24-26,28]；见表 11-3）。

综上所述，尽管尚未通过一项比较自体冷冻胚胎移植人工周期和冷冻胚胎移植 NC 或改良 NC 的严格临床随机对照试验（randomized controlled trial，RCT）证实，但新出现的数据表明，使用抑制黄体形成的体外受精方案可能会增加子痫前期风险。这些数据十分令人担忧，因为子痫前期对母亲和孩子都有近期和长期的不利后果。因此，除了许多体外受精患者的孕前母体特征，如母亲年龄较大和生育能力低下外，还应考虑黄体缺乏是在妊娠早期母体心血管适应力受损和子痫前期风险增加的病因 [12,13]。关键循环黄体因子的缺失可能是在无黄体的体外受精受孕女性怀孕早期观察到的母体心血管功能失调的最可能解释，部分原因是出现黄体 - 胎盘转换后伴随的胎盘因子分泌的完全恢复或部分恢复 [12,13]。但是，无论是黄体因子及其血管扩张和促排卵属性的缺失，还是人工周期子宫内膜准备中使用雌激素和孕酮可能对黄体支持不理想［剂量和（或）时间（先前已经讨论）］[5,8]，或两者都是导致子痫前期风险增加的原因，这些均不太清楚。对于某些女性来说，如果替换缺失的黄体因子（如松弛素）可在妊娠早期恢复母体心血管功能并降低子痫前期风险。这种方法可能是 NC 自体冷冻胚胎移植的一种替代的预防方法，并且可能是唯一适用于需要供体子或胚胎受孕的卵巢衰竭女性的方法。温和的卵巢刺激可以促进冷冻胚胎移植周期内黄体形成，可用于不按时排卵的女性。

与冷冻胚胎移植 NC 相比，自体冷冻胚胎移植人工周期缺乏黄体和循环黄体产物可能导致子痫前期风险增加。然而，与新鲜胚胎移植相比，低温保存（除了缺少黄体）是否会增加冷冻胚胎移植人工周期中子痫前期的风险很难监测。Site 等 [26] 对黄体状态的研究可能会对这个问题有所帮助。人工周期中自体新鲜胚胎移植（＞1个黄体）和自体冷冻胚胎移植（0个黄体）产生的子痫前期率分别为4.29%和7.51%（表11-1和表11-3）。这种差异可能是胚胎状态（新鲜 vs 冷冻）和（或）黄体数（＞1个黄体 vs 0个黄体）的结果。人工周期中供体新鲜胚胎移植和冷冻胚胎移植的子痫前期发生率分别为12.13%和10.78%（根据 Sites CK，2019，人工周期用于供体冷冻胚胎移植为标准治疗方法）。这些子痫前期发生率没有显著差异，这表明胚胎冷冻或解冻操作不会增加子痫前期的风险（尽管不能排除上限效应）。自体（4.29%）和供体（12.13%）新鲜胚胎移植的对比显示，由供体（与自体相比）和黄体（＞1个黄体与0个黄体相比）效应引起的子痫前期风险差异是7.17%。比较自体胚胎移植（7.51%）和供体冷冻（10.78%）胚胎移植，两者均使用人工周期（0个黄体），有4.62%的差异，归因于供体（与自体相比）单独效应对子痫前期的作用。因此，供体和黄体效应引起的子痫前期风险为7.17%，供体单独效应引起的子痫前期风险为4.62%，黄体单独效应引起的子痫前期风险效应为2.55%。尽管必须谨慎对待基于这些粗略估计得出的任何结论，但除了供体胚胎来源外，人工周期（0个黄体）似乎也解释了供体卵母子衍生胚胎受体女性子痫前期发生率相当高的原因。

为什么体外受精与不良妊娠结局风险增加相关？

人工周期

新出现的证据表明，在妊娠期高血压疾病和子痫前期的风险增加方面，也许并非所有体外受精方案作用都是一样的。尽管在许多文献中，体外受精方案往往没有足够详细的介绍，但在仔细研读描述体外受精方案的文献后，证据提示可能与人工周期方案有关。也就是说，妊娠期高血压疾病和子痫前期的高风险主要由冷冻胚胎人工周期引起，而不是冷冻胚胎移植 NC 或冷冻胚胎移植刺激周期或新鲜胚胎移植周期（表 11-1）。可能并非巧合，母体对妊娠的血流动力学适应在人工周期方案中受到干扰，但在 COS 周期方案中不受影响[12,13]。表 11-1 列出的对妊娠高血压疾病和子痫前期的总平均发病率的研究结果进一步强调了其发生风险与人工周期相关（表 11-2 和表 11-3）。

在大多数关于自体冷冻胚胎移植人工周期方案中子痫前期风险增加的研究中显示，子痫前期发病的孕周和疾病的严重程度没有特殊说明（表 11-1）。然而，有少数人确实提供了这些细节。Chen 等[24] 观察到足月产比早产子痫前期和重度子痫前期的风险增加。von Versen Hoynck 等[12] 以及 Barsky 等[25] 均注意到足月子痫前期和重度子痫前期的发病率增加，但未发现早产子痫前期和重度子痫前期。Sites 等[26] 报道了自体冷冻胚胎移植人工周期中早产和足月子痫前期和重度子痫前期的发病率均增加。因为研究数量太少，无法得出任何明确结论，除外 Sites 的研究，有无严重并发症的足月子痫前期均与自体冷冻胚胎移植人工周期方案相关。一项关于足月子痫前期发病机制的最新理论认为，子痫前期是由绒毛过度拥挤引起的，绒毛过度拥挤导致绒毛间隙受压，进而阻碍血流，导致胎盘缺血。也就是说，绒毛生长超过子宫容量[29]（前面讨论过）。

研究还发现，妊娠早期循环松弛素浓度低的女性发生晚发性子痫前期（≥ 34 周）的风险增加[30]。松弛素的血管舒张特性可能对某些女性缓解循环血管收缩剂（如 sFLT1）的生理性升高很重要，从而抑制母体循环在妊娠末期恢复到相对血管收缩的非妊娠状态[13,31,32]。通过体外受精受孕的女性，尤其是人工周期（0 个黄体）方案受孕的孕妇，在妊娠末期循环 sFLT1 和

sFLT1 与胎盘生长因子比率显著升高[33]，可能反映了绒毛过度拥挤和胎盘缺血的状态。尽管人工周期方案中缺乏循环松弛素，但其浓度与自然妊娠相当或明显高于 COS 周期，后者可能解释了 COS 和自然妊娠中子痫前期的等效比率，如前所述（表 11-1和表 11-3）。

不应忽视 Sites 等[26]在自体冷冻胚胎移植人工周期方案后发现的早产以及足月子痫前期增加的风险（前面讨论过）。由于队列研究规模更大。这项调查已经发现，足月子痫前期和早产子痫前期的风险均增加。然而，基于常见的蜕膜病因，从表面上看，早产子痫前期和足月子痫前期很协调。早产子痫前期被广泛认为与受损的滋养层细胞浸润和螺旋动脉重塑有关，而最近的理论表明，足月子痫前期并不涉及胎盘发育缺陷，而是绒毛过度拥挤导致（之前讨论过）。可以想象的是，大于胎龄儿或巨大儿导致的过期产和较大胎盘可能会加剧绒毛过度拥挤这个现象，不良妊娠结局也与体外受精人工周期相关（见参考文献[10,34]）。过期产本身与子痫前期和子痫风险增加有关[35]，且随着胎盘生长时间的延长而加重，这大概是上述机制的结果[29]。人工周期自体冷冻胚胎移植中大于胎龄儿和巨大儿发生频率增加，足月子痫前期的风险也在增加，且经常伴随着一个大于胎龄胎儿[36,37]和巨大的胎盘[38]。目前尚不清楚足月子痫前期是否与过度滋养层细胞浸润有关，尽管在体外受精人工周期中植入谱系障碍程度较低，但其概率更高（参见 Kaser 等的文章[11]）。

一方面，在输卵管妊娠和植入谱系障碍中观察到过度滋养层细胞浸润，并伴有蜕膜缺陷和（或）失调[39-41]。另一方面，滋养层细胞浸润缺失的蜕膜化失调与早产重度子痫前期有关[2-4]（前面讨论过）。蜕膜对滋养层细胞侵袭的这些明显不同的作用在机制上很难解释，也就是说，蜕膜病理如何导致滋养层细胞浸润的过度和不足？一种可能的解释是，不同分子通路的激活解释了蜕膜对滋养层行为的不同作用，这些作用可能至少部分地受到来自黄体或缺乏黄体的因素的调节。从先前的角度来看，假设蜕膜病理学不会像某些胎盘植入性疾病那样局限于一种过度滋养层细胞浸润的表型表达，这似乎是合乎逻辑的，但也可能出现不同的分子病理学，导致早产子痫前期中经常观察到的滋养层细胞浸润受损。

未来的探索

鉴于蜕膜化失调与子痫前期之间的关联，现在需要确定病理性蜕膜的潜在分子机制，以便设计预防性或纠正性干预措施。最终，应在那些有发生潜在疾病风险的女性身上尽可能增强孕前和早孕期间蜕膜化（例如，通过服用已知能促进蜕膜化的激素）。最后，循环或尿液生物标志物或一组反映子宫内膜功能障碍的生物标志物可能有助于识别患病风险增加的女性［例如，妊娠前和（或）妊娠早期低循环 IGFBP-1 或免疫抑制性糖蛋白］[3]。

考虑到人工周期中自体冷冻胚胎移植参与体外受精周期中母体生理紊乱和不良妊娠结局风险增加，可以采取哪些干预措施？研究文献可知，在使用自然周期、刺激周期或 COS 周期的新鲜胚胎中未观察到妊娠期高血压疾病和子痫前期的风险增加。基于这一发现，有理由建议进行一次大型、多点随机对照试验，比较自体冷冻胚胎移植人工周期和冷冻胚胎移植 NC、冷冻胚胎移植改良 NC 或冷冻胚胎移植刺激周期之间的妊娠结局[12]。在一个亚组患者中，可以深入研究母体生理学，以确定对比冷冻胚胎移植人工周期，冷冻胚胎移植 NC、冷冻胚胎移植改良 NC 或冷冻胚胎移植刺激周期是否如预测一样是正常的[7,12,13,42]。如果随机对照试验证实母体生理学和妊娠结局将得到改善的假设，那么冷冻胚胎移植 NC、冷冻胚胎移植改良 NC 或冷冻胚胎移植刺激周期可能是许多女性的首选方案。一个共同点是体外受精人工周期中缺少黄体，或在冷冻胚胎移植 NC 中，冷冻胚胎移植改良 NC 和冷冻胚胎移植刺激周期中至少有 1 个黄体发生[7,12,13]。冷冻胚胎移植人工周期中的所有黄体产物均缺失（用于黄体支持的 E2 和 P4 除外），因此，其中任何一种或几种产物的缺失都可能导致母体心血管系统对妊娠的适应失调，并增加不良妊娠结局的风险。心血管系统和子宫内膜都具有至少 1 个已知的黄体因子松弛素的靶点，且在人工周期方案中未被替代（前面讨论过）[42,43]。因此，正如 E2 和 P4 的松弛素对人工周期患者的黄体支持作用一样，缺失的黄体因子也需要被研究，以便确定在体外受精医疗方案中添加黄体因子类松弛素是否能纠正母体心血管生理失调并降低不良妊娠结局的风险。对于无法进行体外受精自然周期的卵巢衰竭女性，替换缺失的黄体因子可能是唯一的选择。

致　谢

这项工作得到了国家儿童健康和人类发展研究所 P01 HD065647-01A1 以及 J.Robert 和 Mary Cade 生理学教授的支持。

公开说明

Dr K.P. Conrad 公开了松弛素的使用专利。

参考文献

1. Founds SA, Conley YP, Lyons-Weiler JF, et al. Altered global gene expression in first trimester placentas of women destined to develop preeclampsia. Placenta 2009;30(1):15–24.
2. Rabaglino MB, Post Uiterweer ED, Jeyabalan A, et al. Bioinformatics approach reveals evidence for impaired endometrial maturation before and during early

pregnancy in women who developed preeclampsia. Hypertension 2015;65(2): 421–9.

3. Conrad KP, Rabaglino MB, Post Uiterweer ED. Emerging role for dysregulated decidualization in the genesis of preeclampsia. Placenta 2017;60:119–29.

4. Garrido-Gomez T, Dominguez F, Quinonero A, et al. Defective decidualization during and after severe preeclampsia reveals a possible maternal contribution to the etiology. Proc Natl Acad Sci U S A 2017;114:E8468–77.

5. Rabaglino MB, Conrad KP. Evidence for shared molecular pathways of dysregulated decidualization in preeclampsia and endometrial disorders revealed by microarray data integration. FASEB J 2019;33(11):11682–95.

6. Brosens I, Pijnenborg R, Vercruysse L, et al. The "Great Obstetrical Syndromes" are associated with disorders of deep placentation. Am J Obstet Gynecol 2011; 204(3):193–201.

7. Conrad KP, Baker VL. Corpus luteal contribution to maternal pregnancy physiology and outcomes in assisted reproductive technologies. Am J Physiol Regul Integr Comp Physiol 2013;304(2):R69–72.

8. Altmae S, Tamm-Rosenstein K, Esteban FJ, et al. Endometrial transcriptome analysis indicates superiority of natural over artificial cycles in recurrent implantation failure patients undergoing frozen embryo transfer. Reprod Biomed Online 2016; 32(6):597–613.

9. Young SL, Savaris RF, Lessey BA, et al. Effect of randomized serum progesterone concentration on secretory endometrial histologic development and gene expression. Hum Reprod 2017;32(9):1903–14.

10. Ginstrom Ernstad E, Wennerholm UB, Khatibi A, et al. Neonatal and maternal outcome after frozen embryo transfer: Increased risks in programmed cycles. Am J Obstet Gynecol 2019;221(2):126.e1-8.

11. Kaser DJ, Melamed A, Bormann CL, et al. Cryopreserved embryo transfer is an independent risk factor for placenta accreta. Fertil Steril 2015;103(5):1176–84.e2.

12. von Versen-Höynck F, Schaub AM, Chi YY, et al. Increased preeclampsia risk and reduced aortic compliance with in vitro fertilization cycles in the absence of a corpus luteum. Hypertension 2019;73(3):640–9.

13. Conrad KP, Petersen JW, Chi YY, et al. Maternal cardiovascular dysregulation during early pregnancy after in vitro fertilization cycles in the absence of a corpus luteum. Hypertension 2019;74(3):705–15.

14. Clark AR, James JL, Stevenson GN, et al. Understanding abnormal uterine artery Doppler waveforms: a novel computational model to explore potential causes within the utero-placental vasculature. Placenta 2018;66:74–81.

15. Burton GJ, Woods AW, Jauniaux E, et al. Rheological and physiological consequences of conversion of the maternal spiral arteries for uteroplacental blood flow during human pregnancy. Placenta 2009;30(6):473–82.

16. Fisher SJ. Why is placentation abnormal in preeclampsia? Am J Obstet Gynecol 2015;213(4 Suppl):S115–22.

17. Brosens JJ, Pijnenborg R, Brosens IA. The myometrial junctional zone spiral arteries in normal and abnormal pregnancies: a review of the literature. Am J Obstet Gynecol 2002;187(5):1416–23.

18. Gellersen B, Brosens IA, Brosens JJ. Decidualization of the human endometrium: mechanisms, functions, and clinical perspectives. Semin Reprod Med 2007; 25(6):445–53.

19. Deepak V, Sahu MB, Yu J, et al. Retinoic acid is a negative regulator of sFLT1 expression in decidual stromal cells, and its levels are reduced in preeclamptic

decidua. Hypertension 2019;73(5):1104–11.

20. Dunk C, Kwan M, Hazan A, et al. Failure of decidualization and maternal immune tolerance underlies uterovascular resistance in intra uterine growth restriction. Front Endocrinol (Lausanne) 2019;10:160.

21. Wikland M, Hardarson T, Hillensjo T, et al. Obstetric outcomes after transfer of vitrified blastocysts. Hum Reprod 2010;25(7):1699–707.

22. Ishihara O, Araki R, Kuwahara A, et al. Impact of frozen-thawed single-blastocyst transfer on maternal and neonatal outcome: an analysis of 277,042 single-embryo transfer cycles from 2008 to 2010 in Japan. Fertil Steril 2014;101(1):128–33.

23. Opdahl S, Henningsen AA, Tiitinen A, et al. Risk of hypertensive disorders in pregnancies following assisted reproductive technology: a cohort study from the CoNARTaS group. Hum Reprod 2015;30(7):1724–31.

24. Chen ZJ, Shi Y, Sun Y, et al. Fresh versus frozen embryos for infertility in the polycystic ovary syndrome. N Engl J Med 2016;375(6):523–33.

25. Barsky M, St Marie P, Rahil T, et al. Are perinatal outcomes affected by blastocyst vitrification and warming? Am J Obstet Gynecol 2016;215(5):603.e1-5.

26. Sites CK, Wilson D, Barsky M, et al. Embryo cryopreservation and preeclampsia risk. Fertil Steril 2017;108(5):784–90.

27. Wennerholm UB, Hamberger L, Nilsson L, et al. Obstetric and perinatal outcome of children conceived from cryopreserved embryos. Hum Reprod 1997;12(8): 1819–25.

28. Saito K, Kuwahara A, Ishikawa T, et al. Endometrial preparation methods for frozen-thawed embryo transfer are associated with altered risks of hypertensive disorders of pregnancy, placenta accreta, and gestational diabetes mellitus. Hum Reprod 2019;34(8):1567–75.

29. Redman CW, Sargent IL, Staff AC. IFPA Senior Award Lecture: making sense of pre-eclampsia - two placental causes of preeclampsia? Placenta 2014; 35(Suppl):S20–5.

30. Jeyabalan A, Stewart DR, McGonigal SC, et al. Low relaxin concentrations in the first trimester are associated with increased risk of developing preeclampsia [abstract]. Reprod Sci 2009;16(3):101A.

31. von Versen-Hoynck F, Strauch NK, Liu J, et al. Effect of mode of conception on maternal serum relaxin, creatinine, and sodium concentrations in an infertile population. Reprod Sci 2019;26(3):412–9.

32. Levine RJ, Maynard SE, Qian C, et al. Circulating angiogenic factors and the risk of preeclampsia. N Engl J Med 2004;350(7):672–83.

33. Conrad KP, Graham GM, Chi YY, et al. Potential influence of the corpus luteum on circulating reproductive and volume regulatory hormones, angiogenic and immunoregulatory factors in pregnant women. Am J Physiol Endocrinol Metab 2019; 317(4):E677–85.

34. Choux C, Ginod P, Barberet J, et al. Placental volume and other first-trimester outcomes: are there differences between fresh embryo transfer, frozen-thawed embryo transfer and natural conception? Reprod Biomed Online 2019;38(4):538–48.

35. Caughey AB, Stotland NE, Escobar GJ. What is the best measure of maternal complications of term pregnancy: ongoing pregnancies or pregnancies delivered? Am J Obstet Gynecol 2003;189(4):1047–52.

36. Xiong X, Demianczuk NN, Buekens P, et al. Association of preeclampsia with high birth weight for age. Am J Obstet Gynecol 2000;183(1):148–55.

37. Xiong X, Demianczuk NN, Saunders LD, et al. Impact of preeclampsia and gestational hypertension on birth weight by gestational age. Am J Epidemiol 2002;

155(3):203–9.

38. Dahlstrom B, Romundstad P, Oian P, et al. Placenta weight in pre-eclampsia. Acta Obstet Gynecol Scand 2008;87(6):608–11.

39. Jauniaux E, Collins S, Burton GJ. Placenta accreta spectrum: pathophysiology and evidence-based anatomy for prenatal ultrasound imaging. Am J Obstet Gynecol 2018;218(1):75–87.

40. Randall S, Buckley CH, Fox H. Placentation in the fallopian tube. Int J Gynecol Pathol 1987;6(2):132–9.

41. Sliz A, Locker KCS, Lampe K, et al. Gab3 is required for IL-2- and IL-15-induced NK cell expansion and limits trophoblast invasion during pregnancy. Sci Immunol 2019;4(38) [pii:eaav3866].

42. Conrad KP. Maternal vasodilation in pregnancy: the emerging role of relaxin. Am J Physiol Regul Integr Comp Physiol 2011;301(2):R267–75.

43. Conrad KP. G-Protein-coupled receptors as potential drug candidates in pre-eclampsia: targeting the relaxin/insulin-like family peptide receptor 1 for treatment and prevention. Hum Reprod Update 2016;22(5):647–64.

44. Sazonova A, Kallen K, Thurin-Kjellberg A, et al. Obstetric outcome in singletons after in vitro fertilization with cryopreserved/thawed embryos. Hum Reprod 2012; 27(5):1343–50.

第十二章 死胎发生，悲剧分娩——死胎发生过程中胎盘所起的作用

Nicole Graham MRCOG、Alexander E.P. Heazell PhD MRCOG 著

韩甜甜 译，张晓红 审校

关键词

- 胎盘 • 死胎 • 围产期死亡 • 死胎的研究
- 死胎原因 • 尸检 • 胎盘早剥 • 绒毛膜羊膜炎

要 点

- 减少死胎发生仍然是高收入国家在孕产妇保健中所面临的一项重大挑战。
- 胎盘病变是导致高收入国家死胎的最常见原因。
- 由于胎盘取样的不稳定性和病理性胎盘的定义不同，特定的胎盘病变和死胎之间的关系尚不清楚。
- 从胎盘病理学检查中获得的信息有助于降低不明原因死胎的发生，并为后续的妊娠提供预后信息。
- 发生死胎时，胎盘应常规进行组织病理学检查。

引 言

死胎的定义是婴儿在出生前死亡。国际上关于死胎孕周的界定存在很大争议，世界卫生组织（WHO）界定为超过孕22周或孕周不详、死胎出生体重超过500克的即为死胎。然而，为了各国之间进行比较，WHO使用了妊娠28周或出生体重1000克的定义[1]。根据这一定义，估计全球每年有260万死胎，

其中 98% 发生在低收入和中等收入国家[2]。然而，这不应导致人们低估高收入国家的死胎负担。在美国，死胎是指妊娠 20 周后婴儿在出生前死亡，每年大约有 23 000 例[3]。

根据 WHO 国际标准，美国 28 周后死胎率为 3.0‰，在 49 个高收入国家中排名第 27 位[4]。更令人担忧的是，2000—2015 年，美国孕 28 周后的死胎发生率每年仅下降 0.4%，在 49 个高收入国家中排名第 48 位（图 12-1A）[4]。此外，各州之间的发生率差异显著，从新墨西哥州的 3.37‰ 到密西西比州的 9.87‰（图 12-1B）[3]。对比 2003—2007 年与 2013—2017 年，各州 5 年平均死胎率的下降幅度也存在显著差异，纽约、路易斯安那州、南卡罗来纳州、弗吉尼亚州、西弗吉尼亚州和康涅狄格州的死胎率下降了 1‰ 以上，但在堪萨斯州、俄勒冈州、罗德岛州、犹他州、田纳西州和南达科他州，死胎率至少上升了 0.5‰（图 12-1B）。由于死胎给家庭带来了严重的心理、社会和经济负担，迫切需要公共卫生服务体系和更广泛的社会组织活动来减轻死产带来的负担[5,6]。了解死胎的危险因素和潜在的病理过程是降低死胎率的一种手段。

本章对胎盘在死胎病因学中的作用进行综述，首先基于死胎危险因素的流行病学特点，来分析这些因素如何通过胎盘导致死胎的发生。然后，我们分析了死胎病案报道中的胎盘病理结果，以及不同孕期胎盘病理的变化。我们推断导致特定胎盘病理改变的原因，从而对于指导再次妊娠孕期保健具有重要意义。

高收入国家死胎的危险因素

在高收入国家，死胎通常发生在产前；而在低收入国家，大约 50% 的死胎发生在产时。一项对 2014 年发生在美国的

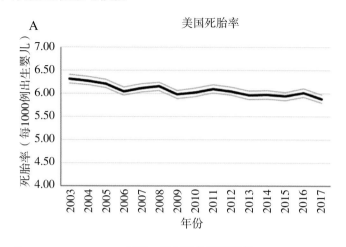

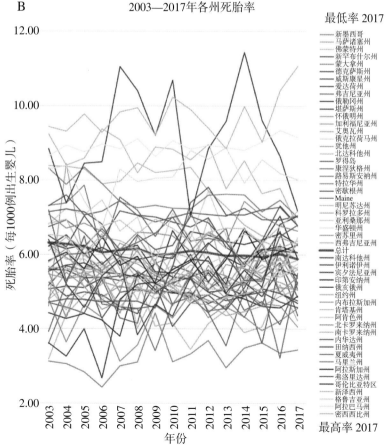

图 12-1　（A）2003—2017 年美国出生人口的死胎率（> 20 周胎龄），显示每年整体减少 0.28%。浅灰色线表示 95% CI。（B）2003—2017 年各州的死胎率，按照 2017 年的死胎率从低到高，表明全国各地的死胎率差别很大。作为比较，美国的平均死胎率用红色表示。[数据来自 Centers for Disease Control and Prevention（CDC）. National Center for Health Statistics. Vital Statistics Online Data Portal. Available at：https://www.cdc.gov/nchs/data_access/vitalstatsonline.htm. Accessed Sept 30 2019.]

15 840 例死胎的回顾分析发现，大部分死胎（30%）是无法解释的[7]。在报道的死胎病因中，来自胎盘、脐带或胎膜的并发症是最常见的（28%），其次是产妇并发症（14%）和先天性异常（10%）。重要的是，以上病因分类基于有限的病理检查结果：仅有 11.7% 的死胎病例有尸检结果，47.7% 的死胎病例有胎盘病理结果，这再次解释了"原因不明"死胎的高比例现象[7]。运用多种流行病学方法（包括大型回顾性队列研究和前瞻性病例对照研究）对死胎相关因素进行了广泛的研究。还有学者进行了 Meta 分析。美国的死胎合作研究网络（Stillbirth Collaborative Research Network，SCRN）已经对 614 例死胎和 1816 例活产进行了病例对照研究，并发表了研究结果[8]。此项研究发现的孕前独立相关因素以及各自调整之后的优势比（adjusted odds rations，aORs）已陈列在表 12-1。然而，只有 19% 的死胎存在表 12-1 高危因素，这表明大部分死胎发生在没有孕早期高危因素的女性中[8]。

　　其他高收入国家的死胎分析结果进一步证实了这些因素与死胎之间的关系。系统综述和大型 Meta 分析表明，有过死胎经历的女性死胎优势比（OR）为 4.83（95% CI 3.77 ~ 6.18）[9]，≥ 40 岁女性的 OR 为 2.12（95% CI 1.86 ~ 2.42）[10]，吸烟女性的 OR 为 1.43（95% CI 1.32 ~ 1.54）[11]。这些 Meta 分析表明，

表 12-1 早期妊娠特征及其与死产的关系	
特征（对照组）	调整后优势比（95% CI）
非西班牙裔黑人（vs 非西班牙裔白人）	2.12（1.41 ~ 3.20）
死产史（vs 活产史）	5.91（3.18 ~ 11.00）
糖尿病（vs 无糖尿病）	2.50（1.39 ~ 4.48）
肥胖（> 35 kg/m^2）（vs 适当体重）	1.73（1.23 ~ 2.45）
母亲年龄 ≥ 40 岁（vs 20 ~ 24 岁）	2.41（1.24 ~ 4.70）
吸烟 > 10 根/天（vs 非吸烟者）	1.55（1.02 ~ 2.35）
药物滥用史（vs 无）	2.08（1.12 ~ 3.88）

数据来自 Stillbirth Collaborative Research Network Writing Group. Association between stillbirth and risk factors known at pregnancy confirmation. JAMA 2011；306（22）：2469-2479.

来自 SCRN 的研究数据与在各种国际环境下进行的研究信息是一致的。

随着孕周的增加，一些危险因素的不良影响逐渐增强，比如小于胎龄儿（SGA）和死胎具有相关性（RR 8.0，95% CI 6.5 ~ 9.9，aOR 6.22，95% CI 3.79 ~ 0.23）[12]，同样，妊娠高血压病/子痫前期（RR 2.8，95% CI 1.5 ~ 5.1；调整后的 RR 为 1.45，95% CI 1.20 ~ 1.76）[12,13]，自觉胎动减少（RFM，aOR 3.54，95% CI 2.44 ~ 5.15）[14] 与死胎也具有相关性。值得注意的是，SGA 胎儿与死胎之间的相关性同样适用于胎儿生长受限（fetal growth restriction，FGR），即胎儿未能实现其遗传生长潜力。FGR 与妊娠期高血压病、FGR 与 RFM 之间也存在相关性。

高收入国家死胎的高危因素为胎盘功能障碍和死胎相关性研究提供了一些初步线索。这里提及的许多胎死宫内的危险因素，包括肥胖[15]、母亲年龄大于 40 岁[16]、吸烟[17]、胎动减少[18]、FGR[19]、妊娠高血压疾病[20]均与胎盘结构和（或）功能异常有关。虽然现无相关的体外实验研究报道，但有一项重要的研究已经描述了这些危险因素存在时胎盘的形态、细胞增殖、细胞死亡和炎性因子的变化。胎盘功能障碍最终导致无法满足胎儿的血氧和营养需求，可能是流行病学研究发现的危险因素与死胎之间的共同机制[21]。

限制性胎盘嵌合（confined placental mosaicism，CPM）可导致 SGA 和死胎的发生率增加，进而可以推测胎盘在死胎和妊娠丢失中具有重要作用。CPM 是指胎盘染色体数量或结构异常，而胎儿染色体正常的情况。研究发现 115 例产前诊断的 CPM SGA 发生率高于 230 例正常对照组（15% 比 5%）[22]。并且，一篇综述总结了 2011 年以前关于 CMP 的文献发现，9.3% 与 FGR 相关，7.2% 最终发生了死胎或自然流产[23]。这一发现表明，即使仅局限于胎盘的异常，也对胎儿的生长和生存产生重要影响。

胎盘异常与死胎的关系

进行组织病理学检查时，作为对胎盘大体观的一部分，需常规测量胎盘大小。胎盘重量与胎儿的体重比与死产相关。一项大型队列研究发现，不论孕周，死胎的胎盘重量都低于活产的。胎儿 : 胎盘重量比在同胎龄前 10% 的情况下，胎儿死胎率随着孕周的增加而增加，从孕 25 ～ 26 周的 29% 增加到妊娠 39 ～ 40 周的 36%[24]。关于胎盘重量与记录的死胎原因的研究共有两项，但这两项小规模研究提供的数据相互矛盾。第一项对 126 例单胎死胎的研究发现，57% 的病例胎盘重量低于第 10 百分位数；胎儿 : 胎盘重量比处于前 10 百分位数的死胎病例中有 58% 的病因是 FGR，57% 为胎盘功能不全，47% 病因未明[25]。相反，另一项对 145 例单胎死胎的研究发现，胎盘重量减轻只与导致死胎的病理性胎盘有关，而与其他原因无关[26]。因此，胎盘大小是否容易导致死胎，或者仅仅是潜在的胎盘功能障碍的一个指标，仍然未知。

一项旨在确定能否通过胎盘检查来诊断死胎原因的系统性综述纳入了 41 项研究[27]。而纳入的研究存在相当大的差异，其中 63% 是回顾性研究，样本量在 5 ~ 750，只有 29% 的研究明确了诊断标准。在 13 项包含 3636 例关于胎盘病变导致死胎率的研究中，引起死胎的胎盘原因有 30 多种，差异很大。胎盘早剥是最常见的原因，尽管在 13 项研究中只有 10 项（77%）报道了这一点。这些研究中胎盘早剥占死因的 7% ~ 14%。其他引起死产的胎盘原因包括梗死（54% 的研究）、绒毛膜羊膜炎和绒毛发育不全（共 38% 的研究报道）[27]。胎盘病理记录和所使用的分类系统之间缺乏可比性，也就是说由胎盘原因造成的死胎比例差异很大，为 11% ~ 65%。分类系统中胎盘疾病的类别数量和由胎盘导致死胎的比例具有一定相关性，这就意味着用分类系统来记录胎盘状态可能影响到死因归结。此外，一项针对 934 例病例的 5 项研究发现，胎盘异常，包括胎盘早剥、前置胎盘、前置血管、胎盘功能不全和其他胎盘异常与 17% 的死胎有关。这项研究强调了有必要在胎盘病变的定义和便于记录胎盘病理的分类系统的应用上达成共识[27]。

胎盘异常是否导致或与死胎相关，得出结论是有挑战性的。在对活产婴儿的一系列分析中，Pathak 等[28] 描述了胎盘的组织病理学异常，包括无明显并发症的妊娠可出现上生殖道感染、慢性胎盘灌注不足、绒毛间血栓和不明原因的绒毛炎（分别占 11.3、7.7、5.0 和 3.7%，表 12-2）；其他异常，如绒毛周围大量纤维蛋白沉积在妊娠合并高血压疾病（4%）或 SGA 婴儿（2%）中较正常妊娠（0.2%）更常见，提示这些疾病可能对不良结局更有特异性[28]。

为了探究表面健康的胎盘中可见的胎盘病理性改变，在SCRN 研究中，病例组和对照组中胎盘异常表现都被用来计算死产的发生概率，来减少选择偏差。Pinar 等[29] 报道了 518 例单胎死胎和 1200 例活产儿的研究结果，发现活产儿绒毛膜羊膜炎的发病率与 Pathak 等[28] 的研究相似（12%）。然而，所有已报道的胎盘异常在死胎中更常见（表 12-2）。死胎中最常见的异常是游离胎膜（30%）或绒毛膜板（23%）的急性绒毛膜羊膜炎、胎盘后血肿（24%）和绒毛膜板中的胎儿血栓（23%）[29]。重要的是，Pinar 团队[29] 检查了整个妊娠期胎盘病变的相对比率，发现与感染相关的病变，包括绒毛膜羊膜炎和脐带炎，在 24 周之前的分娩中最常见，并且在妊娠 31 周之前活产儿比死胎儿中更常见。相反，在妊娠 24 周之前，活产和死胎的胎盘后血肿比例相同，但在 24 周之后，这种血肿在死产中更常见。虽然远端绒毛不成熟、绒毛梗死和胎儿血管血栓通常发生在妊娠早期，但在妊娠 32 周后死胎的病例中更为常见[29]。因此，胎盘病变应结合死胎发生的孕周和围绕胎儿死亡的临床信息而考虑。

Man 等[30] 提供了关于 946 例胎儿死亡和死产中不同胎盘病变发生率的补充信息，认为 32% 的死产是由胎盘引起的。与早期流产相比，妊娠 24 周后胎盘病因更为常见。在 307 例胎盘源性死胎的病例中，最常见的原因是上生殖道感染、绒毛膜羊膜炎，占 57%（表 12-2）。Man 等[30] 也报道胎盘异常发生率（55/307）在死胎中被公认具有直接意义，最常见的是母体血管灌注不良和胎儿血管阻塞，罕见的是绒毛周围大量纤维蛋白沉积和慢性组织细胞性绒毛间隙炎。此外，有 54 例临床意义尚不明确的胎盘病变（如病因不明的局灶性绒毛炎）。与 Pinar 团队[29] 研究一样，这项队列研究也显示了妊娠期间胎盘病变类别及发生率的变化：与妊娠 35 周后相比，妊娠 24 ~ 30 周死胎的

表 12-2　三项大型研究中胎盘病变概率：死产合作研究网络（SCRN）病例对照研究、英国死产单中心队列研究和英国活产单中心队列研究

病变类型	胎盘特点	SCRN 研究[29]		Man 等[30]，2016	Pathak 等[28]，2011
		死产，%，$n=518$	活产对照组，%，$n=1200$	死产，%，$n=946$	健康活产，%，$n=935$
感染	急性绒毛膜羊膜炎（胎膜）	30.4	12.0	—	—
感染	急性绒毛膜羊膜炎（绒毛膜板）	23.2	11.9	—	—
感染	上生殖道感染	—	—	18.6	11.3
血管	胎盘早剥或胎盘后血肿	23.8	4.5	4.0	文献表明将检查这种病变，但没有报告结果
血管	多灶性或弥漫性实质梗死	13.7	4.5		
血管	慢性母体灌注不良	—	—	4.4	7.7
炎症	慢性弥漫性绒毛炎或病因不明的绒毛炎	1.6	0.5	未提及	3.7
炎症	慢性组织细胞性绒毛间隙炎	—	—	0.3	0.2
炎症	绒毛周围大量纤维蛋白沉积	9.2	1.5	0.6	0.2
无	正常组织学	—	—	35.5	71.6

母体血管灌注不良更为常见。晚期死胎（＞妊娠 35 周）更有可能没有胎盘异常或存在意义不确定的病变。

　　这两项对死胎胎盘形态的大规模研究清楚地表明，在死胎中可以看到多种不同的胎盘病理。Ptacek 等 [27] 共纳入了 20 项研究，包括 1447 例死胎病例。这些研究探究了死胎中胎盘特定病变的作用，包括绒毛膜羊膜炎、脐带异常、绒毛成熟延迟、胎儿血栓性血管病变、出血性血管内炎和病因不明的绒毛炎。大多数研究（89%）重复了 Pinar 团队的结果，发现胎盘病变在死胎病例中更常见。然而，所发现的病变都不是针对死胎或死胎的特定原因。胎儿血栓性血管病变是最好的例证，据报道与多种死因有关，包括巨细胞病毒感染和脐带异常或异常脐带螺旋 [31-33]。

　　由于 SCRN 研究是一项病例对照研究，因此死产（病例）和活产（对照）的病变率可以直接比较，因为个别研究对异常的描述显示出微小的差异。每列数据以 % 显示。以"—"代表本研究未见相关的病变资料报道。

　　由于需要大量样本量，探索罕见胎盘病变与死胎之间的联系可能是极具挑战的。关于慢性组织细胞性绒毛细胞间隙炎（chronic histiocytic intervillositis，CHI）和不明原因的绒毛炎（villitis of unknown etiology，VUE）的系统综述中已经汇总得到了有用的信息。Contro 等 [34] 通过汇集 67 例病例的数据发现，CHI 与 66.7% 的 FGR 有关，活产儿发生率为 53.6%。Derricott 等 [35] 通过系统评价 10 项关于 VUE 的研究报告，其中包括 2527 例 VUE 病例和 20 590 例对照组；VUE 更多地出现在 SGA 和死胎的病例中，但只有 SGA 组的 VUE 发生率显著高于对照组（28.6% vs 15.6%，$P < 0.001$），可能是缺乏统计能力来检测死胎与活产之间的差异（7.1% vs 5.1，$P=0.14$）。重要的是，围产病理学专家对前面所提及的大部分胎盘病变不仅都进行了定性

诊断，而且对其严重程度进行了分级。如前所述，许多研究没有包括或提及胎盘病变的定义，也可能没有以标准化的方式从胎盘获取样本，从而限制了研究之间数据的可比性。为了解决这个问题，2014 年在阿姆斯特丹召开了一个多学科小组会议，就胎盘取样和常见胎盘病变定义的标准化方法达成一致[36]。迄今为止，该文献已被 230 多篇出版物引用，希望可以通过对胎盘异常的标准化定义，来提高胎盘病变报告的准确性和研究结果的通用性。

死胎胎盘病理检查的临床应用

毫不奇怪，临床实践指南推荐胎盘检查以查明死胎原因。对 9 项、1779 例关于死产胎盘病理学的系统性回顾发现，有胎盘病理学证据的死胎比例为 31.5% ~ 84.0%，胎盘中发现信息而诊断出胎盘源性死胎率为 15.4% ~ 87.0%[27]。一项美国单中心的研究对 144 例死胎病例死因进行了探究，通过临床和实验室资料可查找到 24% 的死因，胎盘病理学检查使其增加到 61%，加上尸检的结果可确诊 74% 的死因[37]。因此，胎盘检查在诊断死胎病因方面最大限度地提升了诊断率（增加了 37%）。重要的是，这项研究的发现改变了 36% 的病例的临床决策。一项针对 71 例死胎的小型研究报道并明确了胎盘的组织病理学检查对病因分类的价值。这项研究表明，胎盘检查显著降低了死胎归因于原因不明的可能性（OR 0.17，95% CI 0.04 ~ 0.70）[38]。胎盘检查结果归类于 47% 的死胎病因分类，16% 的死亡原因主要由胎盘检查确定。一项对来自苏格兰的 125 例死胎的研究发现，79 例（61%）胎盘的病理改变被认为是导致死亡的原因，另有 21 例（16%）可能影响后续妊娠的管理决策。有趣的是，这篇文章比较了胎盘病变检出率和基因异常检出率（见于 3% 的病例）[39]。虽然这 3 项研究是相对较小的单中心队列，但他们的发现是相似的，表明胎盘检查是最有可能确定死胎原因的研究。因此，胎盘的组织病理学检查是确定死胎病因最具成效的检查之一，并可能影响后续妊娠的管理。

　　胎盘组织病理学检查结果的临床应用取决于如何将所获得的信息整合到对死胎女性的临床护理中。首先，Miller 等[37]强调从产妇的病史和临床观察可以看出一些死胎的原因，包括以腹痛或阴道出血为表现的大面积胎盘早剥，或产前超声高度怀疑 FGR。一定要将这些信息传递给病理学家，以便他们能够在相应的临床背景下解释组织病理学结果[40]。其次，传达了胎盘病变的临床意义。例如，合体细胞结节或合体细胞核聚集的增加表明绒毛成熟加速。这种病变见于母体血管灌注不良，这可能与 FGR 或子痫前期具有强烈的相关性[41,42]。Turowski 等[43]提出了一种以临床为导向的分类方法，将每个胎盘的检查结果整合至 9 个具有临床信息的类别：①符合孕周的正常形态胎盘；②胎盘合并绒毛膜羊膜炎；③胎盘伴绒毛炎、绒毛间隙炎；④胎盘伴母体循环系统疾病（蜕膜血管病变）；⑤胎盘伴胎儿循环障碍；⑥胎盘绒毛成熟延迟；⑦发现遗传异常的胎盘；⑧胎盘着床障碍；⑨胎盘伴其他病变。将该系统应用于 315 例以死胎为妊娠结局的胎盘，发现观察组间有很好的一致性（0.79）。在这个队列中，绒毛膜羊膜炎是一个相对罕见的诊断（3.8%），而最常见的是产妇循环系统疾病（75.9%）。与本文综述的其他研究一致的是，绒毛炎或绒毛间隙炎和遗传畸变相关的因素相对罕见（分别为 1.9% 和 1.3%），表明这种分类得到的结论与其他研究一致，在不同研究组间具有良好的可靠性。随后对 62 名产科医生和母胎医学顾问的意见汇总分析：实施此报告系统将有助于解读胎盘病理报告，母亲可以利用这些报告在卫生保健专业人员的帮助下计划未来的妊娠[44]。

关于死胎的胎盘原因对后续妊娠结果的影响的研究很少。一项对包含 3 412 079 例妊娠的 16 项研究进行的大型 Meta 分析发现，有死胎史的女性在随后妊娠中独立存在高死胎风险（aOR 4.83%，95% CI 3.77 ~ 6.18），绝对风险为 2.5%[9]。由于很少有研究根据死胎的原因进行分析，因此死胎发生风险增加的原因尚不清楚。然而，胎盘状态可能也有一定的作用，如胎盘早剥、子痫前期和低出生体重儿，这些都与胎盘功能障碍有关，在死胎后的妊娠中更常见[45]。两项较小规模的研究试图确定特定的胎盘状态是否会增加死胎后再次妊娠不良结局的风险。一项针对 163 名孕 16 周后流产的荷兰女性的研究发现，其中 11 名女性在随后的怀孕中再次流产[46]。其中 7 例有再次死胎病因的临床资料记录。这些包括胎盘情况，如绒毛周围大量纤维蛋白沉积、胎盘床病变 / 螺旋动脉重塑不良或失败、胎膜早破，还有 2 例病因和指征都无法确定[46]。一项对来自 3 家意大利医院的 273 名女性进行的更大规模的研究发现，孕晚期不良结局（围产期死亡、FGR、妊娠 < 34 周早产、呼吸窘迫）的发生率为 24.5%，其中包括 2 例围产期死亡[47]。Monari 等[47]发现与那些原因不明的或其他原因导致死胎相比，新生儿不良结局更多地发生在母体血管灌注不良的病例中（aOR 2.1，95% CI 1.2 ~ 3.8）。本研究还发现母亲肥胖与增加围产期结局的风险独立相关（aOR 2.1，95% CI 1.1 ~ 4.3）。

对死胎（每组 10 例）胎盘结构进行详细比较的初步数据发现，与妊娠年龄匹配的对照组相比，死胎和再次妊娠的合体细胞核聚集物增加，而其他特征，如绒毛血管，在再次妊娠中恢复到正常水平（Ganguly，未发表数据，2017）。在一定比例的病例中，这一体外证据与母体血管灌注不良的持续性是一致的。

其他相关胎盘疾病的复发风险也已在其他妊娠结局中进行了探索，不拘泥于死胎或不良妊娠结局为终点的妊娠状态。同样，有强有力的证据表明，胎盘疾病可能在再次妊娠中复发。胎盘早剥在有胎盘早剥史的女性中比对照组妊娠中更常见（aOR 93，95% CI 62 ～ 139）[48]。Contro 等[34] 报告称，CHI 的复发风险为80%，只有 50% 为活产儿。一项单中心研究发现，19 例患者中有 7 例（37%）为重度 VUE 复发；在 VUE 复发的患者中，3 例为 SGA（43%）[49]。这证明了组织病理学发现可以为再次妊娠的预后提供信息。

利用胎盘病理信息为死胎后的再次妊娠提供孕期保健

　　鉴于有证据表明死胎后再次妊娠的胎盘病变具有复发风险，故应采取额外措施，最大限度地提高胎盘健康。例如，停止吸烟，优化产妇体重，并考虑给予阿司匹林以降低胎盘疾病的风险[50]。对于有死胎史的女性，几乎没有研究证据支持服用阿司匹林[51]，但从一项大型系统回顾中推断，在妊娠 16 周之前开始服用预防剂量的阿司匹林可降低妊娠后期围产期死亡的风险（RR 0.41 vs 0.93）[52]。其他新的治疗方案也正在为 CHI 等胎盘疾病而制定，这可能会改善预后[53]。然而，这些方法应被视为实证研究，需要进一步的干预研究。

　　由于死胎后再次妊娠发生 SGA 的风险增加，应进行额外的筛查以确保胎儿正常生长直到出生。除了常规评估胎儿生长，超声也被用于评估胎盘结构。重要的是，异常的子宫或脐动脉血流伴增厚的胎盘可能反映了潜在疾病（例如，母体血管灌注不良或胎盘种植不良），这些变化与 FGR 和死产等并发症有关[54]。Toal 等[55] 联合了产妇血清学筛查（孕 16 ～ 18 周）、妊娠中期子宫动脉多普勒超声和胎盘形态 [形状和（或）结构] 三种结果，来预测其准确性，发现队列中没有意外死胎病例，并且没有在正常胎盘轮廓后出现严重早发型 FGR 的病例。结合大于 2 项异常检测结果，预测了发生严重早发宫内生长受限 19 例中 14 例（敏感性 74%）和以死胎告终的 22 例中的 15 例（敏感性 68%）。因为可能来源于复发的胎盘疾病，所以这种方法可用于不良孕产结局可能性最大的女性的孕期管理。还需要进一步的研究来确定如何将死胎中胎盘的信息与后续妊娠中胎盘形态的评估相结合来预测新生儿结局。

小　结

由于胎盘对妊娠结局有着决定性作用，所以猜测它在死胎中起着至关重要的影响。已有大量的文献报道了死胎中的胎盘异常改变，尽管有些特性与死胎有明确的因果关系（如胎盘早剥），但是其他病理生理学改变仍需进一步探究。孕龄、种族、生活习惯等因素可能会改变胎盘表型，进而导致死产。重要的是，将胎盘组织病理学研究结果用于临床实践，可减少不明原因死胎的发生，并为后续妊娠的孕期保健提供帮助。因此，当胎儿发生死胎或围产期死亡时，胎盘的组织病理学是至关重要的，可为痛失胎儿的父母提供有价值的信息，这些信息可能对再次妊娠有帮助。

公开声明

在过去的 3 年间，作者与可能对本文有兴趣的任何组织没有财务关系，也没有其他人员或组织可能对本文产生影响。

参考文献

1. World Health Organization. Stillbirths. 201. Available at: https://www.who.int/maternal_child_adolescent/epidemiology/stillbirth/en/. Accessed July 14, 2019.
2. Lawn JE, Blencowe H, Waiswa P, et al. Stillbirths: rates, risk factors, and acceleration towards 2030. Lancet 2016;387(10018):587–603.
3. National Center for Health Statistics. Birth statistics 2003-2017. 2018. Available at: https://www.cdc.gov/nchs/data_access/vitalstatsonline.htm. Accessed September 30, 2019.
4. Flenady V, Wojcieszek AM, Middleton P, et al. Stillbirths: recall to action in high-income countries. Lancet 2016;387(10019):691–702.
5. de Bernis L, Kinney MV, Stones W, et al. Stillbirths: ending preventable deaths by 2030. Lancet 2016;387(10019):703–16.
6. Heazell AE, Siassakos D, Blencowe H, et al. Stillbirths: economic and psychosocial consequences. Lancet 2016;387(10018):604–16.
7. Hoyert DL, Gregory ECW. Cause of fetal death: data from the fetal death report, 2014. Hyattsville (MD): National Center for Health Statistics; 2016.
8. Stillbirth Collaborative Research Network Writing Group. Association between stillbirth and risk factors known at pregnancy confirmation. JAMA 2011; 306(22):2469–79.
9. Lamont K, Scott NW, Jones GT, et al. Risk of recurrent stillbirth: systematic review and meta-analysis. BMJ 2015;350:h3080.
10. Lean SC, Derricott H, Jones RL, et al. Advanced maternal age and adverse pregnancy outcomes: a systematic review and meta-analysis. PLoS One 2017;12(10): e0186287.
11. Marufu TC, Ahankari A, Coleman T, et al. Maternal smoking and the risk of still birth: systematic review and meta-analysis. BMC Public Health 2015;15:239.
12. Gardosi J, Madurasinghe V, Williams M, et al. Maternal and fetal risk factors for stillbirth: population based study. BMJ 2013;346:f108.
13. Harmon QE, Huang L, Umbach DM, et al. Risk of fetal death with preeclampsia. Obstet Gynecol 2015;125(3):628–35.
14. Heazell AEP, Budd J, Li M, et al. Alterations in maternally perceived fetal movement and their association with late stillbirth: findings from the Midland and North of England stillbirth case-control study. BMJ Open 2018;8(7):e020031.
15. Higgins L, Mills TA, Greenwood SL, et al. Maternal obesity and its effect on placental cell turnover. J Matern Fetal Neonatal Med 2013;26(8):783–8.
16. Lean SC, Heazell AEP, Dilworth MR, et al. Placental dysfunction underlies increased risk of fetal growth restriction and stillbirth in advanced maternal age women. Sci Rep 2017;7(1):9677.
17. Zdravkovic T, Genbacev O, McMaster MT, et al. The adverse effects of maternal smoking on the human placenta: a review. Placenta 2005;26(Suppl A):S81–6.
18. Warrander LK, Batra G, Bernatavicius G, et al. Maternal perception of reduced fetal movements is associated with altered placental structure and function. PLoS One 2012;7(4):e34851.
19. Burton GJ, Jauniaux E. Pathophysiology of placental-derived fetal growth restriction. Am J Obstet Gynecol 2018;218(2S):S745–61.
20. Amaral LM, Wallace K, Owens M, et al. Pathophysiology and current clinical management of preeclampsia. Curr Hypertens Rep 2017;19(8):61.
21. Heazell AE, Worton SA, Higgins LE, et al. IFPA gabor than award lecture: recog-

nition of placental failure is key to saving babies' lives. Placenta 2015;36(Suppl 1):S20–8.

22. Baffero GM, Somigliana E, Crovetto F, et al. Confined placental mosaicism at chorionic villous sampling: risk factors and pregnancy outcome. Prenat Diagn 2012; 32(11):1102–8.

23. Goodfellow LR, Batra G, Hall V, et al. A case of confined placental mosaicism with double trisomy associated with stillbirth. Placenta 2011;32(9):699–703.

24. Haavaldsen C, Samuelsen SO, Eskild A. Fetal death and placental weight/birth-weight ratio: a population study. Acta Obstet Gynecol Scand 2013;92(5):583–90.

25. Worton SA, Heazell AEP. Decreased placental weight centile and increased birth-weight:placental weight ratios in stillbirths suggests placental insufficiency even in stillbirths of "unknown" cause. Placenta 2014;35:A15.

26. Pasztor N, Sikovanyecz J, Kereszturi A, et al. Evaluation of the relation between placental weight and placental weight to foetal weight ratio and the causes of still-birth: a retrospective comparative study. J Obstet Gynaecol 2018;38(1):74–80.

27. Ptacek I, Sebire NJ, Man JA, et al. Systematic review of placental pathology reported in association with stillbirth. Placenta 2014;35(8):552–62.

28. Pathak S, Lees CC, Hackett G, et al. Frequency and clinical significance of placental histological lesions in an unselected population at or near term. Virchows Arch 2011;459(6):565–72.

29. Pinar H, Goldenberg RL, Koch MA, et al. Placental findings in singleton stillbirths. Obstet Gynecol 2014;123(2 Pt 1):325–36.

30. Man J, Hutchinson JC, Heazell AE, et al. Stillbirth and intrauterine fetal death: role of routine histopathological placental findings to determine cause of death. Ultrasound Obstet Gynecol 2016;48(5):579–84.

31. Parast MM, Crum CP, Boyd TK. Placental histologic criteria for umbilical blood flow restriction in unexplained stillbirth. Hum Pathol 2008;39(6):948–53.

32. Iwasenko JM, Howard J, Arbuckle S, et al. Human cytomegalovirus infection is detected frequently in stillbirths and is associated with fetal thrombotic vasculopathy. J Infect Dis 2011;203(11):1526–33.

33. Ernst LM, Minturn L, Huang MH, et al. Gross patterns of umbilical cord coiling: correlations with placental histology and stillbirth. Placenta 2013;34(7):583–8.

34. Contro E, deSouza R, Bhide A. Chronic intervillositis of the placenta: a systematic review. Placenta 2010;31(12):1106–10.

35. Derricott H, Jones RL, Heazell AE. Investigating the association of villitis of unknown etiology with stillbirth and fetal growth restriction - a systematic review. Placenta 2013;34(10):856–62.

36. Khong TY, Mooney EE, Ariel I, et al. Sampling and definitions of placental lesions: Amsterdam placental workshop group consensus statement. Arch Pathol Lab Med 2016;140(7):698–713.

37. Miller ES, Minturn L, Linn R, et al. Stillbirth evaluation: a stepwise assessment of placental pathology and autopsy. Am J Obstet Gynecol 2016;214(1):115.e1-6.

38. Heazell AE, Martindale EA. Can post-mortem examination of the placenta help determine the cause of stillbirth? J Obstet Gynaecol 2009;29(3):225–8.

39. Campbell J, Armstrong K, Palaniappan N, et al. In a genomic era, placental pathology still holds the key in the nondysmorphic stillbirth. Pediatr Dev Pathol 2018; 21(3):308–18.

40. Turowski G, Tony Parks W, Arbuckle S, et al. The structure and utility of the placental pathology report. APMIS 2018;126(7):638–46.

41. Calvert SJ, Jones CJ, Sibley CP, et al. Analysis of syncytial nuclear aggregates in preeclampsia shows increased sectioning artefacts and decreased inter-villous

bridges compared to healthy placentas. Placenta 2013;34(12):1251–4.
42. Spinillo A, Gardella B, Bariselli S, et al. Placental histopathological correlates of umbilical artery Doppler velocimetry in pregnancies complicated by fetal growth restriction. Prenat Diagn 2012;32(13):1263–72.
43. Turowski G, Berge LN, Helgadottir LB, et al. A new, clinically oriented, unifying and simple placental classification system. Placenta 2012;33(12):1026–35.
44. Walsh CA, McAuliffe FM, Turowski G, et al. A survey of obstetricians' views on placental pathology reporting. Int J Gynaecol Obstet 2013;121(3):275–7.
45. Black M, Shetty A, Bhattacharya S. Obstetric outcomes subsequent to intrauterine death in the first pregnancy. BJOG 2008;115(2):269–74.
46. Nijkamp JW, Korteweg FJ, Holm JP, et al. Subsequent pregnancy outcome after previous foetal death. Eur J Obstet Gynecol Reprod Biol 2013;166(1):37–42.
47. Monari F, Pedrielli G, Vergani P, et al. Adverse perinatal outcome in subsequent pregnancy after stillbirth by placental vascular disorders. PLoS One 2016;11(5): e0155761.
48. Ruiter L, Ravelli AC, de Graaf IM, et al. Incidence and recurrence rate of placental abruption: a longitudinal linked national cohort study in the Netherlands. Am J Obstet Gynecol 2015;213(4):573.e1-8.
49. Feeley L, Mooney EE. Villitis of unknown aetiology: correlation of recurrence with clinical outcome. J Obstet Gynaecol 2010;30(5):476–9.
50. Ladhani NNN, Fockler ME, Stephens L, et al. No. 369-management of pregnancy subsequent to stillbirth. J Obstet Gynaecol Can 2018;40(12):1669–83.
51. Wojcieszek AM, Shepherd E, Middleton P, et al. Care prior to and during subsequent pregnancies following stillbirth for improving outcomes. Cochrane Database Syst Rev 2018;(12):CD012203.
52. Roberge S, Nicolaides KH, Demers S, et al. Prevention of perinatal death and adverse perinatal outcome using low-dose aspirin: a meta-analysis. Ultrasound Obstet Gynecol 2013;41(5):491–9.
53. Mekinian A, Costedoat-Chalumeau N, Masseau A, et al. Chronic histiocytic intervillositis: outcome, associated diseases and treatment in a multicenter prospective study. Autoimmunity 2015;48(1):40–5.
54. Toal M, Chan C, Fallah S, et al. Usefulness of a placental profile in high-risk pregnancies. Am J Obstet Gynecol 2007;196(4):363.e1-7.
55. Toal M, Keating S, Machin G, et al. Determinants of adverse perinatal outcome in high-risk women with abnormal uterine artery Doppler images. Am J Obstet Gynecol 2008;198(3):330.e1-7.

第十三章 胎盘磁共振成像
——一种活体评价胎盘功能的方法

Anne Sørensen MD PhD、Marianne Sinding MD PhD 著

陈 雷 译，张晓红 审校

关键词

- 胎盘功能不全 • 胎儿生长受限 • 磁共振成像（MRI）
- 胎盘 MRI • MRI T2* 加权像 • 弛豫时间
- T2* 弛豫

要 点

- 目前，临床上没有产前直接评估胎盘功能的手段，因此，产前筛查胎盘功能不全聚焦在胎儿大小。

- 胎盘功能不全与胎盘缺氧有关，因此，活体测量胎盘缺氧的指标可以作为胎盘功能的标志。

- MRI 可以用来定量地评估胎盘缺氧，定量测量横向弛豫时间（T2*）可以无创地评估胎盘的形态学改变及氧合情况。

- 胎盘功能不全时，胎盘的 T2* 弛豫时间减少，因此，T2* 有潜力成为临床活体识别胎盘功能低下的工具。

引 言

胎盘功能不全仍是当代产科最具挑战性的疾病，可导致胎儿缺氧，进一步导致胎儿生长受限、缺氧、酸中毒[1]。胎盘功能不全有导致胎死宫内的风险[2,3]，以及胎儿长期的预后不良，增

加成人阶段的代谢性疾病和心血管疾病等风险[4,5]。

目前，临床上没有产前直接评估胎盘功能的手段，因此，目前的临床实践中，产前评估胎盘功能障碍主要是基于胎儿体重估计，小于胎龄儿（SGA）往往被认为是胎盘功能不全的标志。孕妇出现 SGA 时，需要进一步检查以评估胎儿的状态是否良好。这些检查包括系列动态的超声检查评估胎儿体重、超声多普勒检查评估脐带血流、胎儿循环系统及子宫动脉血流[6]。胎儿的预后和胎儿生长发育的时间高度相关，必须仔细权衡超声发现的胎儿宫内窘迫的征象和早产带来的风险[7]。特别是妊娠晚期，即使妊娠合并胎盘功能不全，一部分超声多普勒血流测量仍然是正常的[8]。

目前，由于估计胎儿的体重是不精确的，因此基于胎儿体重评估胎盘功能不全的产前检查受限于其不高的敏感性及较高的假阴性率[9,10]。目前主要的临床问题是，错误估计 SGA 会导致不必要的产科干预措施[11]，并且，同诊断明确的 SGA 相比，诊断不明确的 SGA 会更容易导致产科较少采取干预措施，这会导致增加 4 倍的新生儿不良事件[12]。虽然 SGA 强烈提示胎盘功能不全，但胎盘功能不全也发生在胎儿体重适合的病例中，同时，并非所有的 SGA 都有胎盘功能不全[13-15]。综上所述，即使产前检查能很完美地查出所有 SGA，也不能完全检出所有的胎盘功能不全。为了明显改善胎盘功能不全的产前检出情况，要求有新的方法。这种方法不能仅仅关注胎儿体重，还要能直接观察胎盘功能。

胎盘功能不全的病理生理学主要在于子宫螺旋动脉异常转化为低阻力血管。这个过程开始于妊娠早期的滋养细胞侵入血管内皮，这种侵入是一种正常胎盘形成的一部分，同时通常在妊娠中期导致血管明显扩张[16]。胎盘功能障碍时，这个过程受损，从而导致母体绒毛间隙灌注不足[17]。用哪种模型去解释从母体绒毛间隙灌注不足到胎盘功能不全的过程是有争议的。一些因素可能与这个过程有关，例如缺血缺氧或缺血再灌注损伤导致的缺氧应激[18]，子宫螺旋动脉内异常的高速脉冲式血流对胎儿绒毛干的机械性损伤[19]，以及子宫螺旋动脉急性的动脉粥样硬化改变等[20]。不论具体原因如何，胎盘缺氧是胎盘功能不全的关键因素，可以利用这个因素进行产前检查。

过去 10 年间，MRI 从开始作为研究工具出现，到目前逐渐走向临床，成为了有潜力的活体评价人类胎盘功能的工具。MRI可以提供广泛的非创伤性的定量评价胎盘的指标，每个指标都可以对胎盘的某项特定功能进行评价，包括缺氧评价和形态学改变评价。在人类胎盘中，胎盘的弛豫时间是被关注最多的指标。本文笔者主要介绍使用弛豫时间评价胎盘功能方面的内容。T2* 加权像胎盘 MRI 是作者过去 10 年间主要的研究领域。本文主要讨论其 T2* 加权像胎盘 MRI 的基本原理、主要文献荟萃及未来研究及临床应用的主要方向。

内　容

MRI 弛豫时间是组织特异性常数，它描述的是观察到的MRI 信号衰减时间。由于与组织内的质子所处的分子环境有关，所以弛豫时间和组织的多种生物学及生理学因素相关。组织的弛豫通常可以分为两个独立的过程来描述，分别是纵向弛豫（T1）和横向弛豫（T2）。理论上，固体组织的 T1 更长，液体的 T1 更短，因为液体内质子更自由。T2 则正好相反，在液体内更长，固体内更短。T2* 和 T2 相关。除了组织形态，T2*还对磁场的均匀度敏感，例如，脱氧血红蛋白的存在显著影响T2*，也就使得 T2* 对显示胎盘功能不全所形成的缺氧非常敏感。

人类胎盘中，由于组织的性质和其弛豫的确切关系是不清楚的，所以弛豫时间改变的起源仍是待讨论的。尽管如此，从临床的观点来看，胎盘弛豫时间可能是判断胎盘功能障碍有价值的指标。

T1 和 T2 弛豫

在过去的 20 年间，有一系列研究是针对胎盘的 T1 和 T2 的。1998 年，Gowland 等[21] 研究了 41 例正常胎盘的 T1 弛豫，证明胎盘的 T1 和孕龄呈负相关。随后这个研究结论被两项研究所支持[22,23]。但是，再后来的研究并没有能够重复验证此结论[24-27]。也许可以用 MRI 序列参数的不同来解释这个结论的不一致。对于胎盘功能不全的研究，有三个研究的结论是 T1 值减低[21,22,26]。这个结论可以用组织形态改变及组织氧合状态的改变来解释。对于 T1 而言，组织的氧合状态与组织的氧分压（PO$_2$）有关，而后者与 T2* 相关，因此组织的氧合状态也就与脱氧血红蛋白有关。高氧状态下的胎盘的 T1 改变也有学者研究。在正常胎盘，高氧状态下的 T1 明显增加[25-27]。这被认为代表了组织和血液内氧分压的增加，在胎盘功能不全的情况下，这种反应更加显著[26,27]。

对于正常胎盘，Gowland 等[21] 在 1998 年也研究了其 T2 值，发现胎盘的 T2 与孕龄呈负相关。这一结论随后被三项研究重复出来[22,23,28]，但是，Derwig 等[29] 的研究并不支持这个观点，不过，后者的研究中，孕龄的范围比较小（妊娠 24 ～ 29 周）。关于孕龄和 T2 的关系，可以用正常胎盘的成熟过程来解释，包括形态学的改变，如绒毛的生长、血管面积的增加、大分子物质如纤维蛋白的沉积[23,30]。胎盘功能不的 T2 研究有三项[21,22,29]。这些研究显示其 T2 减低，可能与组织形态学改变有关，例如梗死、坏死、纤维化。

T2*弛豫

在 T2*加权 MRI 中，T2*之间的弛豫差别主要源于组织差别。在胎盘，T2*和组织特性有关，例如，绒毛结构、血容量比例、纤维蛋白沉积、梗死及纤维化的存在等。如前所述，这些因素对基础的 T2 弛豫影响更明显，同时也影响 T2*弛豫。同时，T2*更主要地受到胎盘的血氧饱和度（SO$_2$）的影响。因为脱氧血红蛋白是顺磁性分子，会导致局部磁场的不均匀，局部磁场不均匀会导致 T2*弛豫缩短。由此可见，T2*加权成像对组织的 SO$_2$ 很敏感。组织 SO$_2$ 改变将导致 T2*加权图像上 MRI 信号的改变。这种效应也称为血氧水平依赖（blood oxygen level dependent，BOLD）效应[31]。

由于高氧 / 缺氧导致的 T2*加权 MRI 信号改变已经被一系列对氧含量等进行了直接测量的研究[32-35]证实。在需氧的活动（本文中指的是吸氧——译者注）中，血氧水平增加。在常氧状态下，动脉血氧浓度几乎是饱和的。根据氧 - 血红蛋白解离曲线，吸氧时动脉内氧分压升高，血氧浓度仅轻微升高[36]。所以吸氧时，动脉血的 T2*的 MRI 信号很少受影响。相反，静脉血氧饱和度低，吸氧时，静脉中会有更多的氧与脱氧血红蛋白中结合，导致静脉血氧饱和度增加，同时静脉血氧分压改变较小。综上所述，吸氧时，T2*的 MRI（信号改变）主要是来自血氧饱和度低的静脉血的血氧饱和度增加的缘故。

T2*加权的 MRI 图像上的信号强度主要与两方面因素有关，一个是 BOLD 信号强度（S），另一个是 T2*的值，下面将分别论述这两个方面。

血氧水平依赖（BOLD）信号强度

T2*MRI 图像上的信号强度（S）可以用下面的方程来描述：

$$S \propto M_0\, e^{(-TE/T2^*)} \tag{1}$$

M_0 是未被激发的宏观磁化矢量，TE 是回波时间，$T2^*$ 是横向弛豫时间。

影响 M_0 的因素比较多，包括：①技术因素，比如磁场强度、MRI 序列参数、MRI 匀场效应及接收线圈的距离。②基线生理因素，如组织的温度、血流量、血容量、血细胞比容、水化情况、氧合情况和组织成分等[37,38]。这些因素个体间差别比较大，因此不能直接比较个体间的 BOLD 绝对信号，也不能直接用来推断组织的血氧饱和度。但是，孕妇通过吸入氧气，可以改变组织的氧饱和度。根据上述公式（1）中，$T2^*$ 的值也会改变，因此可以使 MRI 信号产生动态改变。这种动态改变是可以进行个体间比较的。相对的 BOLD 信号改变，也就是通过与基线信号比较信号改变的百分比，可以进行个体间比较。

$T2^*$ 值

横向弛豫时间，也就是上述公式（1）中的 $T2^*$ 的值，可以通过多回波的梯度回波（gradient-recalled echo，GRE）序列测量。该序列使用附加的反向梯度，在不同的回波时间（TEs）产生多个回波信号。胎盘的 $T2^*$ 值可以按下述方法估算：首先，在每个不同 TE 时间的图像上，在胎盘上选取一个固定的感兴趣区（region of interest，ROI）并测量感兴趣区内的 MRI 信号强度值，并绘制散点图。根据散点图得到单指数衰减曲线 [参见公式（1）及图 13-1[39]]，使用非线性最小二乘法[40]拟合公式（1），即可计算出 $T2^*$。计算 $T2^*$ 值的时候是基于多个不同 TE 所得到的（多个图像的）信号强度。M_0 成为自由参数，即 $T2^*$ 的值不依赖于 M_0，因此 $T2^*$ 的值可以在不同个体间比较。与胎

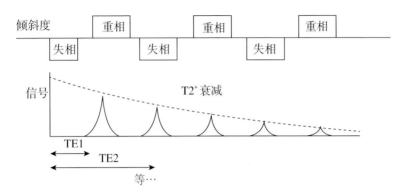

图 13-1　使用 5 个不同的 TE 时间的多回波 MRI 序列得到的单指数衰减曲线图（引自 Sinding MM. Placental function estimated by T2*-weighted magnetic resonance imaging. Aalborg University Publishers 2017. 获得许可 .）

盘的 BOLD 信号类似，T2* 的值也不能直接推导出氧饱和度，因为 T2* 的值还与组织的组成成分相关（组织固有 T2 值）。

T2* 的成像方法

在胎盘 MRI 成像中，最常见的 MRI 设备是 1.5T 场强的 MRI 扫描设备。这种场强的 MRI 设备在标准的胎盘评估检查时能提供足够的信息。如今在许多医院或研究中心，3T 系统在逐步取代 1.5T 系统。3T 系统中，成像灵敏度增加，但对磁场的不均匀性也更加敏感，更容易产生磁敏感伪影[41]。目前有若干种序列可以进行胎盘的 T2* 成像，包括快速梯度回波序列（Fast GRE）或者是梯度回波平面回波序列。这两种序列都可以做单回波或多回波扫描。下面介绍一下笔者如何获得并分析胎盘的 T2* 图像。

笔者的胎盘的 MRI 研究使用 1.5T 的 MRI 扫描仪系统。当进行动态 BOLD 研究时，使用的是动态单回波的 GRE 序列，主要参数如下：重复时间 TR=8000 ms，TE=50 ms，翻转角为

90°，扫描视野大小为 36 cm×36 cm，扫描矩阵为 128×128，其成像平面的空间分辨率为 3.6 mm×3.6 mm。使用这个序列，扫描包括全子宫的多层图像，其中层厚为 6 mm，没有层间间隔，具体层数的多少取决于子宫的大小。每一层图像都是没间隔 8 s 重复扫描一次。在 BOLD 扫描的前 5 min，被试孕妇呼吸正常的空气，然后，孕妇保持同样的体位，使用非重复呼吸面罩（Hudson Respiratory Care，Durham，North Carolina，Hudson Respiratory Car 公司，达勒姆，北卡罗莱纳州，美国）以 12 L/min 的流量吸氧 10 min。为了使功能障碍的胎盘获得稳定的高氧水平，至少要进行 10 min 的氧气吸入。在胎盘的 T2* 研究时，笔者使用的是多回波的 GRE 序列，主要参数如下：TR=70.9 ms，TE 从 3.0 ms 到 67.5 ms 共 16 个 TE 时间，间隔为 4.3 ms，翻转角为 30°，扫描视野为 350 mm×350 mm，扫描矩阵为 256×128，其成像平面的空间分辨率为 1.37 mm×2.73 mm。使用 16 个回波 / TE 提高了 T2* 的曲线拟合准确度，最大的 TE 时间 67.5 ms 能降低磁敏感伪影的风险。在胎盘中央位置取 3 个间隔 2 cm 的层面测量 T2* 的值。每个层面采集时需要一次屏气 12 s。

笔者建议进行胎盘 MRI 扫描时，孕妇采取左侧倾斜 10°～15° 的体位，目的是减少主动脉 / 腔静脉的受压而产生的子宫血流减少[42]。子宫血流减少会影响 T2* 值的测量。为了减少胎盘的磁敏感伪影，建议扫描时将胎盘置于 MRI 设备的中心位置，并且建议采用横轴位图像，以便覆盖胎盘母体侧及胎儿侧的全部，如图 13-2 所示。

T2* 加权图像分析

在动态 BOLD 研究中，笔者对三个层面的胎盘成像的每一帧图像都进行了分析。在每个层面上，手工勾画覆盖整个胎盘

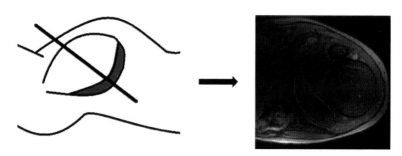

图 13-2   左图为胎盘扫描成像方位（胎盘的横轴位），右图为 T2* 图像。胎盘标识为红色区域（ROI）（引自 Sinding MM. Placental function estimated by T2*-weighted magnetic resonance imaging. Aalborg University Publishers 2017；获得许可）

的感兴趣区（图 13-2），因为扫描时孕妇可能会运动（这里可能指的是呼吸运动——译者注），所以每幅图像的感兴趣区还会进行校正。绘制 BOLD 扫描的时间 - 信号强度曲线，并且计算 BOLD 信号强度改变的相对值（$\Delta BOLD_{反应}$）。计算中，以三个层面正常稳定的呼吸空气时的 BOLD 信号强度（$S_{基线}$）的平均值作为基准，计算公式如下：

$$\Delta BOLD_{反应} = (S_{高氧} - S_{基线}) / S_{基线} \times 100\% \qquad (2)$$

基线的 T2* 研究中，也在三个层面上选取胎盘的感兴趣区，胎盘的 T2* 值的计算需要三个层面的平均值，这样可以增加 T2* 值的可重复性[43]。由于胎盘分为母体部分和胎儿部分，笔者认为如果在这两部分分别勾画感兴趣区将有助于增加测量 T2* 的精确性，但是，T2* 图像上这两部分胎盘区分比较困难，尤其是在胎盘功能不全患者及正常孕早期的情况下，因此，笔者的经验是感兴趣区包含胎盘的全部以增加准确性。

动态 BOLD 研究

最初，关于 $T2^*$/BOLD 信号强度的改变和直接测量的胎内氧合情况相关性的研究，是利用的羊的模型，其中测量氧合的传感器放置在胎羊的肝脏，胎羊的动脉血情况通过颈动脉内置管测量[33]。随后人体胎盘的吸氧条件下 BOLD 表现被广泛研究。孕妇吸氧条件下，可见胎盘信号增高且信号更加均匀，如图 13-3 所示[45]。为了更好地理解这个表现，有学者利用恒河猴进行了一项试验，比较了动态吸氧条件下的 BOLD 情况及 MRI 增强扫描情况[46]。这个研究对胎盘解剖结构和吸氧条件下的 BOLD 表现之间的关联性提供了重要信息。该研究表明，$T2^*$ 加权 BOLD 图像上信号增高变亮的区域，对应的是绒毛间隙中的富氧中心。给孕妇吸氧，BOLD 图像上信号改变的区域主要是绒毛间隙的边缘，这和下列假说吻合得很好，即绒毛间隙的边缘是母体静脉血引流回母体血液循环的部位。由于（本章提到的）两种扫描方法是非常类似的，因此可以推论，对于胎盘的 $T2^*$ 加权图像，氧可以被视为内源性的对比剂。接下来的对 49 例吸氧状态下正常胎盘 BOLD 表现的长期研究表明，BOLD 在吸氧状态下为阳性表现（此处阳性表现指的是 BOLD 信号增加）[47]，同时还证实，这种阳性表现还与孕龄呈正相关[47]（图 13-4）。

有三个研究是针对胎盘功能不全患者的 BOLD 表现的。第一个是涉及 4 例胎盘功能不全患者，BOLD 表现无明确结论，但这组患者（BOLD 扫描时）仅吸氧 5 min[48]。另一个规模大一些的病例对照研究包括 13 例胎盘功能不全患者和 49 例对照。在这项研究中，（BOLD 扫描时）吸氧 10 min。该项研究表明，胎盘功能不全患者胎盘的 BOLD 呈阳性表现（吸氧条件下 BOLD 信号增高）[47]（图 13-4）。而且该研究还发现胎盘功

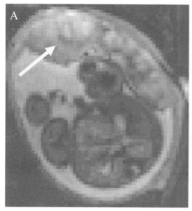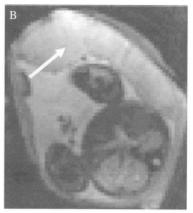

图 13-3 胎盘的正常 T2* 加权图像。图像为经过胎盘中央（箭头）的横断位图像，左图为呼吸正常空气，右图为吸氧后扫描的图像（引自 Sørensen A, Peters D, Fründ E, et al. Changes in human placental oxygenation during maternal hyperoxia as estimated by blood oxygen level-dependent magnetic resonance imaging（BOLD MRI）. Ultrasound Obstet Gynecol 2013;42（3）：311。获得许可）

能不全患者吸氧后达到稳态的时间延迟（图 13-5）[47]。这一表现在一项关于单卵双胞胎的研究中得到证实[49]。这些研究聚焦于吸氧时间带来的改变。如果吸氧时间较短，胎盘功能不全患者胎盘的 BOLD（图像信号）不能增加到正常水平。回顾笔者团队既往发表的研究[48]，吸氧时间短可以解释该研究中（胎盘 BOLD 信号）没有改变的现象。理解胎盘功能不全患者吸氧状态下 BOLD 信号改变的现象时，需要注意的是，BOLD 信号改变是相对的［根据公式（2）］。任何影响 BOLD 信号的因素都可能增加 BOLD 信号的绝对值或减低 BOLD 基线的绝对值，从而导致相对值增加。为了理解或解释吸氧状态下的 BOLD 信号改变，笔者设计了一个关于 BOLD 下基线 T2* 和吸氧状态下 T2* 值的试验[47]。该试验表明，胎盘功能不全导致的妊娠异常患者，

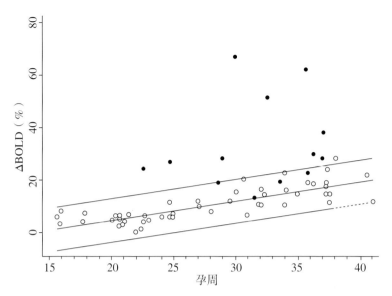

图 13-4　吸氧条件下 BOLD 的信号强度增加值和孕龄的关系。空心圆圈代表正常人，黑色实线是用最小二乘法拟合的（正常人的）线性结果，虚线表示的是（正常人的）95% 预测区间，实心圆圈代表 13 例胎盘功能不全导致的异常妊娠患者的分布情况（引自 Sinding M, Peters DA，Poulsen SS, et al. Placental baseline conditions modulate the hyperoxic BOLD-MRI response. Placenta 2018；61：21。获得许可）

在吸氧状态下 BOLD 相对信号增加，可能仅是由于 $T2^*$ 值的基线降低造成的相对增加，并且吸氧后 $T2^*$ 的增加值（$\Delta T2^*$）并不能区分正常胎盘及胎盘功能不全[47]（图 13-6）。这个结论也被 Ingram 等的研究证实[26]。类似地，正常人在吸氧条件下 BOLD 的增加值和孕龄的阳性相关也被解释为 $T2^*$ 基线的降低[47]。这些发现与以前研究 BOLD 的结论是一致的，即患者的基础条件影响基线的信号强度。这些基础条件包括基础氧合情况、血流量、血容量和组织形态成分等，这些都会对 BOLD 信号增加的幅度产生影响[37,38,50]。

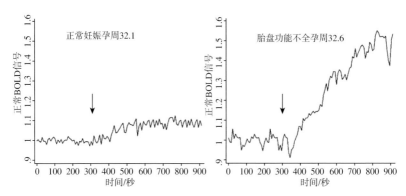

图 13-5　标准化的 BOLD 信号强度时间曲线，左图为正常人的曲线，右图为胎盘功能不全导致的异常妊娠患者的曲线，箭头指的是开始吸氧的时刻。GA 是孕周（引自 Sinding M, Peters DA, Poulsen SS, et al. Placental baseline conditions modulate the hyperoxic BOLD-MRI response. Placenta，2018；61：21。获得许可。）

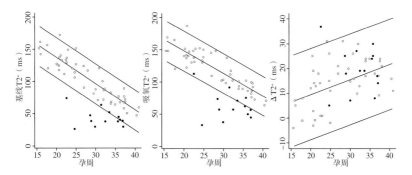

图 13-6　左图的纵坐标是基线 T2* 值，中间图的纵坐标是吸氧条件下 T2* 值，右图是 T2* 的增加值（ΔT2*），三个图的横坐标均是孕周。空心圆圈代表正常人，黑色实线是用最小二乘法拟合的（正常人的）线性结果，虚线表示的是（正常人的）95% 预测区间，实心圆圈代表 13 例胎盘功能不全导致的异常妊娠患者的分布情况（引自 Sinding M，Peters DA，Poulsen SS, et al. Placental baseline conditions modulate the hyperoxic BOLD-MRI response. Placenta，2018；61：22。获得许可。）

血氧水平依赖（BOLD）方法的局限性

根据笔者的 BOLD 方法研究经验，BOLD 方法还是有一些局限性的。其中一个比较主要的局限性是检查时间比较长（约15 min），这样即使是 10 min 的吸氧时间，对于很严重的胎盘功能不全综合征也难以达到稳定状态。如果 BOLD 没有达到稳定状态，BOLD（信号强度）的改变程度会被低估，从而导致假阴性结果。另外，根据笔者的经验，自发的亚临床的子宫收缩会干扰 MRI 信号[51]（图 13-7），这一点会导致约 20% 的被试者被排除[47]。最后，动态 BOLD 核磁扫描后的数据分析过程包括在多帧图像上勾画感兴趣区（勾画一帧需要 12 s）。这个过程非常耗费时间，这也是一个比较主要的局限性。

考虑到上述局限性，以及胎盘功能不全综合征患者吸氧时 BOLD 的表现主要反映了基线 $T2^*$ 的减低，笔者决定使用更容易获得的具有高度鲁棒性（稳定性的基线 $T2^*$ 值）继续进行胎盘的 $T2^*$ 核磁研究。

基线 $T2^*$ 研究

通过对 24 例正常孕妇胎盘的 $T2^*$ 研究，笔者得出结论，$T2^*$ 值随着孕龄的增加而降低[43]。这个结论可以用先前的一些研究结论[52,53]来解释，即绒毛内的血液及胎儿胎盘内血液氧合程度的降低。尽管如此，正常胎盘的成熟过程中，包括整个孕期内不断发展的滋养细胞以及纤维蛋白的沉积等，都会导致胎盘固有的 T2 值的减低[21,23,30]，并带来胎盘 $T2^*$ 减低的结果。也有学者的研究得出不同的结论。Huen 等[25]的一项针对 14 例孕 23～37 周的非复杂妊娠的研究中，没有发现 $T2^*$ 值与孕龄的相关性。但是随后的 3 个规模较大的关于胎盘的 $T2^*$ 的研究结论支持胎

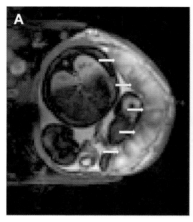
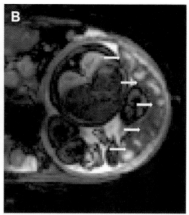

图 13-7 子宫舒张（A）及收缩（B）的 T2* MRI 图像，白色箭头指的是胎盘，子宫收缩时，胎盘信号偏低，图像上显得更暗（引自 Sinding M，Peters DA，FrøkjærJB，et al. Reduced placental oxygenation during subclinical uterine contractions as assessed by BOLD MRI. Placenta 2016；39：18；获得许可）

盘的 T2* 值与孕龄呈明显的负相关 [47,54,55]（图 13-6）。Ingram 等学者 [26] 的研究结论是没有明显的负相关。上述负相关的结论和既往 MRI 研究中 T2 值 [21,23] 及灌注分数 [56,57] 随孕周增加而降低的结论是吻合的。

笔者研究了测量 T2* 方法的可重复性，发现不论是组内、组间还是观察者间，T2* 的方法具有可接受的鲁棒性稳定性。对单一层面的胎盘 T2* 测量来说，其组内及组间的 95% 一致性界限分别是 –2.1 ms ± 10.4 ms 及 0.6 ms ± 22.6 ms [43]。如果是两个层面取平均值，可以显著提高可重复性（对应的 95% 一致性界限分别是 –1.1 ms ± 7.0 ms 及 –0.0 ms ± 17.8 ms），这一结果同时也表明了胎盘组成成分不均匀的性质 [43]。基于上述情况，笔者建议测量胎盘 T2* 值的研究中至少采取两个层面来计算平均值。类似地，Hutte 等学者[55] 研究发现在 3T 核磁扫描仪中，组内及组间的 $T2^*$ 的变化范围分别是 1.83 ms $\pm$ 2.42 ms 及 1.91 ms $\pm$ 1.60 ms。

有 4 项研究[26,43,47,54] 是在胎盘功能不全导致的比较复杂的异常妊娠的情况下进行人体胎盘 $T2^*$ 的基线值的研究。在这些研究中，胎盘功能不全是通过低出生体重[43,54]，或低出生体重结合异常的超声多普勒血流[26] 或低出生体重和产后病理证实的胎盘异常[47] 来定义的。最早的关于 $T2^*$ 的研究包括 4 例胎儿严重生长受限的病例[43]，其中有 3 例胎盘的 $T2^*$ 较正常情况明显减低，且产后胎盘病理检查发现胎盘血管灌注不良的征象。第 4 个病例胎盘的 $T2^*$ 及产后胎盘病理检查都是正常的[43]（图 13-8）。后来，该病例被诊断为 Silver-Russell 综合征（也叫不对称身材 - 矮小 - 性发育异常综合征——译者注）。这是一种生长异常综合征，表现为产前或产后生长迟缓，并伴一系列异常，包括出生时相对头围偏大、幼儿时前额宽阔突出、肢体不对称、喂养困难等[58]。在这个病例中，胎儿生长受限并非胎盘功能不全。这个研究之后，又有 3 项研究证明胎盘功能不全时胎盘的 $T2^*$ 值明显低于正常[26,47,54]。一项包括 97 名孕妇的前瞻性研究表明，$T2^*$ 值可以作为低出生体重重要的预测值。在这项研究中，比较了胎盘的 $T2^*$ 值和子宫动脉多普勒血流成像（后者是在孕妇做 MRI 的时间段进行的），发现 $T2^*$ 值预测低出生体重的置信区间明显好于子宫动脉多普勒血流成像[54]。这个结论还需要更大样本的研究的支持。这类前瞻性研究的一个很重要的优点是可以包括胎盘的病理学检查，并且 $T2^*$ 值与病理学改变非常吻合[54]。最后，最近的一项诊断双绒毛膜双胞胎孕妇的前期研究表明，$T2^*$ 值的差别可以用来研究双胞胎出生时体重的差别，且与胎儿的尺寸无关[59]。

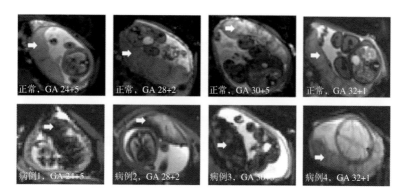

图 13-8　上排是正常孕妇的 T2* 图像，下排是胎儿生长受限的 T2* 图像，白色箭头指的是胎盘。下排病例 1 ~ 3 是胎盘功能不全导致的胎儿生长受限，胎盘的 T2* 值减低，下排病例 4 是 Silver Russel 综合征导致的胎儿生长受限，其胎盘的 T2* 的值是正常的（引自 Sinding M，Peters DA，Frøkjaer JB，et al. Placental magnetic resonance imaging T2* measurements in normal pregnancies and in those complicated by fetal growth restriction. Ultrasound Obstet Gynecol 2016；47（6）：753；获得许可）

　　胎盘功能不全综合征患者的胎盘 T2* 值减低，表现在图像上较正常胎盘为明显的暗色低信号[43]（图 13-8），其形成原因可以用缺氧及胎盘功能不全综合征相关的异常组织形态解释。如前所述，胎盘功能不全综合征时，胎儿胎盘血液的血氧饱和度减低[1,60,61]，有争论的是母体血的血氧饱和度的问题。除了胎盘缺血，胎盘形态学的改变，包括梗死和纤维化等均可导致胎盘固有的 T2 值的减低[62]，从而也可导致 T2* 值的减低。之前的研究已经证实，胎儿生长受限的情况下可以发现胎盘 T2 值减低[21,22,29]，并且，血容量的组织分数值也影响 T2* 值，不过也有文献在血容量的组织分数影响 T2* 值的问题上持不同观点[63,64]。因为测量 T2* 值时感兴趣区覆盖的是整个胎盘，所以 T2* 值低信号代表的是整个胎盘的形态学改变，既包括母体胎盘血液血氧饱和度的降低，也包括胎儿胎盘血液血氧饱和度的降低，这些是产生 T2* 值减低的最主要的因素，目前的研究尚且不能区分开，不过，对于临床诊断胎盘功能不全综合征的目的来说，即使不能区分（胎盘的母体和胎儿部分）也不影响临床诊断，临床诊断胎盘功能不全综合征时，对是否能区分两者并不关注。

T2* 方法的局限性

和 BOLD 方法不同，T2* 的方法受子宫收缩影响大，子宫收缩状态下 T2* 测量采集比较困难，如果扫描时子宫收缩，会导致 T2* 减低，由此会产生假阳性结果，兼容 MRI 的设备（指的是能进入 MRI 扫描间内，不会被磁场吸引产生移位，不会在强磁场中损坏或使用受影响，也不影响核磁设备及信号的装置——译者注）的胎儿 / 分娩监护设备可以检测到子宫的收缩，但是这样监护设备能否检测到收缩幅度比较低的子宫收缩仍然是个问题。因为 T2* 序列扫描时间短（每层 12 s），所以笔者建议同一层面以最少间隔 3 分钟扫描 3 遍，以便区分子宫收缩导致的假象[51]。测量中如果出现极端的 T2* 值，需要排查是否是磁敏感伪影、胎儿或者孕妇的运动伪影、子宫收缩所致等，极端的 T2* 值需要排除出研究组。

小结和展望

T2* 加权的 MRI 成像有望在临床中作为活体评价胎盘功能的工具。如文献中报道，T2* 相对容易获得且比较稳定，能够区分正常及胎盘功能低下者。目前关于胎盘的 T2* 的内容来自病例对照试验及一小部分前瞻性研究，还需要大规模的前瞻性研究来判断胎盘 T2* 的预测价值，这样的研究不仅要关注胎儿的大小，也要关注胎盘是否有功能障碍（功能性指标）。笔者建议

还要包括产后胎盘的组织病理学检查，因为有些胎儿出生体重
正常但胎盘功能也会存在异常。

1.5T 和 3T 的 MRI 设备在扫描序列上应保持一致，以便进
行不同研究中心间数据的比较。大数据量的时候，需要对多种
可能干扰 $T2^*$ 的情况进行修正，其中做 MRI 时候的孕龄是唯一
被准确说明（如何进行修正）的情况。笔者也建议在比较不同
组别的胎盘 $T2^*$ 时，要根据孕龄情况进行修正。磁共振技术在
不断发展和进步，将胎盘的 $T2^*$ 和其他能反映胎盘功能的 MRI
技术结合起来，如基线的 T1 值和 T2 值，将进一步提高产前诊
断胎盘功能不全的能力。从临床出发，有必要将 MRI 检查的时
间控制在 30 min，目的是减轻长时间检查的不适，MRI 数据分
析也应该是使用常规方法或工具简单易行。目前在大多数医院
或医疗中心，MRI 仍不普及并且是昂贵的，这些在不久的将来
会得到改善。目前胎盘 MRI 并非一线检查手段，作为可选项，
胎盘 MRI 可主要用于有选择的高风险孕妇。在某些特定领域，
胎盘 MRI 可以在相当程度上改善产前检查，如筛查胎盘功能不
全、晚期发生的胎儿生长受限及妊娠糖尿病导致的复杂妊娠状
态等。这些会做一个简要的讨论。

由于假阳性病例较多，通过超声评估胎儿体重来筛查胎盘
功能低下的方法有其局限性。通过超声的方法筛出高危孕妇后，
可以再通过胎盘 MRI 的方法检出真正的胎盘功能低下的患者。
这些措施使得产前检查资源得到更合理的应用，胎儿监测将聚
焦于真正的胎盘功能低下患者，这样的患者大概不到（传统超
声评估胎儿体重筛查）阳性的 1/5 [10]。另外令人感兴趣的领域是
晚期的胎儿生长受限。对于早期发生的胎盘功能不全而言，超
声检查可以在胎儿是否正常方面提供有价值的检查。这主要是
因为多普勒超声能够测量脐带及胎儿的血流情况，而这种血流

情况与胎儿的缺氧及酸中毒情况比较相关[6]。晚期发生的胎儿生长受限的情况中，胎儿窘迫的情况不能通过超声多普勒的方法准确地识别出来，因为发现这种情况时，超声检查可能是正常的，这种现象甚至出现在很严重的病例中。因此，在这类病例中，胎盘 $T2^*$ 比超声更有价值，可以更好地指导临床对高危病例做出何时终止妊娠的决定。最后一点，胎盘 MRI 也对妊娠糖尿病导致的复杂妊娠状态有帮助。妊娠糖尿病时，胎盘功能也是有问题的[65]，胎儿的代谢需求增加有可能导致巨大儿[66]，这些会导致胎儿宫内窘迫和胎死宫内的风险增加[67]。但是，超声多普勒血流测量不能可靠地应用在妊娠糖尿病的患者[68]。妊娠糖尿病导致的复杂妊娠也是高危妊娠，其胎盘功能的信息将有广阔的临床应用前景。

总的来说，正确地识别胎盘功能低下后实时对于妊娠进行管理将提高新生儿获益。更基础的改进，即在妊娠早期识别出胎盘功能低下，将有机会通过阿司匹林改善胎盘功能。这方面笔者经验有限，目前没有早于孕 16 周的关于胎盘 MRI $T2^*$ 的研究。

得出结论，胎盘 MRI 可以作为活体评价胎盘功能的有效手段。在定量测量弛豫时间的方法中，$T2^*$ 弛豫时间的测量对组织氧合状态非常敏感，$T2^*$ 加权的胎盘 MRI 能够区分正常和功能障碍的胎盘，后者的特征是基线 $T2^*$ 值减低，并且 $T2^*$ 成像快速、分析简便，具有临床应用的前景。笔者对过去 10 年从事的胎盘 $T2^*$ MRI 领域的研究工作感到欣慰，并期待下一个 10 年，这些方法能够在未来走入临床，使高危妊娠者受益。

声 明

作者无任何利益相关声明。

参考文献

1. Nicolaides KH, Economides DL, Soothill PW. Blood gases, pH, and lactate in appropriate- and small-for-gestational-age fetuses. Am J Obstet Gynecol 1989; 161(4):996–1001.

2. Froen JF, Gardosi JO, Thurmann A, et al. Restricted fetal growth in sudden intra-uterine unexplained death. Acta Obstet Gynecol Scand 2004;83(9):801–7.

3. Lees C, Marlow N, Arabin B, et al. Perinatal morbidity and mortality in early-onset fetal growth restriction: cohort outcomes of the trial of randomized umbilical and fetal flow in Europe (TRUFFLE). Ultrasound Obstet Gynecol 2013;42(4):400–8.

4. Hales CN, Barker DJ, Clark PM, et al. Fetal and infant growth and impaired glucose tolerance at age 64. BMJ 1991;303(6809):1019–22.

5. Barker DJ, Gluckman PD, Godfrey KM, et al. Fetal nutrition and cardiovascular disease in adult life. Lancet 1993;341(8850):938–41.

6. Baschat AA. Fetal growth restriction - from observation to intervention. J Perinat Med 2010;38(3):239–46.

7. Baschat AA. Neurodevelopment following fetal growth restriction and its relation-ship with antepartum parameters of placental dysfunction. Ultrasound Obstet Gynecol 2011;37(5):501–14.

8. Oros D, Figueras F, Cruz-Martinez R, et al. Longitudinal changes in uterine, um-bilical and fetal cerebral Doppler indices in late-onset small-for-gestational age fetuses. Ultrasound Obstet Gynecol 2011;37(2):191–5.

9. Bakalis S, Silva M, Akolekar R, et al. Prediction of small-for-gestational-age neo-nates: screening by fetal biometry at 30-34 weeks. Ultrasound Obstet Gynecol 2015;45(5):551–8.

10. Sovio U, White IR, Dacey A, et al. Screening for fetal growth restriction with uni-versal third trimester ultrasonography in nulliparous women in the Pregnancy Outcome Prediction (POP) study: a prospective cohort study. Lancet 2015; 386(10008):2089–97.

11. Gabbay-Benziv R, Aviram A, Hadar E, et al. Pregnancy outcome after false diag-nosis of fetal growth restriction. J Matern Fetal Neonatal Med 2017;30(16): 1916–9.

12. Lindqvist PG, Molin J. Does antenatal identification of small-for-gestational age fetuses significantly improve their outcome? Ultrasound Obstet Gynecol 2005; 25(3):258–64.

13. Parra-Saavedra M, Crovetto F, Triunfo S, et al. Placental findings in late-onset SGA births without Doppler signs of placental insufficiency. Placenta 2013; 34(12):1136–41.

14. Poon LC, Volpe N, Muto B, et al. Birthweight with gestation and maternal charac-teristics in live births and stillbirths. Fetal Diagn Ther 2012;32(3):156–65.

15. Hendrix M, Bons J, Alers N, et al. Maternal vascular malformation in the placenta is an indicator for fetal growth restriction irrespective of neonatal birthweight. Placenta 2019;87:8–15.

16. Kaufmann P, Black S, Huppertz B. Endovascular trophoblast invasion: implica-tions for the pathogenesis of intrauterine growth retardation and preeclampsia. Biol Reprod 2003;69(1):1–7.

17. Kingdom JC, Kaufmann P. Oxygen and placental villous development: origins of fetal hypoxia. Placenta 1997;18(8):613–6.

18. Myatt L, Cui X. Oxidative stress in the placenta. Histochem Cell Biol 2004;122(4): 369–82.

19. Burton GJ, Woods AW, Jauniaux E, et al. Rheological and physiological conse-quences of conversion of the maternal spiral arteries for uteroplacental blood flow during human pregnancy. Placenta 2009;30(6):473–82.
20. Labarrere CA, DiCarlo HL, Bammerlin E, et al. Failure of physiologic transforma-tion of spiral arteries, endothelial and trophoblast cell activation, and acute athe-rosis in the basal plate of the placenta. Am J Obstet Gynecol 2017;216(3): 287.e1-16.
21. Gowland PA, Freeman A, Issa B, et al. In vivo relaxation time measurements in the human placenta using echo planar imaging at 0.5 T. Magn Reson Imaging 1998; 16(3):241–7.
22. Duncan KR, Gowland P, Francis S, et al. The investigation of placental relaxation and estimation of placental perfusion using echo-planar magnetic resonance im-aging. Placenta 1998;19(7):539–43.
23. Wright C, Morris DM, Baker PN, et al. Magnetic resonance imaging relaxation time measurements of the placenta at 1.5 T. Placenta 2011;32(12):1010–5.
24. Huen I, Morris DM, Wright C, et al. Absence of PO2 change in fetal brain despite PO2 increase in placenta in response to maternal oxygen challenge. BJOG 2014; 121(13):1588–94.
25. Huen I, Morris DM, Wright C, et al. R_1 and R_2* changes in the human placenta in response to maternal oxygen challenge. Magn Reson Med 2013;70(5):1427–33.
26. Ingram E, Morris D, Naish J, et al. MR Imaging measurements of altered placental oxygenation in pregnancies complicated by fetal growth restriction. Radiology 2017;285(3):953–60.
27. Ingram E, Hawkins L, Morris DM, et al. R1 changes in the human placenta at 3 T in response to a maternal oxygen challenge protocol. Placenta 2016;39:151–3.
28. Kameyama KN, Kido A, Himoto Y, et al. What is the most suitable MR signal index for quantitative evaluation of placental function using Half-Fourier acquisition single-shot turbo spin-echo compared with T2-relaxation time? Acta Radiol 2018;59(6):748–54.
29. Derwig I, Barker GJ, Poon L, et al. Association of placental T2 relaxation times and uterine artery Doppler ultrasound measures of placental blood flow. Placenta 2013;34(6):474–9.
30. Cameron IL, Ord VA, Fullerton GD. Characterization of proton NMR relaxation times in normal and pathological tissues by correlation with other tissue param-eters. Magn Reson Imaging 1984;2(2):97–106.
31. Ogawa S, Lee TM, Nayak AS, et al. Oxygenation-sensitive contrast in magnetic resonance image of rodent brain at high magnetic fields. Magn Reson Med 1990;14(1):68–78.
32. Wedegartner U, Popovych S, Yamamura J, et al. DeltaR2* in fetal sheep brains during hypoxia: MR imaging at 3.0 T versus that at 1.5 T. Radiology 2009; 252(2):394–400.
33. Wedegartner U, Tchirikov M, Schafer S, et al. Functional MR imaging: comparison of BOLD signal intensity changes in fetal organs with fetal and maternal oxyhe-moglobin saturation during hypoxia in sheep. Radiology 2006;238(3):872–80.
34. Kennan RP, Scanley BE, Gore JC. Physiologic basis for BOLD MR signal changes due to hypoxia/hyperoxia: separation of blood volume and magnetic susceptibil-ity effects. Magn Reson Med 1997;37(6):953–6.
35. Li D, Wang Y, Waight DJ. Blood oxygen saturation assessment in vivo using T2* estimation. Magn Reson Med 1998;39(5):685–90.
36. Collins JA, Rudenski A, Gibson J, et al. Relating oxygen partial pressure, satura-tion and content: the haemoglobin-oxygen dissociation curve. Breathe (Sheff)

2015;11(3):194–201.

37. Cohen ER, Ugurbil K, Kim SG. Effect of basal conditions on the magnitude and dynamics of the blood oxygenation level-dependent fMRI response. J Cereb Blood Flow Metab 2002;22(9):1042–53.

38. Lu H, Zhao C, Ge Y, et al. Baseline blood oxygenation modulates response amplitude: Physiologic basis for intersubject variations in functional MRI signals. Magn Reson Med 2008;60(2):364–72.

39. Sinding MM. Placental function estimated by T2*-weighted magnetic resonance imaging. 2017. Available at: https://doi.org/10.5278/VBN.PHD.MED.00094

40. Marquardt DW. An algorithm for least-squares estimation of nonlinear parameters. J Soc Ind Appl Math 1963;11(2):431–41.

41. Bernstein MA, Huston J 3rd, Ward HA. Imaging artifacts at 3.0T. J Magn Reson Imaging 2006;24(4):735–46.

42. Humphries A, Mirjalili SA, Tarr GP, et al. The effect of supine positioning on maternal hemodynamics during late pregnancy. J Matern Fetal Neonatal Med 2018;32(23):3923–30.

43. Sinding M, Peters DA, Frokjaer JB, et al. Placental T2* measurements in normal pregnancies and in pregnancies complicated by fetal growth restriction. Ultrasound Obstet Gynecol 2016;47(6):748–54.

44. Sorensen A, Pedersen M, Tietze A, et al. BOLD MRI in sheep fetuses: a noninvasive method for measuring changes in tissue oxygenation. Ultrasound Obstet Gynecol 2009;34(6):687–92.

45. Sorensen A, Peters D, Frund E, et al. Changes in human placental oxygenation during maternal hyperoxia as estimated by BOLD MRI. Ultrasound Obstet Gynecol 2013;42(3):310–4.

46. Schabel MC, Roberts VHJ, Lo JO, et al. Functional imaging of the nonhuman primate Placenta with endogenous blood oxygen level-dependent contrast. Magn Reson Med 2016;76(5):1551–62.

47. Sinding M, Peters DA, Poulsen SS, et al. Placental baseline conditions modulate the hyperoxic BOLD-MRI response. Placenta 2018;61:17–23.

48. Sorensen A, Sinding M, Peters DA, et al. Placental oxygen transport estimated by the hyperoxic placental BOLD MRI response. Physiol Rep 2015;3(10) [pii: e12582].

49. Luo J, Abaci Turk E, Bibbo C, et al. In vivo quantification of placental insufficiency by BOLD MRI: a human study. Sci Rep 2017;7(1):3710–3.

50. Buxton RB. The physics of functional magnetic resonance imaging (fMRI). Rep Prog Phys 2013;76(9):096601.

51. Sinding M, Peters DA, Frokjaer JB, et al. Reduced placental oxygenation during subclinical uterine contractions as assessed by BOLD MRI. Placenta 2016;39:16–20.

52. Jauniaux E, Watson A, Burton G. Evaluation of respiratory gases and acid-base gradients in human fetal fluids and uteroplacental tissue between 7 and 16 weeks' gestation. Am J Obstet Gynecol 2001;184(5):998–1003.

53. Fujikura T, Yoshida J. Blood gas analysis of placental and uterine blood during cesarean delivery. Obstet Gynecol 1996;87(1):133–6.

54. Sinding M, Peters DA, Frokjaer JB, et al. Prediction of low birth weight: Comparison of placental T2* estimated by MRI and uterine artery pulsatility index. Placenta 2017;49:48–54.

55. Hutter J, Slator PJ, Jackson L, et al. Multi-modal functional MRI to explore placental function over gestation. Magn Reson Med 2019;81(2):1191–204.

56. Sohlberg S, Mulic-Lutvica A, Lindgren P, et al. Placental perfusion in normal preg-

nancy and early and late preeclampsia: a magnetic resonance imaging study. Placenta 2014;35(3):202–6.

57. Moore RJ, Issa B, Tokarczuk P, et al. In vivo intravoxel incoherent motion measurements in the human placenta using echo-planar imaging at 0.5 T. Magn Reson Med 2000;43(2):295–302.

58. Wakeling EL, Brioude F, Lokulo-Sodipe O, et al. Diagnosis and management of Silver–Russell syndrome: first international consensus statement. Nat Rev Endocrinol 2017;13(2):105–24.

59. Poulsen SS, Sinding M, Hansen DN, et al. Placental T2* estimated by magnetic resonance imaging and fetal weight estimated by ultrasound in the prediction of birthweight differences in dichorionic twin pairs. Placenta 2019;78:18–22.

60. Pardi G, Cetin I, Marconi AM, et al. Diagnostic value of blood sampling in fetuses with growth retardation. N Engl J Med 1993;328(10):692–6.

61. Zhu MY, Milligan N, Keating S, et al. The hemodynamics of late-onset intrauterine growth restriction by MRI. Am J Obstet Gynecol 2016;214(3):367.e1-17.

62. Gowland P. Placental MRI. Semin Fetal Neonatal Med 2005;10(5):485–90.

63. Ong SS, Tyler DJ, Moore RJ, et al. Functional magnetic resonance imaging (magnetization transfer) and stereological analysis of human placentae in normal pregnancy and in pre-eclampsia and intrauterine growth restriction. Placenta 2004;25(5):408–12.

64. Mayhew TM, Ohadike C, Baker PN, et al. Stereological investigation of placental morphology in pregnancies complicated by pre-eclampsia with and without intrauterine growth restriction. Placenta 2003;24(2–3):219–26.

65. Taricco E, Radaelli T, Rossi G, et al. Effects of gestational diabetes on fetal oxygen and glucose levels in vivo. BJOG 2009;116(13):1729–35.

66. Casey BM, Lucas MJ, Mcintire DD, et al. Pregnancy outcomes in women with gestational diabetes compared with the general obstetric population. Obstet Gynecol 1997;90(6):869–73.

67. Lauenborg J, Mathiesen E, Ovesen P, et al. Audit on stillbirths in women with pregestational type 1 diabetes. Diabetes Care 2003;26(5):1385–9.

68. Salvesen D, Higueras M, Mansur C, et al. Placental and fetal Doppler velocimetry in pregnancies complicated by maternal diabetes mellitus. Am J Obstet Gynecol 1993;168(2):645–52.